临床护理探索与监护

主　编　宋会霞　陈冬冬　陈亭亭　荆存亚
魏敏敏　王玉琦　杜海斌　韩晓爽

吉林科学技术出版社

图书在版编目（CIP）数据

临床护理探索与监护 / 宋会霞等主编. -- 长春：吉林科学技术出版社, 2021.9

ISBN 978-7-5578-8549-6

Ⅰ. ①临… Ⅱ. ①宋… Ⅲ. ①护理学 Ⅳ. ①R47

中国版本图书馆CIP数据核字(2021)第159882号

临床护理探索与监护

主　　编　宋会霞　陈冬冬　陈亭亭　荆存亚　魏敏敏　王玉琦　杜海斌　韩晓爽
出 版 人　宛　霞
责任编辑　张　楠
助理编辑　张延明
封面设计　周砚喜
制　　版　山东道克图文快印有限公司
幅面尺寸　185mm×260mm
开　　本　16
印　　张　15.75
字　　数　250千字
页　　数　252
印　　数　1-1 500册
版　　次　2021年9月第1版
印　　次　2022年5月第2次印刷

出　　版　吉林科学技术出版社
发　　行　吉林科学技术出版社
地　　址　长春市净月区福祉大路5788号
邮　　编　130118
发行部传真／电话　0431-81629529　81629530　81629531
　　　　　　　　　81629532　81629533　81629534
储运部电话　0431-86059116
编辑部电话　0431-81629518
印　　刷　保定市铭泰达印刷有限公司

书　　号　ISBN 978-7-5578-8549-6
定　　价　68.00元

前言

本书由长期工作在临床一线的护理专家和护理骨干结合多年的临床实践和教学经验编写而成。首先编者对护理学及其发展历程进行了简单介绍，然后对一般急症急救护理、女性生殖系统炎症护理、产科护理、泌尿系统疾病护理、胸膜疾病护理、乳腺疾病护理、新生儿疾病护理、损伤护理、烧伤护理范等内容进一步描述。

本书内容新颖，临床实用性强，在章节的编排上也作了新的尝试。可作为临床护师、主管护师、副主任护师等的常备参考书，并可供基层医务工作参阅。

由于护理学科的发展日新月异，加之书中涉及内容广泛，难免有疏漏和不足之处，敬请各位专家及同仁批评指正，以求改进和完善。

编者

2021.6

编 委 会

主　编　宋会霞　陈冬冬　陈亭亭　荆存亚
魏敏敏　王玉琦　杜海斌　韩晓爽

副主编　李　娜　卢娜娜　王　雪　王　倩
张　旭　周宾宾　杨　雪　高丹丹
马凯丽　刘清燕

（以上编委会成员单位均为潍坊市中医院）

目　录

第一章　重症监测与心肺脑复苏

第一节　概述

重症监护室（intensive care unit, ICU）对于急、危、重症及大手术后的病员进行严密监护和记录为及时有效的治疗提供了科学的保证，明显提高了危重患者抢救成功率及病员今后的生活质量。它是一个临床多学科协同进行工作的场所，故ICU中的医护人员必须职责分明、组织有序、工作紧张、配合默契、技术熟练、操作规范，以确保ICU的工作的高效率和高成功率。

ICU的设立应根据医院规模、病种、技术和设备条件而定。病床在500张以下者可设综合ICU。但ICU的专业化已成为发展趋势，如外科监测治疗室、冠心病监测治疗室、呼吸监测治疗室等。ICU的床位可占医院病床数的3%～6%，而专科医院如心脏外科、脑外科。其ICU床位可适当增加。一个ICU单位以6～8张床为宜，病床之间距离应>1.5m，多采用矩形和开放式，必要时用帷幕隔开。基本监测治疗设备包括：多功能监测仪、心排血量测定仪、肺量计、脉搏血氧饱和度仪、潮气末CO_2测定仪、血气分析仪、呼吸器、氧治疗用具、除颤器、输液泵和各种急救用具等。

ICU主任负责医、教、研和行政工作。每一ICU单位应有主治医师1～2名，负责日常医疗工作。住院医师2～4名，负责收治患者、基本监测的实施和常规治疗。护士长1～2名，负责护理和培训工作，并参与行政管理。护士总数与病床数之比为（3～4）：1，护士除掌握一般护理知识外，还应熟悉心肺复苏、气管内插管、心律失常的识别和紧急处理以及呼吸器的应用等。仪器应有专人管理，呼吸器由呼吸治疗员负责调试和维护。在ICU内，患者主要由ICU医师管理与治疗，但患者的原病情仍应由该专业的主管医师处理，应每天查房，提出治疗意见，并参与特殊治疗的研讨和决策。

ICU主要收治那些经过严密监测和积极治疗后有可能恢复的各类重危患者，包括：

（1）严重创伤、重大手术及器官移植术后需要监测器官功能者；

（2）各种原因引起的循环功能失代偿，需要以药物或特殊设备来支持其功能者；

（3）有可能发生呼吸衰竭，需要严密监测呼吸功能，或需用呼吸器治疗者；

（4）严重水、电解质紊乱及酸碱平衡失调者；

（5）麻醉意外、心搏骤停复苏后治疗者等；

(6) 各种中毒患者;

(7) 严重的败血症;

(8) 急性肝、肾衰竭患者。

ICU中收治患者的条件必须事先有明确的规定，否则易有重病患者未必得到收治而病情不重的病例却占有ICU的床位的矛盾。因此，对重症患者的病情评估比较复杂而重要。治疗评分系统是根据所需采取的诊疗和护理措施进行评分的方法，简称为TISS（therapeutic intervention scoring system）评分法。按此评分标准，积分达4分以上者，适应就治。这种评分法虽较烦琐，但较有利于统计，因此采用者甚多。另一方面，这种评分法也有助于衡量护理工作量时的参考。积分达13分者，每班需要一名有经验的护士护理；积分低于12～13分者，每名护士约可护理4名患者。

第二节 呼吸功能监测和呼吸治疗

一、呼吸功能的监测

对于病情较轻的患者，一般只需进行常规的一般临床监测就已足够，而对于危重患者以及机械通气治疗的患者，给予呼吸功能的监测是必要的。

呼吸功能的监测项目很多。从测定呼吸生理功能的性质分为肺容量、通气功能、换气功能、呼吸动力功能、小气道功能监测、血气分析及特殊检测项目等。不同监测指标对于诊断与治疗的意义各有侧重，实际工作中不可能同时对所有项目进行监测，临床上应根据情况灵活运用。常用呼吸功能监测参数见表1-1。

表1-1 常用呼吸功能监测参数

参 数	正常值	机械通气指征
潮气量（V_T、mL／kg）	5～7	–
呼吸频率（RR，BPM）	12～20	>35
无效腔量／潮气量（V_D／V_T）	0.25～0.40	>0.60
二氧化碳分压（$PaCO_2$，mmHg）	35～45	>55
氧分压（PaO_2，mmHg）	80～100	<70（吸O_2）
血氧饱和度（SaO2，%）	96～100	–
肺内分流量（Q_S／Q_T，%）	3～5	>20
肺活量（VC，mL／kg）	65～75	<15
最大吸气力（MIF，cmH_2O）	75～100	<25

二、氧治疗（oxygen therapy）

循环功能的好坏是输送氧的关键，而氧供（oxygen delivery，CD_2）取决于血液在肺内氧合的程度，血液携带氧的能力，心排出量以及组织细胞利用氧的能力。动脉血氧分压（PaO_2）是决定氧供的重要因素，低氧血症（hypoxemia）是指PaO_2低于正常。氧治疗是通过不同的供氧装置或技术，使患者的吸入氧浓度（FiO_2）高于大气的氧浓度以达到纠正低氧血症和提高氧供的目的。氧治疗可使FiO_2升高，当肺通气功能无障碍时，有利于氧由肺泡向血流方向弥散，升高PaO_2。但当肺泡完全萎陷或肺泡的血液灌流完全停止，氧治疗的效果很差。轻度通气障碍、肺部感染等，对氧治疗较为敏感，疗效较好；对于贫血性缺氧或心排出量降低者，必须治疗病因，而氧治疗是必需的辅助治疗方法。

1．高流量系统　患者所吸入的气体都由该装置供给，气体流速高，FiO_2可以稳定控制并能调节。常用的有文图里（Venturi）面罩。为维持FiO_2的稳定，应调节氧与空气的比例，并保持足够的氧流量。

2．低流量系统　所提供的气流量不能满足患者吸气总量，因而在吸入一定氧的同时还吸入一定量的空气。因此FiO_2不稳定，也不易控制，适用于不需要精确控制FiO_2的患者，常用方法有：鼻导管吸氧、面罩吸氧、带贮气囊面罩吸氧。

氧治疗效果的估计：

（1）监测全身状况：如吸氧后患者由烦躁变为安静，心率变慢，血压上升且能维持平稳，呼吸转为平静，皮肤红润、干燥、变暖、发绀消失，表明效果良好，反之，血压降低，脉压减少，出现心律失常，则表明病情恶化，说明氧治疗未起到作用。

（2）脉搏氧饱和度及动脉血气分析：这是估价氧治疗效果最客观的方法。一般于吸氧后，SpO_2可立见上升，如缺氧非给氧所能改善，则SpO_2可不上升或上升有限。如有条件，可系列检查血气以得到较多的科学数据：如PaO_2反映肺摄氧能力，表示呼吸功能的好坏；$PaCO_2$反映肺通气情况；而pH、HCO_3^-等可反映体内因缺氧所致的代谢有无改变。

（3）SvO_2测定：可深入了解组织利用氧的改善情况。

三、呼吸机的临床应用

呼吸机是使用机械装置产生气流、将氧浓度可调节的气体送入患者肺部和由肺部呼出。它通过控制肺部的气体交换，包括肺泡内气体交换和动脉氧化；增加肺容量，包括吸气末肺容量和功能残气量；减少呼吸功能消耗；来达到缓解和纠正缺氧、二氧化碳潴留和维持体内酸碱平衡的目的。

（一）适应证与禁忌证

1．适应证

（1）急性呼吸衰竭，自主呼吸消失或微弱需抢救的患者，如电击、窒息、颅脑外伤等。

(2) 慢性呼吸衰竭出现严重缺氧和二氧化碳潴留或急性发作发生肺性脑病者。

(3) 胸部和心脏外科手术后和严重胸廓创伤。

2. 禁忌证　气胸、纵隔气肿、胸腔积液、肺大疱、大咯血、休克及心肌梗死等。

(二) 呼吸机类型

呼吸机的类型较多，根据其吸气、呼气两期相互转换所需的条件不同，加压原理的区别，呼吸机的基本类型有定压型、定容型、定时型，最多用的为定压型和定容型。

1. 定压型　呼吸机产生的气流进入呼吸道使肺泡扩张，当肺泡内压达到预定压力时气流即终止，肺泡和胸廓弹性回缩将肺泡气排出，待呼吸道内压力降到预定呼吸机参数再次供气。特点：气压伤小，同步性能较好。潮气量的大小取决于预定压力值、肺部病变情况、吸气时间，若调节不变，当气道阻力增加时（如气道痉挛或分泌物增多），达到预定压力时间短，则送气时间也短，潮气量将减少，造成通气不足。

2. 定容型　呼吸机将预定量的气体压入呼吸道，又依赖于肺泡、胸廓弹性回缩将肺泡内气体排出体外。特点：通气量较稳定，不因气道阻力变化而使潮气量减少。其呼吸频率、呼／吸时间比均可直接调节。输气压力不能调节，其大小取决于潮气量的大小、气道阻力或肺顺应性。因输送气量固定，气道阻力增加时，气道内压随之增加，易发生气压伤。配有安全阀者当压力过高时可自动排气，可避免发生气压伤。压力的变化反映了肺部病变的情况。

3. 定时型　按预设呼吸时间送气。特点：潮气量较稳定，输气压力随呼吸道阻力变化而变化。

4. 高频通气型　高频喷射（100～200次／分）振荡（200～900次／分）正压（60～100次／分）短促喷气，改善缺氧快，有二氧化碳潴留之虞，长期应用宜谨慎。

(三) 常用的通气模式

1. 控制通气（control-mode ventlation，CMV）　呼吸做功完全由呼吸机来承担，不允许患者进行自主呼吸，主要参数由呼吸机控制。

2. 辅助／控制呼吸（assist／control-mode ventilation，A／CMV）　通过患者的自主呼吸的力量触发呼吸机产生同步正压通气。当患者的自主呼吸的频率达到或超过预置的呼吸频率时，呼吸机起辅助通气作用；若自主呼吸频率低于预置值时，呼吸机则转为控制通气。

3. 间歇指令通气（intermittent mandatory ventilation，IMV）　在两次正压通气之间患者可进行自主呼吸，而同步间歇指令通气（synchronized IMV，SIMV）的正压通气是在患者吸气力的触发下发生的，以避免自主呼吸与正压通气对抗现象。

4. 压力支持通气（pressure support ventilation，PSV）　利用患者自主呼吸的力量触发呼吸机送气，并使气道压力迅速上升到预置值，当吸气流速降低到一定程度时，吸气则转为呼气，此种通气模式可明显降低自主呼吸时的呼吸做功。

5．呼气末正压（positive end-expiratory pressure，PEEP）　这种呼吸的主要特点是通过呼气末正压，使呼气末气道及肺泡内压维持高于大气压的水平，可使小的开放肺泡膨大，萎陷肺泡再膨胀，最终降低肺内分流量，纠正低氧血症。用于治疗急性呼吸窘迫综合征、严重肺不张、肺水肿。呼气末正压一般保持在0.29～0.98kPa（3～10cmH_2O）。

（四）呼吸机对机体的影响

正常吸气时，由于是主动吸气，胸膜腔和肺内呈负压，而在应用呼吸机时，吸气相的通气为肺内被动充气，胸内、肺内压力增高，呈正压。这种吸气相的正压状态，是呼吸机对机体正常生理过程产生影响的基本原因。

1．对心脏循环的影响　胸内正压使胸泵作用丧失，静脉回心血流量减少；肺内压增加使肺血管阻力增加，肺动脉压增高，右心室后负荷增加；右心室腔压力增高，室间隔左移引起左心室舒张末容量降低，心排出量减少。在血容量不足、心功能不全和周围循环衰竭的患者，吸气相的正压易导致血压下降。但心功能正常者，则对体循环影响不大，并且由于通气和换气功能提高、缺氧和二氧化碳潴留状态的解除，心功能还会有所改善。

2．对呼吸的影响　正压吸气使通气量增加，肺泡内正压，吸入气分布均匀，可减少毛细血管的渗透，减轻肺泡和肺间质水肿，改善气体的弥散功能，有利于气体交换。若压力过高，肺泡扩张的同时，肺血流因受压而减少，则可加重通气-血流比例失调。同时，过度通气可影响肺表面活性物质的生成与活性。

3．对脑血流的影响　急性缺氧和二氧化碳潴留可引起脑血管强烈的扩张，而呼吸机造成过度通气后，氧分压升高、二氧化碳分压下降可引起脑血管收缩，脑血流减少，从而减轻脑水肿，降低颅内压。

（五）呼吸机应用的注意事项

机械通气中任何一个细小的环节都关系到整个治疗的失败。故细致的观察、周密的安排、及时的调整是治疗成功的保证。

1．漏气　存在漏气时，不能保证足够的通气量。检查机器各连接处密闭情况和气管插管气囊充气程度，常可发现有无漏气，气囊充气至送气时口腔内无气流声为止。

2．自主呼吸与呼吸机协调的观察与处理　呼吸机的主要作用是维持有效通气量，自主呼吸消失或微弱的患者，采用控制呼吸多无困难，呼吸急促，躁动不安或呼吸节律不规则之危重患者，常出现自主呼吸困难与呼吸机协调甚至对抗，导致通气量不足，加重缺氧及二氧化碳潴留。自发呼吸与呼吸机不协调时应及时查找原因。常见原因有：

（1）痰液阻塞或连接管道漏气。

（2）频繁咳嗽、咳痰、疼痛或恶心呕吐。

（3）神志不清、烦躁不安。

（4）呼吸机参数调整不当，通气量不足。如无上述原因，为使二者协调，一方面说明治疗意义争取患者合作，另一方面对躁动不合作者，可用简易呼吸机作适应性诱导或使用镇静剂和肌肉松弛剂。

3．通气量大小的观察与调整　机械呼吸主要目的在于维持有效通气量，因此，治疗时及时观察调整通气量是决定治疗效果的关键。

（1）通气量大小合适时的表现：

1）呼吸平稳，与呼吸机协调合拍；血压、脉搏趋于平稳；神志清楚者表现为安静，不清楚者逐步转为清醒。

2）胸腹部随呼吸起伏，两肺呼吸音适中。

3）血气分析：急性呼吸衰竭者逐渐恢复正常水平；慢性呼吸衰竭者逐渐达到急性发作前之水平。

4）现代呼吸机可检测呼出潮气量及通气量，并合理调整通气量提供可靠依据。

（2）通气量过大、过小应及时寻找原因并予以相应处理。

通气量不足常见原因：

1）通气量选择过小。

2）没有随病情变化及时调整通气量。

3）呼吸机管路漏气。

4）呼吸道阻塞。

通气量过大原因：

1）通气量选择过大。

2）气道阻塞时或病情需要较大通气量，缓解后未能及时减少通气量。

4．保持呼吸道通畅　呼吸机的工作原理是借人工或机械装置产生通气。呼吸道通畅才能实现通气效果。注意呼吸道湿化，有效地排除痰液。吸痰前可用5mL生理盐水先稀释痰液再抽，同时配合翻身拍背、体位引流。采用滴入法湿化时，吸痰与湿化最好同时进行。

5．给氧　单纯肺外原因所致呼吸衰竭（通气障碍）者，氧浓度一般用30%～40%。应根据肺部疾病和给氧后面色、脉搏的改变决定给氧浓度。一般氧浓度不应超过60%，目前认为长期吸入40%～50%氧不致发生氧中毒。

6．临床效应观察　在呼吸机应用过程中，随时了解通气情况很重要，胸部望诊和听诊可对通气量作出大致估计，如胸部稍有起伏和听到适度呼吸音为适合，患者神态安详，面色良好，也为通气适当的表现，明显的呼吸起伏常是过度通气的征象。此外，还要注意观察体温、脉搏、呼吸、血压、神志、心肺情况、原发病病情及变化，值班人员要及时填写机械呼吸治疗记录单。血气分析更能明确通气效果，应每日1～2次，吸氧中PaO_2在8kPa（60mmHg）以上，$PaCO_2$随治疗时间延长逐渐下降最后达到正常水平。

7．呼吸机撤离的指标

（1）FiO_2下降至<0.30（30%）。

（2）血气分析正常，自主呼吸强。

（3）若呼吸机SIMV或PSV时可降低呼吸频率，使呼吸肌活动得到锻炼以致增强，当呼吸频率降至6～10次／分时，患者呼吸平衡、通气及氧合指标均为正常时可停用呼吸机。

（4）若无SIMV装置，则从每小时脱离呼吸机5分钟开始，逐渐延长，在自发呼吸达1小时以上没有呼吸困难征象、通气和氧合指标均正常时可停用。

（5）撤离时间一般选择在上午，以便于观察，最初的1～2天夜间仍可以呼吸机辅助，经过至少2天，患者自发呼吸良好时才能完全停机。

（六）呼吸机应用的并发症与处理

呼吸机应用不当可产生一系列并发症，多与气管插管、气管切开、通气量不当，通气压力过高及护理不善有关。

1．喉及气管损伤　气管插管持续使用超过72小时，充气套囊长时间压迫等可导致喉及气管损伤。应注意尽量缩短气管插管的保留时间，充气套囊应定时放气。

2．气道阻塞　气管套管位置不当，气管外套囊脱落，坏死黏膜组织、黏痰、呕吐物及异物等掉入气道内可导致气道阻塞。发生阻塞时应及时查明原因并作相应处理，否则必将产生严重恶果。

3．继发感染　继发感染是机械呼吸常见而严重的并发症，常因此而导致抢救的失败。其原因主要是无菌操作不够，呼吸机消毒不严，气管切开创口未能及时消毒换药，气道湿化排痰不利，未能有效使用全身及局部抗生素等。因此，在加强全身抗生素使用同时还应注意昏迷患者的护理；气管切开的护理；眼、口腔的护理；呼吸机的定时消毒；病室及床边用具的定时消毒；尽量减少陪客及探视人员等。

4．氧中毒　长时间高浓度供氧可导致氧中毒。应注意机械呼吸时供氧浓度，一般应小于60%。已发生者应进行PEEP机械呼吸及相应治疗措施。

5．气胸及纵隔气肿　原有肺大疱、肺囊肿或心内注射药物的患者，进气压力过大时可以发生气胸及纵隔气肿。应及时行闭式引流术并减少进气量。

6．碱中毒　由于通气量过大，二氧化碳快速排出，肾脏来不及代偿而导致呼吸性碱中毒。慢性呼吸衰竭呼吸性酸中毒部分代偿的患者，由于二氧化碳快速排出，可造成呼酸合并代碱或呼碱合并代碱的恶果。因此，使用呼吸机时应给予适合的通气量，一般不宜过大。

7．胃肠道并发症　胃肠道充气、膨胀及胃扩张等较易发生，影响消化吸收功能，产生原因不明。可能与吞咽反射及反射性抑制胃肠蠕动有关，一般几天内可自行缓解。

第三节　血流动力学监测与临床应用

血流动力学的监测是ICU中的重要监测内容，随着对循环生理的认识不断深入和现代监测仪器的发展，临床监测参数越来越多，在危重患者的治疗和抢救中起到了重要作用。

一、血流动力学主要参数

1．中心静脉压（central venous pressure，CVP）　反映右心室功能，临床上将CVP降低作为血容量不足、CVP升高作为心功能不全或肺血管阻力增高的重要指标，CVP的动态观察常用于鉴别脱水、休克、输液等的监护及心功能判断。CVP正常值0.1～1.0kPa（1～10cmH_2O），均值为0.6kPa（6cmH_2O），一般认为，CVP低于0.6kPa（6cmH_2O）表示血容量不足，高于1.5kPa（15cmH_2O），表示心功能不全或（和）肺血管阻力升高。

2．肺动脉楔压（pulmonary artery wedge pressure，PAWP）　通过Swan Ganz导管观测肺动脉楔压（PAWP）比中心静脉压（CVP）更能正确反映左心室充盈压。正常值为1.6～2.4kPa（12～18mmHg），同时可观测心每搏输出量（CO）和心脏指数（cardiac index，CI）。心脏指数值通常为3.2±0.2L／（min·m^2），休克时若CI低，则按心力衰竭处理；若CI高，则按血液分布紊乱处理。

3．肺动脉压（pulmonary artery pressure，PAP）　正常值为2.4～4.0／0.8～1.6kPa（18～30／6～12mmHg）。PAP增高为肺动脉高压，见于左心室衰竭、二尖瓣病变、肺源性心脏病，左向右分流先天性心脏病等。

4．平均动脉压（mean arterial pressure，MAP）　指舒张压＋1／3脉压，当周围动脉测不到时，可作桡动脉插管，直接测量动脉压。

5．心排血量（cardiac output，CO）　是指左或右心室每分钟射入主动脉或肺动脉的血容量。测定心排血量对于心功能的判断，计算出血流动力学其他参数，如心脏指数、外周血管总阻力等，以指导临床治疗都具有十分重要的意义。因而监测CO是重症患者监测的重要参数。测定的方法主要有：氧消耗法、染料稀释法和温度稀释法。随着Swan－Ganz漂浮导管的临床应用，温度稀释法在临床应用广泛。该方法使用方便，安全可靠，可重复测定，而且并发症也少。在正常情况下，左、右心室的输出量基本相等，但在分流量增加时可产生较大误差。正常成人的CO为5～6L／min，每搏输出量（SV）为60～90mL。对于判断心功能、诊断心力衰竭和低心排血量综合征都具有重要意义。

6．每搏输出量（stroke volume，SV）　指一次心搏由一侧心室射出的血量。成年人在安静、平卧时，每搏排出量为60～90mL。SV与心肌收缩力有关，也取决于心脏前负荷、心肌收缩力及后负荷的影响。

7．心脏指数（cardiac index，CI）　是每分钟每平方米体表面积的心排出量。CI<2.5L／min·m^2，提示可能出现心力衰竭；CI<1.8L／min·m^2则提示为心源性休克。

8．体循环阻力指数（system vascular resistance index，SVRI）　体循环阻力（SVR）表示心室射血期作用于心室肌的负荷，是监测左心室后负荷的主要指标。是指每平方米体表面积的SVR。正常值为1760×2600dyne·sec／cm^5·m^2。当血管收缩剂使小动脉收缩或因左心室衰竭、心源性休克、低血容量性休克等原因使心搏血量减少时，SVR／SVRI均增高；相反，血管扩张剂、贫血、中度低氧血症可导致SVR／SVRI降低。

9．肺循环阻力指数（pulmonary vascular resistance index，PVRI）　是监测右心室后负荷的主要指标。正常值为45～225dyne·sec／cm^5·m^2。正常情况下，肺循环阻力（PVR）只是SVR的1／6。当肺血管病变时，PVR／PVRI增高，从而增加右心室后负荷。

10．左心室做功指数（left ventricular stroke work index，LVSWI）　指左心室每次心搏所做的功，是左心室收缩功能的反映。正常值为44～68g／min·m^2。LVSWI降低提示可能需要加强心肌收缩力，而LVSWI增高则意味着耗氧量增加。

11．右心室做功指数（right ventricular stroke work index，RVSWI）　指右心室每次心搏所做的功，是右心室收缩功能的反映，其意义与LVSWI相似。正常值为4～8g／min·m^2。

12．氧输出（deferent oxygen，DO_2）　指单位时间内由左心室输送到全身组织氧的总量；或者是单位时间内动脉系统所送出氧的总量。DO_2的表达式为：DO_2=CI×动脉血氧含量（CaO_2）。CaO_2主要取决于动脉血氧饱和度（SaO_2）和血红蛋白含量（Hb）。DO_2主要受循环系统（CI）、呼吸系统（SaO_2）和血液系统（Hb）的直接影响。正常人在静息状态下的DO_2为520～720mL（min·m^2）。

13．氧耗量（VO_2）　指在微循环水平，血液中所携带的一部分氧被组织细胞摄取，动脉血中的氧含量逐渐减少，动脉血随之逐渐变成静脉血；在此过程中，组织细胞实际消耗氧的量称为氧耗量。正常静息状态下VO_2为100～180mL（min·m^2）。正常时，VO_2应与组织的氧需要量相等。一旦VO_2小于需量则提示组织缺氧。

14．氧摄取率（O_2ext）　是氧输出与氧耗量之比，氧的摄取率大小主要与组织氧需求有关。正常值为22%～30%。常用于分析全身的氧输送和氧耗量关系来估价机体总的组织氧合情况。

二、监测时注意事项

1．导管使用前要严格检查气囊，注意注气后的形态。套管膜的牢度，防止气囊在血管中破裂，发生空气栓塞。

2．严格执行无菌技术操作，防止术后继发感染。

3．导管通过三尖瓣进入右室时应加强心电监测，注意有无心律失常，对原有室性早搏患者可先用利多卡因50mg静脉推注。

4．在测得肺毛细血管楔嵌压后，导管气囊要迅速排尽气体，使导管在肺动脉处于游离状态，以免气囊压迫肺动脉分支时间过长，产生肺栓塞或血管壁受损引起大出血等并发症。

5．推送导管时动作轻巧敏捷，注意导管长度、压力曲线、心电图改变，避免导管打结，一旦发生打结，严禁硬拉，可在X线下取出。

6．监测中严密观察病情变化，定时记录体温、脉搏、呼吸、血压、心率、心律变化。长时间监护者，注意有无静脉栓塞形成，发生栓塞症状应及时拔除导管。

7．导管可保留7～10天，留置期间，每小时用肝素生理盐水冲洗导管，防止栓塞。避免导管被拉出，注意局部有无渗血、消毒胶纸敷贴情况。

8．导管用毕取出后气囊排空，禁止用水冲洗气囊，忌用乙醚擦洗导管，管腔反复冲洗清洁，晾干后用双层塑封，环氧乙烷气体消毒备用。

第四节 心肺脑复苏

心脏停搏意味着死亡的来临或临床死亡的开始。现代医学认为，因为急性原因所致的临床死亡在一定的条件下是可以逆转的。使心跳、呼吸功能恢复的抢救措施称为心肺复苏（cardiopulmonary resuscitation，CPR）。到20世纪70年代开始认识到脑复苏的重要性，因为只有使脑功能完全恢复才能称为完全复苏，所以当前的复苏工作已经从心肺复苏（CPR）转到心肺脑复苏（cardiopulmonary cerebral resuscitation，CPCR）。

一、病因

1．急性冠状动脉供血不足或急性心肌梗死　急性心肌梗死早期发生心室颤动或心室停顿。急性心肌缺血未形成梗死者，也可发生心室颤动而致猝死。

2．急性心肌炎　各种病因的急性心肌炎患者，特别是病毒性者，常发生完全性房室传导阻滞或室性心动过速而致心搏骤停。

3．呼吸停止　如气管异物、烧伤或烟雾吸入致气道组织水肿，溺水和窒息等所致的气道阻塞，脑卒中、巴比妥类等药物过量及头部外伤等均可致呼吸停止。此时气体交换中断，心肌和全身器官组织严重缺氧，可导致心搏骤停。

4．严重的电解质与酸碱平衡失调　体内严重缺钾或严重高血钾均可使心搏骤停。血钠和血钙过低可加重高血钾的影响。血钠过高可加重缺钾的表现。严重的高血钙也可致传导阻滞、室性心律失常甚至发生室颤。严重的高血镁也可引起心搏骤停。酸中毒时细胞内钾外移，减弱心肌收缩力，又使血钾增高，也可发生心搏骤停。

5．药物中毒或过敏　锑剂、氯喹、洋地黄类、奎尼丁等药物的毒性反应可致严重心律失常而引起心搏骤停。

6．电击、雷击或溺水　电击伤可因强电流通过心脏而引起心搏骤停。强电流通过头部、可引起生命中枢功能障碍，导致呼吸和心搏停止。溺水多因氧气不能进入体内进行正常气体交换而发生窒息。

7．麻醉和手术中的意外　如呼吸管理不当、全麻剂量过大、硬膜外麻醉药物误人蛛网膜下隙、肌肉松弛剂使用不当、低温麻醉温度过低、心脏手术等，也可能引起心搏骤停。

8．其他　某些诊断性操作如血管造影、心导管检查，某些疾病如急性胰腺炎、脑血管病变等。

二、病情评估

（一）临床表现

心脏骤停的临床表现和经过取决于基础病因。心源性心脏骤停发展快，可能有前驱症状包括胸闷、胸痛、心悸、无力等，但无预告价值。更多数患者可能无明显前驱症状。非心源性心脏骤停，发作前可能有其原发病的临床表现。

心脏骤停发生时，心源性心脏骤停患者可能有长时间心绞痛、胸闷、气急、头晕或突然抽搐，迅即出现典型心脏停搏表现：面色青紫，无呼吸或仅有下颌式呼吸；颈动脉搏动不能扪及，昏迷，血压不能测出，心音消失。其他原因所致心脏骤停者，发作时患者正处于昏迷状态（缺氧、高碳酸血症）或突然意识丧失，颜面发绀（低血钾或高血钾）。

（二）诊断

对心搏骤停的诊断强调“快”和“准”如无原有ECG和直接动脉监测者，可以凭以下征象在30秒内确定诊断。临床上心搏骤停的诊断依据为：

1．神志突然丧失，对大声呼喊等强烈刺激毫无反应。

2．颈总动脉、股动脉等大动脉搏动消失。

3．呼吸停止或呈叹息样呼吸。

4．面孔呈青紫色或苍白色。

5．瞳孔散大，对光反应消失。

其中1、2条最为重要，只要神志突然丧失、大动脉搏动消失，心搏骤停的诊断即可成立。在全身麻醉和已用肌松药的患者，只以第2条为主。

（三）鉴别诊断

心脏骤停最可靠而出现较早的临床征象是意识突然丧失伴以大动脉（如颈动脉、股动脉）搏动消失。此两个征象存在，心搏骤停的诊断即可成立；并应立即进行初步急救。在不影响心肺复苏的前提下，需进行病因诊断，以便予以相应的处理。首先应鉴别是心脏骤停或呼吸骤停。有明显发绀者，多由于呼吸骤停。如系呼吸道阻塞引起的窒息，患者往往有剧烈的挣扎；如系中枢性者（脑干出血或肿瘤压迫），可以突然呼吸停止而无挣扎。原无发绀性疾患而心脏骤停者，多无明显发绀，常有极度痛苦的呼喊。因心脏本身疾患而心脏骤停者，多见于心肌梗死及急性心肌炎；心外原因多见于败血症及急性胰腺炎。

三、护理要点

患者复苏成功后病情尚未稳定，需继续严密监测和护理，稍有疏忽或处理不当，即有呼吸心跳再度停止而死亡的危险。护理中应注意：

1．紧急抢救护理配合　协助医师进行“CAB”步骤心肺复苏，立即穿刺开放两条静脉通路，遵医嘱给予各种药物。建立抢救特护记录，严格记录出入量、生命体征，加强医护联系。

2．密切观察体征　如有无呼吸急促、烦躁不安、皮肤潮红、多汗和二氧化碳潴留而致酸中毒的症状，并及时采取防治措施。

3．维持循环系统的稳定　复苏后心律不稳定，应予心电监护。同时注意观察脉搏、心率、血压、末梢循环（通过观察皮肤、口唇颜色，四肢温度、湿度，指、趾甲的颜色及静脉的充盈情况等）及尿量。

4．保持呼吸道通畅，加强呼吸道管理　注意呼吸道湿化和清除呼吸道分泌物。对应用人工呼吸机患者应注意：呼吸机参数（潮气量、吸呼比及呼吸频率等）的及时调整；吸入气的湿化；观察有无导管阻塞、衔接松脱、皮下气肿、通气不足或通气过度等现象。

5．加强基础护理　预防压疮及肺部感染和泌尿系感染，保证足够的热量，昏迷患者可给予鼻饲高热量、高蛋白饮食。定期监测水、电解质平衡。

6．防止继发感染　注意保持室内空气新鲜，患者及室内清洁卫生；注意严格无菌操作，器械物品须经过严格消毒灭菌；如患者病情容许，勤拍背，及时擦干皮肤、更换床单，防止压疮及继发感染发生；注意口腔护理。

7．防治复苏后心脏再度停搏　心跳呼吸恢复后，应警惕复苏后的心脏再度停搏。例如在心脏复苏中，尚未恢复窦性节律即停止按压；降温过低（27℃以下）引起心律失常；脱水剂停用过早；脑水肿未能控制而发生脑疝；呼吸道堵塞和通气不足；人工呼吸器使用不当或机械故障；应用抗心律失常药物或冬眠药物用量过大过速而抑制心血管功能；输血补液过多过速或血容量补充不足；肺部感染；呼吸功有衰竭等，均能使复跳的心脏再度停搏，故对心搏骤停的患者在复苏过程中，需密切观察病情，医护配合，全面分析病况，以取得心肺复苏成功。

第二章　一般急症急救护理

第一节　多发伤

多发伤是指在同一致伤因素作用下，机体有两个或两个以上解剖部位或脏器同时或相继遭受严重损伤，且其中至少有一处损伤可危及生命或并发创伤性休克。

一、评估要点

（一）病因评估

评估患者是何种原因造成的伤害（常见的有交通伤、挤压伤、坠落伤、地震伤等），根据外力作用的方向，了解脏器有无损伤及损伤程度。

（二）症状体征评估

1．评估生命体征　肢体活动情况、尿量变化、气道是否通畅、是否有通气不良、有无鼻翼扇动、胸廓运动是否对称、呼吸音是否减弱、有无气胸或血胸等。病情复杂、伤势严重，多表现为生理功能急剧紊乱，如脉搏细弱、血压下降、氧合障碍等。

2．评估循环情况　有无活动性出血，出血量多少，判断是否休克。

3．根据不同部位、脏器和损伤程度，早期临床表现各异　颅脑伤表现为不同程度的神志改变和瞳孔变化；胸部伤表现为呼吸功能障碍、循环功能紊乱、低氧血症和低血压等；腹部伤早期表现为腹内出血、腹膜刺激征、腹膜后大血肿或低血压等；脊柱、脊髓损伤可出现肢体运动障碍或感觉障碍等；长骨干骨折可表现肢体变形或活动障碍等。

4．并发症　创伤性休克、脂肪栓塞综合征、应激性溃疡出血、急性肾衰竭、创伤后应激障碍、下肢静脉血栓等。

二、急救护理

1．开放气道，松开衣领，头偏向一侧，迅速清除口、鼻、咽腔分泌物，保护颈椎的同时，防止舌后坠，解除呼吸道梗阻，确保氧气顺利吸入，必要时给予气管插管、气管切开、机械通气。

2．迅速建立两路以上有效的静脉通道，确保液体顺利输入，补充有效循环血量，积极进行抗休克治疗；必要时配血，快速输血；留置导尿管，观察尿量。

3．及早控制出血，有活动性出血者，迅速控制外出血，加压包扎、用止血带止血等；有内出血者，查明内出血原因并予以消除，必要时行急诊手术。

4．对于胸部开放性创口，应迅速用各种方法将创口暂时封闭；对于张力性气胸，应尽快穿刺，行胸腔闭式引流术，必要时行开胸手术。

5．有颅脑损伤者，应注意防止脑水肿。可用20%甘露醇、地塞米松或甲泼尼龙等，并局部降温。防止吸入呕吐物。一旦明确颅内血肿，应迅速钻孔减压。

6．疑有腹腔内出血时，应立即行腹腔穿刺术或B超检查，并尽快输血，防止休克。做好剖腹探查准备。

7．对伤员的断离肢体，应用无菌包布或干净布包好，外套塑料袋，周围置冰块低温保存，冷藏时防止冰水侵入断离创面或血管腔内。切忌将断离肢体浸泡于任何液体中。断肢随伤员一同送往医院，及早做再植手术。

8．伤口内异物不要随意取出。创面有外露的骨折断端、肌肉、内脏等，严禁将其回纳至伤口内；有骨折时应临时固定；脑组织脱出时，应先在伤口周围加垫圈保护脑组织，不可加压包扎。

三、健康教育

1．宣传创伤带来的死亡与残疾的严重后果及其预防的重要意义，引起患者的重视。

2．严格执行各种工、农业安全生产制度及措施，自觉加强安全防护，防止发生人身伤亡事故。

3．严格执行交通管理制度，限制车辆高速行驶，减少事故的发生。

4．指导患者遵医嘱按时用药，配合各种治疗。

5．加强对患者及其家属的心理指导，增强患者康复的信心。

6．加强营养，合理膳食，促进伤口愈合及疾病的恢复。

7．出院后，继续加强预防压疮及肺部并发症的护理措施，勤翻身、叩背，指导患者深呼吸，有效地咳嗽排痰。

8．指导患者循序渐进地加强肢体的功能锻炼。

第二节　颅脑损伤

颅脑损伤可分为头皮损伤、颅骨损伤、脑损伤，三者可单独或合并存在。头皮损伤包括头皮裂伤、头皮血肿、头皮撕脱伤等。颅骨损伤包括颅盖骨折及颅底骨折。脑损伤可分为脑震荡、脑挫裂伤、脑水肿、颅内血肿等。对预后起决定作用的是脑损伤的程度及其处理效果。

一、评估要点

（一）病因评估

评估受伤史，了解受伤时间、致伤原因、暴力性质、头部着力点等。

（二）症状体征评估

1．意识变化　是判断病情变化的重要指标，由轻至重分为嗜睡、意识模糊、昏睡、浅昏迷、深昏迷。通过对话、呼唤、给予痛觉刺激，观察有无咳嗽及吞咽反射，以睁眼和眼球转动情况来判断意识障碍的程度，判断有无立刻昏迷，有无中间清醒期等。如清醒患者突然躁动，再次出现意识障碍，提示病情恶化，有颅内继发出血的可能，应及时处理。

2．瞳孔的变化　正常瞳孔2～5毫米，等大、等圆，对光反应灵敏。若出现瞳孔一过性缩小，另一侧瞳孔进行性散大，对光反射迟钝或消失，同时伴有意识障碍加重，常提示有脑疝。

3．头痛及呕吐　频繁呕吐、进行性加重的剧烈头痛常为颅内压增高的早期表现，典型的生命体征变化是“二慢二高”（脉搏慢、呼吸慢、血压高、体温高）。此时应警惕颅内血肿和脑疝的发生。

4．呼吸有鼾声、叹息及抽泣样提示病危；体温升高提示体温调节中枢障碍；偏瘫及反射消失，提示对侧脑组织受压；四肢瘫痪提示广泛脑组织挫裂伤或脑干损伤。伤后立即出现运动障碍，说明是由原发性脑损伤所致；伤后无运动改变，随着病情变化而出现运动障碍，则提示继发损害。头部着力点有巨大血肿者，应考虑有颅骨骨折。伤后立即出现脑膜刺激征及脑脊液漏，是蛛网膜下腔出血的表现；颈项强直或有强迫头位而无下肢运动障碍者，则提示颅后窝损伤。

5．并发症　肺部感染、压疮、便秘、泌尿系统感染、暴露性角膜炎、废用综合征、外伤性癫痫、消化道出血等。

二、急救护理

1．正确判断伤情，严密观察意识状态、瞳孔及生命体征变化，并及时记录。

2．保持呼吸道通畅，防止误吸。清除呼吸道分泌物，开放气道，必要时置口咽通气管或气管插管，并预防感染。颅脑损伤患者多有昏迷、咳嗽及吞咽反射减弱或消失、呼吸道分泌物堵塞，或舌根后坠，导致窒息，应及时吸痰、吸氧，必要时行气管切开术；痰液黏稠难以吸出者，要做好超声雾化吸入，以利于痰液排出，定时翻身、拍背，预防坠积性肺炎。

3．优先处理危及生命的合并伤。有脑组织从伤口膨出者，外露的脑组织周围用无菌纱布卷保护，再用纱布架空包扎，避免脑组织受压。对插入颅腔的致伤物，不可贸然撼动或拔出，以免引起颅内大出血。需急诊手术者，做好术前准备，如备皮、备血、导尿等。开放性颅脑损伤，应争取6小时内清创缝合，原则上不超过72小时。控制出血，加压包扎伤口，遵医嘱应用止血药物，纠正休克。

4．建立静脉通道，遵医嘱应用抗生素及破伤风抗毒素，合理应用脱水药和利尿药，可选用20%甘露醇快速滴注，准确记录出入水量，消除脑水肿，预防和处理颅内压增高和脑疝；加强营养，留置胃管或静脉输入营养液。

5．颅脑损伤患者多需保守治疗，卧床休息，头部抬高15°～30°，避免颈部扭曲，以利于颅内静脉回流，减轻脑水肿，降低颅内压。同时预防压疮，给予气垫床应用，勤翻身，至少每2小时1次，保持皮肤清洁干燥，保持床单平整，勤整理、勤更换。

6．高热者，首选物理降温，并注意保暖。

7．加强口腔护理。每天用生理盐水或漱口水清洗口腔2次，张口呼吸的患者，用生理盐水纱布覆盖口唇，避免口腔炎及黏膜溃疡的发生。

8．预防泌尿系统感染。注意无菌操作及会阴部清洁，每日2次清洁消毒。进行早期膀胱训练，缩短留置导尿管时间，防止尿路感染。

9．肢体偏瘫者，保持肢体功能位，防止足下垂，给予被动肢体按摩及功能锻炼。

10．眼睑闭合不全的患者，应注意保护眼睛，遵医嘱涂眼药，防止角膜溃疡。

11．预防颅内感染，取半坐卧位，头偏向患侧。保持局部清洁，每日消毒外耳道、鼻腔或口腔，告知患者勿挖鼻、抠耳。脑脊液漏者，禁忌堵塞、冲洗鼻腔和耳道，禁忌经鼻腔、耳道滴药，禁忌做腰椎穿刺，严禁从鼻腔吸痰或放置鼻胃管。

三、健康教育

1．加强营养，限制烟酒及刺激性食物，促进康复。

2．对有生活自理障碍的患者，做好看护工作，防止意外的发生。

3．加强安全知识及交通法规的宣传教育，提高患者的安全意识，预防颅脑损伤。

4．遵医嘱服用抗生素、止血药、止痛药。外伤性癫痫患者，遵医嘱按时服药，症状完全控制后，再坚持服药1～2年，逐步减量后才能停药，不可突然中途停药。不能单独外出、登高、游泳等，防止发生意外。

5．对脑外伤后遗症患者，做好心理指导。对重度残疾者，做好康复锻炼，如语言、记忆力等方面的训练，提高患者的自理能力及社会适应能力，帮其树立生存的信心。

6．颅内压增高的患者，应避免剧烈咳嗽、便秘、提拉重物等，防止颅内压骤然增高而引起脑疝。

7．颅骨骨折达到骨性愈合需要一定时间，线性骨折一般成人需2～5年，小儿需1年。

8．控制不良情绪，保持心态平稳，避免情绪激动。

9．颅骨缺损者应避免局部碰撞，以免损伤脑组织，嘱患者在伤后半年左右做颅骨成形术。

第三节　胸部创伤

胸外伤多由暴力挤压、冲撞、跌倒、坠落、钝器击打所致，主要包括肋骨骨折、损伤性血胸、损伤性气胸等。

一、评估要点

（一）病因评估

受伤的方式和受力点，可提示胸部损伤的类型、部位及程度。一般根据是否穿破壁层胸膜，造成胸腔与外界沟通而分为闭合性损伤和开放性损伤。闭合性损伤多因车祸、高处坠落、暴力挤压或钝器打击胸部所致，高压水浪、气浪冲击肺部则可致肺爆震伤。开放性损伤多因利器、火器、弹片等穿破胸壁造成。

（二）症状体征评估

1．评估生命体征　重点观察呼吸情况，如呼吸频率、节律，有无反常呼吸及缺氧现象。评估有无胸痛、呼吸困难、咳嗽、咯血、皮下气肿、开放性气胸、张力性气胸、血气胸等。严重的胸部损伤，可伴有休克、急性创伤性呼吸功能衰竭。评估循环情况及有无心包压塞症状。

2．并发症　肺部、胸腔感染和呼吸窘迫综合征。

二、急救护理

1．保持气道通畅，及时清除气道分泌物。如为严重的胸外伤、肺挫伤患者，可根据病情给予气管切开。遵医嘱给予吸氧，必要时应用人工呼吸机辅助呼吸。

2．建立静脉通路并保持输液通畅。控制出血，迅速补充血容量，纠正休克。积极抗感染治疗，有外伤患者及时注射破伤风抗毒素。

3．镇静止痛。患者疼痛严重时，可遵医嘱给予口服或肌内注射镇痛药物、行肋间神经阻滞、应用镇痛泵。如有肋骨骨折，应给予胸部多头带包扎固定，方法为由下向上，呈叠瓦式固定，以减少胸壁浮动，抑制反常呼吸，并可减轻疼痛。

4．纠正营养不良，给予高蛋白、高维生素、高热量饮食，诊断不明确或病情危重者暂禁食。嘱患者保持口腔卫生，戒烟戒酒。

5．变开放性气胸为闭合性气胸　即用无菌敷料加压包扎开放损伤，阻止外界空气通过伤口进入胸腔而压迫心、肺和大血管，危及生命。有血胸、气胸，应及时行胸膜腔穿刺、胸腔闭式引流、剖胸手术或胸腔镜手术探查，开放性胸壁损伤者要紧急手术治疗。

6．术后密切监测生命体征　观察患者的神志、面色等情况。监测血压，血压增高可能是疼痛、缺氧、输血或输液过快导致；血压下降可能为血容量不足、心功能不全、心律失常等所致。注意监测心率，若持续增快，应查明原因，对症处理。术后应观察创口有无出血、漏气、皮下气肿及胸痛情况。

7．体位　置患者于半卧位，合并休克者平卧位；全身麻醉（简称全麻）清醒6小时后半卧位，注意抬高床头30°左右，减轻局部充血和水肿，同时使膈肌下降，增加肺活量，以利于气体交换和引流。

8．呼吸治疗　术后继续给予患者鼻导管吸氧至生命体征平稳。协助患者拍背咳痰，指导患者做深呼吸训练，可按压患者胸骨上窝处气管，以刺激咳嗽排痰，必要时给予吸痰。遵医嘱给予雾化吸入，每天2次。训练患者吹气球、使用呼吸训练仪。

9．胸腔闭式引流的护理

（1）利用重力引流，排出胸腔内的气体和液体，重建胸腔负压使肺复张，平衡压力预防纵隔移位。观察引流液的性质、颜色和量。引流瓶低于胸壁引流口平面60～100cm，禁止高于胸部，水柱上下波动的范围为4～6cm，胸管长度应适中，维持引流系统密封，长管插至液面下3～4cm，接头固定。胸管过短，在患者咳嗽或深呼吸时，胸腔积液可能回流导致感染；过长则可能扭曲，增大气道无效腔，不易引流，从而影响肺复张。注意：患者翻身活动时应防止胸管受压、打折、扭曲、脱出。保持胸管通畅，每15～30分钟挤压1次。每日更换无菌生理盐水500mL。

（2）如每小时引流血量超过200mL，并持续2～3小时以上，提示胸腔内有活动性出血，应及时报告医生，积极处理。

（3）拔管指标：一般置管48～72小时后，肺完全复张，胸部X线显示肺膨胀良好，无漏气，听诊呼吸音清晰，24小时引流液量少于50mL、脓液少于10mL，无气体溢出且引流液颜色变浅，患者无呼吸困难或气促。拔管后用凡士林纱布封闭胸壁伤口，并包扎固定，以防气胸。同时注意观察患者有无胸闷、呼吸困难、皮下气肿、渗液等。拔管后，尽早下床活动。

三、健康教育

1．加强对劳动保护、安全生产、遵守交通规则知识的宣传，避免意外损伤的发生。

2．文明守法，不打架斗殴。

3．指导患者做腹式呼吸及有效咳嗽。咳痰时保护伤口、减轻疼痛，伸开双手，五指合拢，越过中线，双手分别置于患者胸部前后，压紧伤口，待患者咳嗽时稍加用力。

4．指导患者早期循序渐进地活动　可在床上活动四肢、抬臂，锻炼患侧肢体。恢复期仍可伴有疼痛，但不影响患侧肩关节功能锻炼，但气胸痊愈期1个月内不宜参加剧烈运动，如打球、跑步、抬举重物等。

5．多吃蔬菜、水果　增加粗纤维摄入，保持排便通畅，必要时应用缓泻剂，以防止用力排便而影响通气。忌食辛辣、生冷、油腻食物，以防助湿生痰，多饮水。

6．定期复诊　肋骨骨折患者在3个月后应复查胸部X线，以了解骨折愈合情况。出现高热、呼吸困难，应随时就诊。

第四节　腹部创伤

腹部创伤是较为常见的一种外科急症，临床上常根据腹部皮肤的完整性是否被破坏，分为闭合性和开放性两大类。闭合性创伤误诊率、漏诊率高。病情严重程度取决于所涉及的腹腔脏器是否有多发性损伤。

一、评估要点

（一）病因评估

刀、剑等锐器刺伤，枪、弹等火器伤，多导致腹部开放性损伤；高处坠落、撞击、压砸、钝性暴力打击等多造成腹部闭合性损伤；剧烈爆炸引起的气浪或水浪的冲击、跌打、吞食异物（金属类）、接触化学性物质，如腐蚀性的强酸、强碱或毒物等，也会造成腹部外伤。评估外伤史，根据致伤因素进行分类。

（二）症状体征评估

1．单纯腹壁损伤的症状和体征　一般较轻，常见为局限性腹壁肿痛和压痛，有时可见皮下瘀斑。

2．腹痛情况　腹痛呈进行性加重或范围扩大，甚至遍及全腹时，考虑内脏损伤，早期压痛明显处即是受伤脏器所在部位。损伤实质脏器如肝、脾、肾或大血管时，腹痛呈持续性，常导致内脏出血，以致发生失血性休克；损伤空腔脏器如胃、肠、胆囊、膀胱时，其内容物如胃液、肠液、胆汁、尿液等流入腹腔，造成剧烈腹痛，常伴有腹部压痛、反跳痛和肌紧张等腹膜刺激征。但如果患者出现意识障碍，合并多发伤或使用镇痛药物后，腹部症状可不明显。

3．注意胃肠道变化　有无反射性恶心、呕吐、腹胀、呕血、便血等。

4．内出血　肝、脾、胰、肾等实质性脏器或大血管损伤时，以腹腔后或腹膜后出血症状为主，表现为面色苍白、脉率加快，甚至发生出血性休克，表现为神情淡漠、面色苍白、脉搏细速、血压下降等。腹腔内脏器损伤，内容物流入其内，可引起腹腔感染，甚至出现感染性休克。

二、急救护理

1．对开放性腹部损伤，应妥善处理伤口，如伴有腹腔内脏器或组织自腹壁伤口突出时，可用无菌容器覆盖保护，勿强行回纳。对闭合性损伤，应在较短的时间内争取手术探查，以处理破裂的内脏出血、修补损伤的脏器、引流腹腔控制感染。拟行手术者，应及时完成腹部急症手术的术前准备，如备血、备皮、做药物过敏试验、导尿等。

2．指导患者配合治疗　卧床休息，必要时吸氧，避免不必要地搬动患者，待患者病情稳定后，改为半坐卧位。遵医嘱应用镇痛药物，诊断未明确前禁用吗啡、哌替啶等镇痛药物。留置导尿管并记录24小时出入量。禁忌灌肠。

3．监测生命体征　动态监测红细胞计数、血红蛋白含量和血细胞比容，密切观察有无急性腹膜炎、休克等并发症。

4．术后引流管护理　给予妥善固定，保持通畅，观察引流液的性状和量，观察有无出血、肠瘘、胆瘘等情况。如引流量较多或有消化道瘘形成，应考虑延长引流时间，按时换药，适时拔管。

5．禁饮食、胃肠减压　一般术后需禁食及胃肠减压2～3天，通过静脉输液，维持水、电解质平衡和营养补给，对伤情较重、手术较大者，遵医嘱输入全血、血浆、复方氨基酸、白蛋白或脂肪乳等。待肠蠕动恢复、肛门排气后，拔除胃管。胃肠道功能恢复后，及时提供易消化、营养丰富的流质饮食，并逐渐过渡到高蛋白、高热量、高维生素、易消化的普通饮食，以保证能量供给，利于伤口愈合及机体康复。

6．遵医嘱应用抗生素　直至腹膜炎症状消失，体温恢复正常后考虑停药。

7．全麻6小时内，去枕平卧；术后6小时，取半卧位，以利于腹腔引流，减轻腹痛，改善呼吸、循环功能。鼓励患者早期下床活动，以减轻腹胀，促进肠蠕动，防止肠粘连。

8．观察全身状况，保护肝、肾功能及机体防御功能，防止并发症。

三、健康教育

1．加强对劳动保护、安全生产、交通规则知识的宣传，避免意外损伤的发生。

2．了解和掌握各种急救知识，在发生意外事故时，能进行简单的急救或自救。

3．发生腹部创伤后，一定要及时去医院进行全面检查，不能因为腹部无伤口、无出血而掉以轻心，延误诊治。

4．出院后要适当休息，加强锻炼，增加营养，促进康复。

5．若有腹痛、腹胀，肛门停止排气、排便等不适，应及时到医院就诊。

第五节　急腹症

急腹症（又称急性腹痛）是以突然剧烈腹痛为首要症状的疾病的总称，具有发病急、进展快、病情重、需要早期诊断和紧急处理的临床特点。

一、评估要点

（一）病因评估

腹腔及其邻近器官的病变，全身的代谢紊乱，以及毒素、神经因素等都可导致急腹症，应以腹痛为重点，评估病史。

（二）症状体征评估

1．腹痛的特征　包括腹痛的病因、诱因、开始部位、性质、转变过程、程度等。急性阑尾炎患者右下腹痛转为全腹痛往往是合并穿孔的征兆；阵发性绞痛是肠梗阻的表现，当转为剧痛、持续性疼痛时提示肠绞窄、肠坏死的可能。

2．伴随的症状　体温升高、呕吐频繁、腹胀加重、大便转为血性便及尿量锐减等常常是病情恶化的表现之一，应提高警惕，善于识别。

3．并发症　肺部感染、左心衰竭、右心衰竭、全心衰竭、血栓、脑出血、肠粘连、肠梗阻、手术切口感染等。

4．辅助检查　白细胞计数提示有无炎症和中毒；红细胞、血红蛋白可用于判断有无腹腔内出血；尿中大量红细胞提示泌尿系统损伤或结石；尿胆红素阳性提示梗阻性黄疸；疑有急性胰腺炎时，血、尿或腹腔穿刺液淀粉酶明显增高；腹腔脓性穿刺液涂片镜检，革兰氏阴性杆菌常提示继发腹膜炎，溶血性链球菌提示原发性腹膜炎，革兰氏阴性双球菌提示淋菌感染；人绒毛膜促性腺激素（human chorionic gonadotropin，HCG）测定对诊断异位妊娠有帮助。

二、急救护理

1．严密观察病情变化，监测生命体征。

2．腹痛的处理　诊断不明者慎用吗啡类镇痛药，以免掩盖病情；明确原因后遵医嘱应用镇痛药物。

3．非手术治疗　禁食、胃肠减压；维持水、电解质及酸碱平衡，纠正营养失调；适当给予镇静药；密切观察患者的症状、腹部体征、实验室检查的结果。

4．手术治疗　尽可能对原发病灶做根治性处理，清除腹腔积液、积脓，并合理放置引流管。

5．饮食与体位　病情较轻者给予流质饮食或半流质饮食，并控制进食量。胃肠减压的患者，胃管拔出、肛门排气后开始进食。一般采取半坐卧位，使腹腔渗液积聚在盆腔，便于吸收或引流，且有利于呼吸、循环功能。合并休克者宜采取中凹卧位或平卧位。

6．做好静脉输液通路及各种引流管的护理　注意引流管是否通畅，观察引流物性质和量的变化。

7．四禁　禁服泻药、禁止热敷、禁止活动、禁止灌肠，以免增加消化道负担或造成炎症扩散。

8．对症护理　缺氧者给予氧疗；呼吸困难者早期机械通气辅助呼吸；合并黄疸者，给予维生素K和保肝药物；急性出血坏死性胰腺炎，应及时补钙。

9．抗感染　遵医嘱应用抗生素，严格执行给药制度，观察疗效及不良反应。

10．抗休克　及时补充水、电解质、维生素、蛋白质，准确记录24小时出入量。

三、健康教育

1．养成良好的卫生和饮食习惯，戒烟、戒酒。

2．均衡膳食，少食多餐，禁食刺激性及变质食物。

3．积极控制诱因，有溃疡病者，应遵医嘱服药；肠胃功能差者，避免服用阿司匹林、吲哚美辛、皮质类固醇等；胆道疾病和慢性胰腺炎患者，需适当控制油腻饮食；反复发生粘连性肠梗阻者，应当避免暴饮暴食及饱食后剧烈活动；月经不正常者，应及早就医。

4．手术患者应该早期下床活动，防止肠粘连。

5．劳逸结合，保持良好心态，定期门诊随访，如有不适，及时就诊。

第六节　水、电解质紊乱

人体内水的容量和分布以及溶解于水的电解质的浓度都是由人体的调节功能加以控制，使细胞内、外液的容量，电解质浓度，渗透压等都能够维持在一定范围内，即水、电解质平衡。当这种平衡由于疾病、创伤、感染等侵袭因素或不正确的治疗措施而遭到破坏时，机体无力进行调节，或这种破坏超过了机体可代偿的程度，便会发生水、电解质紊乱。

一、评估要点

（一）病因评估

了解水、电解质紊乱的程度，寻找并消除原发病因，防止或减少水和电解质的继续丧失，消除导致体液紊乱的根本原因。

1．高渗性缺水　水、钠同时缺失，但失水多于失钠，血清钠高于150mmol/L。主要病因是摄入水分不足或失水过多，见于高热大量出汗、大面积烧伤暴露疗法、大面积开放性损伤、创面蒸发等。

2．低渗性缺水　水、钠同时缺失，失钠多于失水，血清钠低于135mmol/L。主要病因是消化道液体大量或长期丢失，只补水不补钠，或使用利尿药等。

3．等渗性缺水　水、钠等比例丢失，血清钠在135～150mmol/L。主要病因是消化液迅速大量地丢失，见于急性肠梗阻、急性腹膜炎、大面积烧伤早期大量体液渗出，是外科等渗性脱水最常见的原因。

4．水中毒　抗利尿激素（antidiuretic hormone，ADH）分泌过多或肾脏排水功能低下的患者输入过多的水分时，则可引起水在体内潴留，并伴有包括低钠血症在内的一系列症状和体征，即所谓水中毒。主要病因是ADH分泌过多、肾排水功能不足、摄入水分太多。

5．低钾血症　血清钾浓度低于3.5mmol/L。主要病因是摄入不足、排泄增加，见于长期禁食、频繁呕吐、胃肠道瘘患者等。

6．高钾血症　血清钾浓度大于5.5mmol/L。主要病因是钾潴留，见于钾摄入过多，肾小管分泌钾的功能缺陷，细胞内钾释出过多，如酸中毒等。

7．低镁血症　血清镁浓度低于0.75mmol/L。主要病因是摄入不足、吸收障碍等。镁缺乏者常同时伴有其他微量元素缺乏。

8．高镁血症　血清镁浓度高于1.25mmol/L。主要病因是摄入过多，肾功能不全，肾排镁减少。

9．低钙血症　廓清蛋白浓度正常时，血钙低于2.25mmol/L。可发生于急性重症胰腺炎、坏死性筋膜炎、消化道瘘和甲状旁腺功能受损的患者。

10．高钙血症　血清钙浓度高于2.75 mmol/L。主要见于甲状旁腺功能亢进，其次为骨转移性癌。

（二）症状体征评估

密切观察生命体征变化，了解体内水、电解质平衡是否紊乱。

1．高渗性缺水

（1）轻度脱水：主诉口渴，其他缺水症状、体征均不明显。

（2）中度脱水：口渴更明显，尿少、尿比重高、皮肤弹性差、口唇干燥、眼眶凹陷等，同时伴发运动功能下降，如四肢无力等。

（3）重度缺水：有意识障碍，表现为躁狂、幻觉、谵妄、昏迷等，还可表现为血压下降，甚至休克。

2．低渗性缺水

（1）轻度缺钠：血清钠130mmol/L左右，患者自觉疲乏、手足麻木、厌食，尿量正常或增多，尿比重降低。口渴不明显。

（2）中度缺钠：血清钠120mmol/L左右，表现为恶心、呕吐、直立性晕厥、心率加快、脉搏细弱，血压开始下降，浅静脉瘪陷。尿量减少，尿中几乎不含Na^+、Cl^-。

（3）重度缺钠：血清钠110mmol/L左右，常伴有休克，主要表现为严重周围循环衰竭、低血容量性休克、意识障碍、神经肌肉应激性改变。

3．等渗性缺水　轻、中度患者常有口渴、尿少、尿比重高、皮肤弹性差、疲乏、厌食、恶心、呕吐、心率快、脉搏细弱而快、血压上下波动继之下降。重度患者表现为不同类型的意识障碍。

4．水中毒　主要表现为急性水中毒，常见神经症状有凝视、失语、精神错乱、定向失常、嗜睡、烦躁等，并可伴有视神经盘水肿，严重者发生脑疝而致呼吸、心搏骤停。

5．低钾血症　最早期表现为肌无力、精神萎靡、反应迟钝、定向力减退，严重者可呈嗜睡、木僵状，肌肉呈迟缓性麻痹。也可表现为传导阻滞或心律失常，严重者可出现心室颤动或心脏停搏于收缩期。易发生高血糖、负氮平衡，还可引起代谢性碱中毒。

6．高钾血症　主要表现为对心脏和神经系统的毒副作用。患者由兴奋转为抑制状态，表现为神志淡漠、感觉异常、四肢软瘫、腹泻、低血压、皮肤苍白、心动过缓、心律不齐等。

7．低镁血症　对神经肌肉的影响表现为小束肌纤维收缩、震颤；中枢神经系统出现反应亢进，对声、光反应过强；平滑肌兴奋可致呕吐、腹泻；在心脏导致心律失常；还可引起低钙血症和低钾血症。

8．高镁血症　表现为嗳气、呕吐、便秘、尿潴留、嗜睡、昏迷、房室传导阻滞、心动过缓、肌肉无力甚至弛缓性麻痹。

9．低钙血症　表现为手足抽搐、肌肉抽动等。

10．高钙血症　表现为便秘和多尿。

二、急救护理

（一）去除病因

采取有效的预防措施或遵医嘱积极处理原发病，以减少体液继续丢失。

（二）病情观察

1．一级护理，绝对卧床休息；测量体温、脉搏、呼吸和血压等生命体征。

2．准确记录24小时出入水量；注意观察尿量，每小时尿量少于30mL时，及时通知医生。

3．烦躁不安者，适当给予约束或加床挡，防止坠床。

4．轻度脱水患者可口服生理盐水，重者遵医嘱给予生理盐水或碳酸氢钠静脉补液。补液原则：先盐后糖，先晶后胶，先快后慢，见尿补钾。遵循定时、定量、定性原则。低渗、等渗脱水时避免大量喝开水，以免加重休克。及时采血化验，防止血钠过高。

5．轻度缺钾患者，多吃含钾丰富的食物（如橘子原汁、鱼、蘑菇、香蕉等）或口服10%氯化钾溶液，重者遵医嘱静脉补钾。补钾时不宜过浓（500mL液体中不超过15克10%氯化钾溶液）、不宜过快（每小时不超过1克）、不宜过量（24小时不超过6克）、不宜过早（每小时尿量在30mL以上或每日尿量在700mL以上方可补钾）。静脉补钾时注意观察病情，发现有高钾血症时立即停止补钾，遵医嘱给予钙剂、碳酸氢钠、胰岛素等。

6．患者四肢抽搐、血钙低于正常时，遵医嘱静脉注射或滴注钙剂，速度宜慢，避免外渗。

7．遵医嘱严格掌握输液速度，以免输液过多、过快而发生肺水肿，或滴速过慢达不到目的。

（三）对症护理

1．等渗性脱水　寻找并消除原发病因，防止或减少水和钠的继续丧失，并积极补充。

2．低渗性脱水　积极治疗原发病，静脉滴注高渗盐水或含盐溶液。

3．高渗性脱水　尽早去除病因，防止体液继续丢失。鼓励患者多饮水，通过静脉补充非电解质溶液。

4．水中毒　轻者只需限制水摄入，严重者除严禁水摄入外，还需静脉滴注高渗盐水，以缓解细胞肿胀和低渗状态。

5．低钾血症　寻找和去除引起低钾血症的原因，减少或中止钾的继续丧失，根据缺钾的程度制订补钾计划。

6．高钾血症　除积极治疗原发疾病和改善肾功能外，还要立即停用含钾药物，避免进食含钾量高的食物；对抗心律失常；降低血清钾浓度。

7．低镁血症　症状轻者可口服镁剂，严重者可静脉输注硫酸镁溶液。

8．高镁血症　立即停用含镁制剂，静脉缓慢注射10%葡萄糖酸钙或10%氯化钙溶液，同时积极纠正酸中毒和缺水，必要时采用透析疗法。

9．低钙血症　以处理原发疾病和补钙为原则。

10．高钙血症　以处理原发病及促进肾排泄为原则。

三、健康教育

1．高温环境作业者和进行高强度体育活动者出汗较多时，应及时补充水分且宜饮用含盐饮料。

2．有进食困难、呕吐、腹泻和出血等易导致水、电解质紊乱症状者，应及早就诊治疗。

3．长时间禁食者、长期控制饮食摄入者或近期有呕吐、腹泻、胃肠道引流者，应注意及时补钾，以防发生低钾血症。

4．肾功能减退者和长期使用留钾利尿药者，应限制含钾食物和药物的摄入，并定期复诊，检测血钾浓度，以防发生高钾血症。

5．合理补充微量元素，增加户外活动，多做日光浴，合理膳食。

第七节　酸碱平衡失调

适宜的体液酸碱度是维持人体组织、细胞正常功能的重要保证。人体在代谢过程中不断产生酸性和碱性物质，使体液中H^+溶液发生改变，机体通过体液中的缓冲系统、肺和肾进行调节，以维持pH值在7.35～7.45。当体内产生的酸碱物质超过机体的代偿能力，或调节功能发生障碍，平衡状态即被打破，导致酸碱平衡失调。常见的酸碱平衡失调有代谢性酸中毒、代谢性碱中毒、呼吸性酸中毒和呼吸性碱中毒。以上四种类型可单独存在，也可两种以上并存，后者称为混合型酸碱平衡失调。

一、评估要点

（一）病因评估

了解酸碱失调的根本原因，积极处理原发病和消除诱因。

1．代谢性酸中毒　常见病因有体内有机酸形成过多；肾功能不全，使酸性物质潴留；丧失HCO_3^-，见于腹泻、肠瘘、胆瘘等。代谢性酸中毒是最为常见的酸碱平衡失调。

2．代谢性碱中毒　常见病因有酸性胃液丧失过多（如严重呕吐、长期胃肠减压等）、碱性物质摄入过多（如长期服用碱性药物）、缺钾、某些利尿药的作用。

3．呼吸性酸中毒　常见病因有肺部疾病如哮喘、肺气肿、肺不张，或因呼吸中枢受抑制、呼吸肌麻痹等引起呼吸功能不全，不能充分排出体内存在的二氧化碳（CO_2），致使血液中H_2CO_3原发性增多，血液酸度增高。

4．呼吸性碱中毒　常见病因是因肺泡通气过度，体内生成的CO_2排出过多，以致血的动脉血二氧化碳分压降低，引起低碳酸血症，见于癔症、精神过度紧张、发热、使用呼吸机不当等。

（二）症状体征评估

重点评估代谢性酸中毒、代谢性碱中毒、呼吸性酸中毒、呼吸性碱中毒的临床表现。

1．代谢性酸中毒　轻者常被原发病的症状所掩盖，重者有疲乏、眩晕、嗜睡，可伴有感觉迟钝或烦躁。最突出的表现是呼吸深而快，呼气中有时带有酮味（烂苹果味）。患者面部潮红，心率加快，血压偏低，可出现神志不清或昏迷。患者有对称性肌张力减退，常伴有严重缺水的一些症状。代谢性酸中毒患者易发生心律不齐、急性肾功能不全和休克等。

2．代谢性碱中毒　轻者无明显症状；较重者抑制呼吸中枢，患者呼吸浅而慢，出现头昏、烦躁、激动、定向力丧失，甚至嗜睡、谵妄或昏迷。由于碱中毒时，血清钙减少，可出现手足抽搐等症状，可伴有低钾血症和缺水的临床表现。

3．呼吸性酸中毒　患者出现胸闷、呼吸困难、躁动不安等，因缺氧而出现头痛、发绀等；严重时可有血压下降、谵妄、昏迷等。

4．呼吸性碱中毒　较重者可有神经、肌肉兴奋性增高表现，如肌肉震颤、手足麻木、抽搐等。有时可有头昏、晕厥、表情淡漠或意识障碍，呼吸初期加快，随后浅慢或不规则。

二、急救护理

（一）纠正病因

积极纠正及治疗引起酸碱平衡失调的病因，绝对卧床休息。

（二）病情观察

1．严密观察生命体征，观察有无呼吸浅快、脉搏细速、心率增快、脉压减小＜20mmHg、收缩压<90mmHg或较前下降20～30mmHg、血氧饱和度下降等表现。

2．严密观察患者的意识状态（意识状态反映大脑组织血液灌注情况），瞳孔大小和对光反射，是否有兴奋、烦躁不安或神志淡漠、反应迟钝、昏迷等表现。

3．密切观察患者皮肤颜色、色泽，有无出汗、苍白、皮肤湿冷、花斑、发绀等表现，了解有无休克等并发症出现。

4．观察中心静脉压（centralvenous pressure，CVP）的变化。

5．严密观察每小时尿量，是否<30mL，同时注意尿比重的变化。

6．注意观察电解质、血常规、血气分析、凝血功能及肝肾功能等检查结果的变化，以了解患者其他重要脏器的功能；了解有无并发症，如低钾血症、高钾血症等。

7．密切观察用药治疗后的效果及不良反应。

（三）对症护理

1．代谢性酸中毒　纠正高热、腹泻、缺水、休克，积极改善肾功能，保证足够的热量供应，避免因脂肪分解而产生酮体增多。轻度者血浆 HCO_3^-在16～18mmol／L时，只要消除病因，代谢性酸中毒就可以自行纠正；中、重度者须补充碱中和体内积聚酸，在用药2～4小时后复查动脉血气及血浆电解质浓度，根据测定结果边观察边调整，逐步纠正酸中毒。

2．代谢性碱中毒　积极治疗原发病，恢复血容量，纠正Ca^{2+}、K^{+}不足，严重时补充酸性溶液，注意滴速，以免造成溶血等不良反应。

3．呼吸性酸中毒　解除气道梗阻，恢复或改善通气功能，鼓励患者深呼吸，合理吸氧，促进排痰，采用体位引流、雾化吸入等辅助措施，必要时行气管插管或气管切开术。合理使用抗生素控制感染。

4．呼吸性碱中毒　处理痉挛抽搐，密切观察，注意防护，防止受伤。遵医嘱使用钙剂，手足抽搐时用10%葡萄糖酸钙溶液10mL等量稀释后，缓慢静脉注射。

三、健康教育

1．告知患者应积极预防和治疗导致酸碱代谢失衡的原发疾病及诱因。

2．注意饮食卫生，防止出现呕吐、腹泻、感染、饥饿等导致代谢性酸碱平衡失调的诱发因素。

3．告知患者若在原有疾病的基础上出现呼吸改变、精神状态改变等，应及时到医院就诊。

第八节　休克

休克是指机体受到强烈致病因素侵袭后，有效循环血容量锐减、组织血液灌注不足所引起的以微循环障碍、代谢障碍和细胞受损为特征的病理性症候群，是严重的全身性应激反应。此时，机体处于细胞缺氧和全身重要器官功能障碍的状态。

一、评估要点

（一）病因评估

了解休克的原因，根据不同的病因采取相应的治疗措施，评估有无因此而导致的微循环障碍、代谢改变及内脏器官继发性损害等。

1．低血容量性休克　常因大量出血或体液积聚在组织间隙导致有效循环血量减少所致。如大血管破裂或脏器（肝、脾）破裂出血，或各种损伤（骨折、挤压综合征）及大手术引起血液及血浆同时丢失。前者为失血性休克，后者为创伤性休克，见于严重创伤、大出血、严重呕吐、严重腹泻、严重烧伤等。

2．心源性休克　主要由心功能不全引起的，见于急性心肌梗死、严重心肌炎、心包压塞等。

3．梗阻性休克　见于心脏压塞、张力性气胸、肺栓塞等。

4．感染性休克　多由严重感染、体内毒性物质吸收等所致。

5．过敏性休克　系对药物或免疫血清等过敏而引起。

6．神经源性休克　见于外伤骨折、剧烈疼痛和脊髓麻醉过深等。

（二）症状体征评估

休克早期体征是体内各种代偿功能发挥作用的结果，晚期体征则是器官功能逐渐衰竭的结果。

1．临床休克分期

（1）第一期（代偿性休克期）：患者神志清醒，但可有烦躁不安、恶心、呕吐，脉搏细速，收缩压正常或偏低，舒张压轻度升高，脉压减小。因外周血管收缩，面部皮肤苍白，口唇和甲床发绀，毛细血管充盈时间延长，肢体湿冷，出冷汗，尿量减少。此时体内各种代偿与防御机制正在积极发挥作用，如及时发现并给予有效治疗，则可使病情好转，否则将进一步恶化，进入失代偿期。

（2）第二期（失代偿性休克期）：代偿机制已不能补偿血流动力学紊乱，患者出现重要器官灌注不足的临床表现，如乏力、表情淡漠、反应迟钝、脉搏细速、呼吸表浅、皮肤湿冷、肢端青紫，收缩压下降至60～80mmHg，脉压减小，表浅静脉萎陷，每小时尿量少于20mL，严重时可陷入昏迷状态，呼吸急促，收缩压低于60mmHg，无尿。此时若不积极救治，将发展为不可逆性休克。

（3）第三期（不可逆性休克期）：过度和持续的组织灌注减少将导致弥散性血管内凝血（disseminated inravascular coagulation，DIC）的发生和多器官损害，引起出血倾向和心、脑、肾、肺等重要器官功能障碍的临床表现，甚至进一步发展为多器官功能衰竭而死亡。

2．不同类型休克的特征性症状

（1）低血容量性休克：外周静脉塌陷，脉压减小，血流动力学改变，中心静脉压和肺毛细血管楔压降低，心排血量减少，外周血管阻力增加。

（2）心源性休克：有血流动力学改变，心排血量减少，中心静脉压和肺毛细血管楔压升高，外周血管阻力增加。

（3）梗阻性休克：肺栓塞时出现剧烈胸痛、呼吸困难、颈静脉怒张、肝脾肿大及压痛等；心包压塞患者可出现奇脉，听诊心音遥远。

（4）感染性休克：有发热、寒战；早期四肢皮肤温暖，血压正常或偏高，心动过速；晚期四肢皮肤湿冷，血压下降。

（5）过敏性休克：接触某种变应原后迅速发生呼吸困难、皮肤红肿或发绀、心动过速和低血压等。

（6）神经源性休克：由于剧烈的神经刺激引起血管活性物质释放，血管调节功能异常，外周血管扩张，从而导致有效循环血量减少，组织器官灌注不良及功能受损。

二、急救护理

（一）病情观察

1．严密观察生命体征的变化，观察有无呼吸浅快、脉搏细速、心率增快、脉压减小<20mmHg、收缩压<90mmHg或较前下降20～30mmHg、氧饱和度下降等表现。

2．严密观察患者的意识状态，瞳孔大小和对光反射，是否有兴奋、烦躁不安或神志淡漠、反应迟钝、昏迷等表现。

3．密切观察患者皮肤颜色、色泽，有无出汗、苍白、皮肤湿冷、花斑、发绀等表现。

4．观察CVP的变化。

5．严密观察每小时尿量，是否<30mL，同时注意尿比重的变化。

6．注意观察电解质、血常规、血气分析、凝血功能及肝肾功能等检查结果的变化，以了解患者其他重要脏器的功能。

7．密切观察用药治疗后的效果及不良反应。

（二）对症护理

1．体位　去枕平卧，取床头抬高10°～20°、床尾抬高20°～30°的中凹体位，保持患者安静，在患者血压不稳定的情况下不能随意搬动患者。心力衰竭或存在肺水肿者可采用半卧或端坐位。

2．供氧　保持气道通畅，高流量（6～8L／min）供氧，及时清除口、鼻、气道分泌物，避免误吸。对于昏迷并呼吸衰竭患者，配合医生行气管插管或气管切开术，做好人工气道的护理。

3．建立静脉通路　补液是抗休克的基本治疗手段，应尽快建立静脉通路；外周静脉萎陷穿刺困难者可选择外周大静脉穿刺置管、静脉切开甚至中心静脉置管等；必要时行血流动力学监测以指导补液治疗。保持静脉通路通畅，并妥善固定，防止休克初期患者躁动而意外拔管。

4．补充血容量　血容量的补充应以能够维持心脏适当的前、后负荷为度，可根据临床指标（意识、血压、心率、尿量等）和CVP逐步输入晶体溶液，应注意防止输液过多、过快而诱发医源性心力衰竭。在休克治疗后期，循环状态逐渐稳定后，常易发生补液过量导致容量负荷过重，出现肺水肿，应及时给予利尿、脱水治疗；创伤及大出血的患者应尽快止血，并遵医嘱尽早输入血制品；注意配伍禁忌、药物浓度及滴速，用药后要及时记录药物疗效。

5．纠正酸碱平衡失调及电解质紊乱　应及时发现各种酸碱平衡失调及电解质紊乱并尽快纠正。休克时代谢性酸中毒最常见，若改善通气及补足血容量后休克症状缓解不明显时，可给予100～250mL碳酸氢钠溶液静脉滴注。

（三）药物护理

遵医嘱给予多巴胺、去甲肾上腺素、间羟胺、肾上腺素等药物应用。足量输液后血压仍不稳定，或休克症状无缓解、血压继续下降者，应使用血管活性药物，其目的在于通过正性肌力作用增加心排血量，通过选择性缩血管作用增加重要脏器的血流量。保持血压于（110～130）／（60～80）mmHg较适宜，过高可增加心肌氧耗及心脏负荷，应注意避免。用药过程中注意防止药物外渗。

（四）患者护理

保持病室环境安静，温、湿度适宜。加强对患者的保温，休克患者体表温度多有降低，应给予加盖棉被、毛毯等措施保暖，禁用热水袋、电热毯等方法，避免烫伤。体温过高时要采取适当措施降温。

三、健康教育

1．创造安静、舒适的环境，减轻患者及其家属的紧张、焦虑情绪。

2．过敏性休克因其机制不同，其临床表现亦不相同，临床症状有轻有重。应尽量避免接触易引起过敏的物质，及早到医院诊治，找出致病原因，对症治疗，以绝后患。

3．绝对卧床，减少活动，积极防治感染。

第九节　弥散性血管内凝血

弥散性血管内凝血（disseminated inravascular coagulation，DIC）是由多种致病因素激活机体的凝血系统，导致机体弥散性微血栓形成，凝血因子大量消耗并继发纤溶亢进，从而引起全身性出血、微循环障碍乃至多器官功能衰竭的一种临床综合征。

一、评估要点

（一）病因评估

既往有无感染性疾病、恶性肿瘤、手术及创伤、医源性因素，各种原因引起的休克、输血及输液反应、全身各系统疾病等。

（二）症状体征评估

1．出血倾向　发生率为84%～95%，观察出血症状、出血部位、出血量。出血具有突发性、自发性、多发性、广泛性、持续性，多见于皮肤、黏膜、伤口及穿刺部位，伤口和注射部位渗血可呈大片瘀斑。严重者可有内脏出血，如咯血、呕血、尿血、便血、阴道出血，甚至颅内出血而致死。休克程度与出血量不成比例。

2．严密观察病情变化及生命体征　观察尿量、尿色变化。记录24小时出入水量，及时发现休克或重要器官功能衰竭。观察有无皮肤黏膜和重要器官栓塞的症状和体征，如肺栓塞表现为突然呼吸困难、咯血；脑栓塞引起头痛、抽搐、昏迷等；肾栓塞可出现腰痛、血尿、少尿或无尿，甚至发生急性肾衰竭；胃肠黏膜出血、坏死可引起消化道出血；皮肤栓塞可出现手指、足趾、鼻、颈、耳部发绀，甚至引起皮肤干性坏死等。持续、多部位的出血或渗血是DIC的特征，出血加重常提示病情进展或恶化，反之可视为病情有效控制。

3．精神及意识状态　有无嗜睡、表情淡漠、意识模糊、昏迷等。

4．观察实验室检查结果　如红细胞计数、凝血酶原时间（prothrombin time，PT）、血小板计数、血常规等。

二、急救护理

（一）一般护理

1．绝对卧床休息，根据病情采取合适体位。保持病室环境安静、清洁，注意保暖，对意识障碍者应采取保护性措施，防止发生意外。

2．保持气道通畅，给予氧气吸入，改善缺氧症状。

（二）对症护理

1．出血时，护理人员应密切观察出血倾向，限制侵入性治疗，以免加重出血；静脉穿刺、骨髓检查等侵入性穿刺后，局部按压至出血停止为止；减轻血压袖带或衣服的紧束，选择柔软衣物。

2．尽快给予静脉输液，建立静脉双通道。

（三）用药护理

熟悉DIC救治过程中各种常用药物的名称、给药方法、主要不良反应及其预防和处理，遵医嘱正确配制和应用有关药物，尤其是抗凝药物，严密观察治疗效果，注意观察患者的出血情况，监测凝血时间等实验室各项指标，随时遵医嘱调整剂量，预防不良反应。

（四）实验室检查

这是DIC救治的重要的环节，因实验室检查的结果可为DIC的临床诊断、病情分析、治疗及预后判断提供极其重要的依据。应正确、及时采集和送检各种标本，关注检查结果，及时报告医生。

（五）饮食护理

根据基础疾病选择饮食，选择高蛋白、高热量、高维生素、易消化的饮食，消化道出血时应酌情给予冷流质饮食或禁食。

三、健康教育

1. 向患者及其家属解释疾病发生的原因、主要临床表现、治疗方法及预后等，以取得配合。

2. 向患者及其家属解释，反复进行实验室检查的重要性和必要性，特殊治疗的目的、意义及不良反应。

第十节　高热

高热是指体温超过39℃。根据致热源的性质和来源不同，常分为感染性和非感染性两大类。感染性高热以细菌引起的最多见，病毒次之。非感染性高热则多见于结缔组织病和肿瘤，其次为中枢性高热、中暑。

一、评估要点

（一）病因评估

1. 季节　高热性疾病有较强的季节性，如胃肠道感染、乙型脑炎、疟疾，夏季多见，而呼吸道感染以冬、春季发病率高。

2. 流行病学史　是否到过流行疫区，有无接触过传染病患者。

（二）症状体征评估

1. 热型

（1）稽留热：体温维持在38～40℃或以上，持续数天或数周，每天体温上下波动不超过1℃。见于肺炎、伤寒等。

（2）间歇热：高热与无热交替出现，常见于疟疾、肾盂肾炎和淋巴瘤。

（3）弛张热：体温超过39℃，波动幅度大，体温上下波动在2℃以上。见于败血症、风湿热、心内膜炎等。

（4）不规则热：发热无规律。常见于癌性发热、流行性感冒、支气管肺炎等。

2. 伴随症状和体征　常见寒战、结膜充血、单纯疱疹、淋巴结肿大、肝脾肿大、出血、关节肿痛、皮疹、昏迷。

二、急救护理

（一）一般护理

要求患者绝对卧床休息。

（二）病情观察

1．密切观察生命体征，监测体温，必要时测量肛温。观察降温效果及患者反应，当体温骤降至36℃以下时，停止降温并酌情保暖，注意观察有无大汗、血压下降等现象，避免体温骤降发生虚脱，尤其是对年老体弱及心、肾疾病患者。

2．观察高热的伴随症状及严重程度，监测呼吸、脉搏和血压。

3．观察神经系统症状，有无意识障碍、昏迷、惊厥等。

4．观察有无皮疹及皮疹的形状、颜色、分布、出疹日期、出疹顺序及特点，有无出血点、紫癜。

（三）对症护理

1．病因治疗　高热急救的关键是积极针对病因进行抢救。如病因不明确，应慎用退热药和抗生素，以免掩盖病情，延误急救时机。

2．遵医嘱合理选用退热药物　首选对乙酰氨基酚，严格遵循适应证和用法，忌用于有肝脏疾病或肝移植患者，避免肝脏损害；次选阿司匹林，但应注意避免酒后服用，以免加重对胃黏膜的刺激，导致胃出血，另外哮喘患者避免使用，因有加重哮喘和过敏反应的危险；对阿司匹林过敏及有溃疡病、肾功能不全和出血性疾病的患者慎用布洛芬。

3．物理降温　冰帽、冰袋、冰毯、温水或酒精擦浴。用温热水擦浴时应防止发生寒战。中暑患者用冷水擦浴。

4．纠正电解质紊乱　高热惊厥或谵妄患者可用镇静药。

5．检查　血常规、尿常规、红细胞沉降率或C反应蛋白、风湿系列（包括抗核抗体、类风湿因子、双链DNA等）、血培养（使用抗生素前）、病毒系列（血、各种体液标本中病毒特异性IgM和检测病毒抗原等）、胸部X线平片、超声检查（心脏和腹部脏器）、腹部CT。体格检查及相应的辅助检查可明确发热原因。

（四）饮食护理

给予高蛋白、高热量、高维生素、易消化的流质或半流质饮食。鼓励患者多饮水，每日不少于3000mL。不能进食者遵医嘱给予静脉输液或鼻饲。

（五）安全护理

对谵妄、烦躁不安、昏迷的患者应加床挡或约束带，以防坠床。

（六）其他护理

1．对老年患者出现持续高热时，应慎用解热镇痛药，降温的同时补充体液极为重要。

2．对高热原因待查，疑似传染病者，先行一般隔离，确诊后再按传染病处理。

三、健康教育

1．注意及时增减衣物，预防上呼吸道感染。

2．日常要加强体育锻炼，增强机体免疫力。

3．日常增加水的摄入，多食蔬菜、水果。

第十一节　昏迷

昏迷是最严重的意识障碍，表现为意识完全丧失，对外界刺激不能做出有意识的反应，随意运动消失，生理反射减弱或消失，出现病理反射，是急诊科常见的急症之一，死亡率高，应及时做出判断和处理。

一、评估要点

（一）病因评估

了解昏迷起病的缓急及发病过程。了解昏迷是否为首发症状，若是病程中出现，则应了解昏迷前有何病症；有无外伤史；有无中毒等原因。按病因可分为原发性和继发性，原发性昏迷常见于脑血管疾病、颅内占位性病变等。继发性昏迷常见于呼吸系统疾病（肺性脑病）、消化系统疾病（肝性脑病）等。

（二）症状体征评估

重点评估患者的生命体征、瞳孔、血氧饱和度等，密切观察有无并发症发生，如肺部感染、尿路感染、压疮、口腔感染等。根据格拉斯哥昏迷评分（glasgow coma score，GCS）及反应程度，了解昏迷程度。

1．浅昏迷　患者随意运动丧失，仅对强烈的疼痛刺激有肢体简单的防御性运动和呻吟伴痛苦表情，各种生理反射如吞咽反射、咳嗽反射、瞳孔对光反射、角膜反射等存在，生命体征无明显变化。

2．中昏迷　对周围事物及各种刺激全无反应，对激烈刺激全无反应，对剧烈刺激偶可出现防御反应，各种生理反射均减弱，生命体征有所变化，大小便潴留或失禁。

3．深昏迷　全身肌肉松弛，对周围事物及各种刺激全无反应，各种生理反射均消失，呼吸不规则，血压下降，大小便失禁。

二、急救护理

（一）病情观察

1．严密观察生命体征、瞳孔大小及对光反射。

2．根据GCS及反应程度，评估昏迷程度，发现变化，立即报告医生。

3．观察患者水、电解质的平衡情况，记录24小时出入水量，为补液提供依据。

4．检查患者粪便，观察有无潜血阳性反应。

（二）对症护理

1．平卧位头偏向一侧，及时清除气道内分泌物，给予吸氧、吸痰，保持气道通畅，必要时给予气管切开或气管插管，行人工辅助通气。抬高床头30°～40°或取半卧位，以促进脑功能恢复。

2．保持静脉输液通畅，维持有效循环。

3．检查　血、尿、粪常规，血糖，电解质，心电图，必要时做其他检查，如血气分析、头颅CT、X线片、B超、脑脊液检查等。

4．对症治疗　如颅内压高者给予降颅内压药物，必要时行颅内穿刺引流等。预防感染，控制高血压及高热，控制抽搐。纠正水、电解质紊乱，维持体内酸碱平衡，补充营养。

5．饮食护理　应给予患者高热量、易消化的流质饮食，不能吞咽者给予鼻饲。

6．加强基础护理　每日进行口腔护理。躁动者应加床挡，适当给予约束带约束，必要时放置牙垫，防止舌后坠、舌咬伤。妥善固定各类管道，避免脱出。保持肢体功能位。

7．预防烫伤　长期昏迷的患者末梢循环较差，尤其是冬季，手、脚较凉，避免使用热水袋保暖，以免发生烫伤。

8．预防泌尿系统感染，保持大小便通畅。患者如能自行排尿，要及时更换尿湿的衣服、床单、被褥、隔尿垫；如患者留置导尿管，应注意定时给予会阴部清洗、消毒，导尿管要定期更换。帮助患者翻身时，不可将尿袋抬至高于患者膀胱，以免尿液反流造成泌尿系统感染。

9．患者眼睑不能闭合时，定时用生理盐水擦洗眼部，用眼药膏或凡士林纱布保护角膜，预防角膜干燥及炎症。

三、健康教育

1．做好患者家属的心理护理，使其协助配合治疗，指导患者家属对患者进行相应的意识恢复训练，帮助患者肢体被动活动与按摩。

2．患者意识恢复后，应给予其情感支持，避免其情绪激动，以免造成心肌耗氧量增加。鼓励患者进行适度的体力活动，避免饱餐，防止便秘；坚持服药，定期复查；改变不良的生活方式，提高生活质量，防止疾病复发。

第十二节　电击伤

电击伤是指一定强度的电流通过人体所引起的机体组织不同程度的损伤或器官功能障碍，甚至死亡，俗称触电。

一、评估要点

（一）病因评估

了解触电原因，常见于违反用电操作规范及暴风、地震、火灾、雷击时意外触电。判断触电经过，包括时间、地点、电源情况。

（二）症状体征评估

1．全身症状

（1）轻型：出现头晕、心悸、面色苍白、口唇发绀、惊恐、四肢无力、接触部位肌肉抽搐及疼痛、呼吸和脉搏加快，严重者可出现晕厥、短暂意识丧失，一般都能恢复。

（2）重型：出现持续抽搐、呼吸不规则、各种内脏损伤、严重的心律失常或昏迷等。严重者发生心室颤动或心搏、呼吸骤停，如不及时抢救，可致死亡。

2．局部症状

（1）低电压所致的烧伤：触电时间短者烧伤面小，直径0.5～2.0cm，呈椭圆形或圆形，焦黄或灰白色，干燥，边缘整齐，常有进出口，与健康皮肤分界清楚。一般不损伤内脏，截肢率低。

（2）高电压所致的烧伤：常有一处进口和多处出口，创面不大，但可深达肌肉、神经、血管，甚至骨骼，进口处的创面比出口处严重，肌肉组织常呈夹心性坏死，可引起继发性出血或组织的继发性坏死，严重者可并发肾衰竭。

3．并发症　短期精神异常、心律失常、肢体瘫痪、继发性出血或血供障碍、局部组织坏死继发感染、高钾血症、酸中毒、急性肾衰竭、周围神经病、永久性失明或耳聋、内脏破裂或穿孔等。

4．辅助检查　早期可出现肌酸磷酸激酶及其同工酶、乳酸脱氢酶、谷丙转氨酶（glutamic pyruvic transaminase，GPT）的活性增高，尿液红褐色为肌红蛋白尿。心电图检查常表现为心律失常，常见心室纤颤，传导阻滞或房性、室性期前收缩等。

二、急救护理

1．帮助患者脱离触电环境，关闭电源或拔掉插座，用干燥的木棒、竹竿等绝缘物挑开电线，必要时剪断电线，妥善处理电线断端，拉开触电者，并做好自我保护措施。

2．严密观察生命体征及病情变化，持续心电监护。若出现呼吸、心搏骤停，给予心肺复苏术及时抢救。心室颤动者，给予电除颤。遵医嘱应用药物，如盐酸肾上腺素1～5mg静脉注射或气管内滴入，如无效，可每5分钟注射1次；利多卡因，心室颤动时首次用量1mg／kg，稀释后缓慢静脉注射，必要时10分钟后再注射0.5mg／kg，总量不超过3mg／kg。

3．保持气道通畅，及时清除气道分泌物，高流量吸氧，6～8L／min。必要时行气管插管，呼吸机辅助呼吸，维持有效通气。

4．建立静脉通路，积极抗休克治疗，给予5% 碳酸氢钠静脉滴注，维持酸碱平衡，纠正水、电解质紊乱。

5．早期遵医嘱应用利尿药，并注意碱化尿液，积极防治肾衰竭。监测尿量，准确记录。如已发生肾衰竭，可采用血液透析或腹膜透析治疗。

6．给患者头戴冰帽，降低脑代谢，改善脑缺氧，必要时行高压氧治疗，遵医嘱应用甘露醇、激素等药物，防治脑水肿。

7．创面用消毒液冲洗后，用无菌敷料覆盖。及时行焦痂及筋膜切开减压术，给予深部组织探查、清创及创面覆盖。由于电击伤创面深，注意防治感染，特别是厌氧菌如破伤风和气性坏疽的感染，必要时给予抗生素、破伤风抗毒素等药物应用。电击伤肢体应制动，防止出血及血栓脱落，并观察患肢有无血液循环障碍及肿胀。对合并骨折、内脏损伤、软组织损伤的患者，给予相应的急救措施。

三、健康教育

1．大力宣传安全用电知识和触电现场抢救方法。

2．定期对线路和电气设备进行检查和维修，避免带电操作。

3．雷雨天气切忌在田野中行走或在大树下躲雨。高压电周围要有明显标识。

4．救火时先切断电源，不可用湿手触摸电源。

5．电击伤截肢后的患者常出现患肢痛，可用弹力绷带包扎残肢，或应用电频疗法、微波治疗，一般一年后患肢痛可消除。

6．保护伤口、残肢清洁干燥，预防感染。伤口愈合后每日用中性肥皂水清洗残肢，条件允许时可给残肢涂抹护手霜。

7．早期进行康复功能锻炼。

第十三节　溺水

溺水是指人淹没于水（包括其他液体）中，气道被水、泥沙、杂草等杂质堵塞，引起换气功能障碍，发生反射性喉头痉挛而缺氧、窒息，造成血流动力学及血液生化改变的状态。严重者如抢救不及时，可导致呼吸、心搏骤停而死亡。根据发生机制，分为干性淹溺和湿性淹溺。根据吸入水分的性质不同，分为海水溺水和淡水溺水。

一、评估要点

（一）病因评估

评估淹溺史，询问陪护人员溺水者溺水的时间、地点及水源性质、溺水者的心理状态及情绪变化等。干性淹溺是指入水后，因受到强烈刺激（惊恐、骤然寒冷等），发生喉头痉挛导致窒息，气道及肺泡很少或无水吸入。湿性淹溺是指入水后，喉部肌肉松弛，大量水被吸入气道及肺泡而发生窒息。

（二）症状体征评估

1．有无面部发绀及肿胀、眼结膜充血、四肢厥冷、寒战、神志不清，严重者或出现昏迷，急性肺水肿，肾衰竭，呼吸、心搏微弱或停止。注意口、鼻、眼内有无泥沙等异物堵塞，并评估心、肺与腹部情况。检查身体有无硬物碰撞痕迹，有无外伤。

2．并发症　肺水肿、肺炎、脑水肿、电解质紊乱、休克、肾衰竭或心力衰竭等。

3．辅助检查

（1）动脉血气分析：低氧血症、高碳酸血症、呼吸性酸中毒合并代谢性酸中毒。淡水溺水者：低钠血症、低氯血症、高钾血症。海水溺水者：高钠血症、高氯血症、高钙血症、高镁血症。

（2）尿常规：血红蛋白阳性。

（3）肺部X线：肺不张、肺水肿的表现，肺野中大小不等的絮状渗出或炎症改变。

二、急救护理

1．立即清除患者口、鼻、咽腔及胃内的水和泥沙等污物，可用膝顶法、肩顶法、抱腹法。保持气道通畅。吸氧，必要时行气管插管术，或采用机械通气，改善气体交换，纠正缺氧。尽早实施经支气管镜灌洗。

2．恢复有效循环。对有呼吸、心搏骤停者，立即行心肺复苏术。心室颤动者给予电除颤。

3．严密观察病情变化，观察患者的神志、呼吸频率及深度，判断呼吸困难程度。监测尿的颜色及量。

4．建立静脉通道，严格控制输液速度。淡水溺水者应从小剂量、慢速滴入开始，防止短时间内进入大量液体，加重血液稀释和肺水肿。海水溺水者出现血液浓缩症状时应及时给予5% 葡萄糖和血浆等输入，切勿输入生理盐水。纠正淡水溺水引起的溶血与贫血，补充血细胞或全血。

5．对症处理　急性肺水肿采取加压给氧，以减少肺泡内毛细血管渗出液的产生，给予40% ～50% 酒精湿化吸氧，以降低肺泡内泡沫的表面张力，迅速改善缺氧状况。根据情况选用强心、利尿、扩血管药物，纠正血容量。防治脑水肿可使用甘露醇、利尿药。有条件者可行高压氧治疗。

6．加强基础护理，注意保暖，给予营养支持。患者处于昏迷状态时，应注意为其翻身、拍背，及时清除其口、鼻、咽腔内分泌物，严防分泌物倒流引起或加重吸入性肺炎，并适时应用抗生素。

三、健康教育

1．加强对游泳水域的管理，加强对游泳卫生常识的宣教。

2．严格体格检查，潜水作业者应严格按照有关规定，防止过劳、工作时间过长。

3．加强对溺水抢救知识的宣教，对溺水者及时救护，措施合理，提高抢救成功率。

4．溺水者，特别是危重患者，常会有身心方面的较大创伤，应指导患者摆脱不安、恐惧、畏水等情绪，促进康复。

5．对于自杀的患者，应引导其树立正确的人生观。

第十四节　中暑

中暑是指高温或烈日曝晒等引起体温调节功能紊乱，导致体热平衡失调，水、电解质代谢紊乱或脑组织细胞受损产生的一组急性临床综合征。分为先兆中暑、轻症中暑、重症中暑。重症中暑又分为热痉挛、热衰竭、热射病。

一、评估要点

（一）病因评估

评估患者中暑的环境，合理判断属于何种类型，对症处理。

（二）症状体征评估

1．先兆中暑　主要表现为大量出汗、口渴、胸闷、心悸、恶心、全身疲乏、四肢无力、注意力不集中、动作不协调、体温正常或略高（37.5℃以下）。如能脱离高温环境，稍稍休息，补充适量水和盐后，短时间内即可恢复。

2．轻症中暑　体温在38℃以上，表现为面色潮红、皮肤灼热、胸闷等，不能继续劳动。有早期周围循环衰竭的表现，如面色苍白、皮肤湿冷、血压下降、脉搏细速、大量出汗。此时如能及时处理，可在数小时内恢复正常。

3．重症中暑

（1）热痉挛：多见于健康青壮年。大多发生在强体力劳动大量排汗后，大量饮水而又未补充钠盐时，可引起短暂、间歇、对称性四肢骨骼肌的疼痛性痉挛，尤以腓肠肌多见，亦可波及腹直肌、肠道平滑肌、膈肌。多数可自行缓解，体温正常或低热。

（2）热衰竭：此型最常见，多见于老年人、儿童和慢性病患者。主要表现为起病急、眩晕、头痛、突然晕倒、面色苍白、皮肤冷汗、脉搏细弱、血压稍低、脉压正常、呼吸浅快。失水明显者表现为口渴、虚弱、烦躁，甚至手足抽搐、共济失调。失盐明显者表现为软弱乏力、头痛、恶心、呕吐、腹泻、肌肉痛性痉挛、体温无明显变化。

（3）热射病：是致命性急症，又称中暑高热。以高热、无汗、意识障碍“三联征”为典型表现，多见于老年人及慢性病患者。早期表现为头痛、头昏、全身乏力、多汗，不久体温迅速升高，可达40℃以上，继而颜面灼热潮红，皮肤干燥无汗，呼吸快而弱，脉搏细速，神志逐渐模糊，谵妄、昏迷、惊厥。严重者可出现DIC、肺水肿、脑水肿、心功能不全、肝肾损害等并发症。

4．并发症　脑水肿、呼吸衰竭、心力衰竭、急性肾衰竭等。

5．辅助检查

（1）血常规检查：白细胞升高，尤以中性粒细胞为主。

（2）血生化：血尿素氮（blood urea nitrogen，BUN）、血肌酐（serum creatinine，Scr）升高，高钾、低氯、低钠。

（3）尿常规：尿蛋白、血尿、管型尿。

二、急救护理

1．立即将患者安置在阴凉通风处休息或静卧。可采用空调、室内置冰块等方法，使环境温度降至20～25℃。

2．严密观察生命体征，注意观察体温、脉搏、呼吸和血压的变化。迅速降温，如头戴冰帽或头部放置冰袋，腋窝、腹股沟等大血管分布区放置冰袋或化学制冷袋，用冷水、40%～50%酒精全身擦浴。冰水浴：将患者浸浴在4℃冷水中，并不断按摩四肢皮肤，使血管扩张，促进散热。年老体弱者，降温宜缓慢，不宜冰浴，以防心力衰竭。每10～15分钟测肛温1次，肛温降至38℃左右时应停止降温，并注意防止体温复升。必要时给予药物降温，氯丙嗪是调节体温中枢、协助降温的常用药物，用药后动态观察血压。

3．保持气道通畅，及时清除气道分泌物，呼吸困难时给予高流量氧气吸入，呼吸衰竭时给予呼吸中枢兴奋剂，呼吸停止时立即行人工呼吸、气管插管或呼吸机辅助呼吸。

4．鼓励患者多喝水，口服凉盐水或清凉含盐饮料。遵医嘱补充液体，保持水、电解质及酸碱平衡。有周围循环衰竭者应静脉补充生理盐水、葡萄糖溶液和氯化钾。一般患者经治疗后30分钟至数小时即可恢复。静脉输液时控制滴速，不宜过多过快，以防发生心力衰竭。

5．对于烦躁不安或抽搐频繁者，给予镇静药。做好安全防护，防止患者舌咬伤或其他自伤行为；昏迷、药物降温者，定时翻身，保持床铺干燥、平整，预防压疮。

6．对有脑水肿征象或尿少者，遵医嘱快速静脉滴注脱水药；休克者用升压药；心力衰竭者用洋地黄；肾衰竭者给予血液透析。

三、健康教育

1．暑热季节要加强防暑宣传教育。改善年老体弱者、慢性病患者及产褥期妇女的居住环境。

2．慢性心血管疾病、肝肾疾病患者和年老体弱者不宜从事高温作业。

3．长期在高温环境中停留者，应适当饮用含钾、镁、钙盐的防暑饮料。

4．炎热天气应穿宽松透气的浅色衣服，避免穿着紧身衣服。

5．出现先兆中暑等情况时，应及时离开高温环境，在阴凉通风处休息，并服用清凉饮料或解暑药物。

6．饮食应清淡、易消化。夏季出汗多者应多饮水，禁食辛辣刺激性食物，戒烟、限酒。

7．中暑恢复数周内，应避免室外剧烈活动和在阳光中曝晒。

第十五节　窒息

窒息是指因外界氧气不足或其他气体过多，或者呼吸系统发生障碍而导致呼吸困难甚至呼吸停止的现象。

一、评估要点

（一）病因评估

1．常见窒息类型及其原因

（1）机械性窒息：因机械作用引起的呼吸障碍，如缢、绞、扼颈项部，用物堵塞气道，压迫胸腹部，以及急性喉头水肿或食物吸入气管等。

（2）中毒性窒息：如一氧化碳中毒，大量的一氧化碳由呼吸道吸入肺，进入血液，与血红蛋白结合成碳氧血红蛋白，阻碍了氧与血红蛋白的结合，导致组织缺氧而造成窒息。

（3）病理性窒息：如溺水和肺炎等引起呼吸面积丧失。

（4）新生儿窒息及空气中缺氧的窒息：如关进箱、柜内，空气中的氧逐渐减少等。

（5）其他：脑循环障碍引起的中枢性呼吸停止。

2．检查、治疗及护理经过　既往检查、治疗及护理经过及效果，目前用药情况，包括药物的种类、剂量和用法及用药后的效果等。

3．有无过敏史　接触各种粉尘、发霉的枯草，或进食某些食物时会出现喷嚏、胸闷，剧烈运动后出现胸闷、憋气等。

（二）症状体征评估

包括生命体征，意识状态，营养状况及皮肤、黏膜、甲床的颜色等。窒息一旦发生，病情危急，及时救治是关键。气道被异物阻塞时，患者可表现为突感胸闷、张口瞪目、呼吸急促、烦躁不安、严重发绀，吸气时锁骨上窝、肋间隙和上腹部凹陷，呼吸音减弱或消失。

二、急救护理

1．将患者头偏向一侧，清除口、鼻异物，防止分泌物吸入气管。定时拍背，及时吸痰，保持气道通畅。给予高流量（6～8L／min）吸氧，以缓解长时间的缺氧损害。

2．备好呼吸机、吸引器、喉镜、气管插管、气管切开包等抢救物品。若心搏停止，应立即行心肺复苏术。

3．急救措施

（1）院外急救：对有明显气道梗阻的患者，可暂用粗针、剪刀行环甲膜穿刺或切开术。

（2）对舌后坠及喉梗阻者，可使用口咽通气管、拉舌钳以解除梗阻。

（3）对炎性喉头水肿、肺水肿者，定时给予气道湿化、雾化。

（4）气管狭窄、下呼吸道梗阻所致的窒息，应立即行气管插管或气管切开术，必要时给予人工呼吸机辅助呼吸。

（5）由于支气管扩张、咯血所致的窒息，拍背或取头低足高俯卧位，卧于床沿，叩击患者背部以清除梗阻的血块。

（6）对颈部手术后引起的窒息，应迅速解除颈部压迫，迅速开放气道。

4．观察辅助呼吸肌的活动情况，监测血氧饱和度，定时进行血气分析。

5．监测生命体征，做好抢救记录。

三、健康教育

1. 广泛开展宣传教育工作，教育儿童勿将细小物件放入口内，家长及保育员应管理好儿童的食物及玩具。教育儿童进食时不要嬉戏、打闹。儿童进食时不可诱其发笑，也不能对其进行恐吓或打骂。

2. 如咽喉内有异物，绝不可用手指挖取，也不可用大块食物咽下，应设法吐出。尽早取出异物，帮助患者及其家属正确认识气道异物的危险性及预后。

3. 对有自杀倾向或有各种自杀因素的患者，应及时采取劝导、心理咨询和改变环境等措施，防患于未然。

4. 积极治疗引起窒息的原发病。

第十六节　多器官功能障碍综合征

多器官功能障碍综合征（multiple organ dysfunction syndrome，MODS）是指急性疾病过程中两个或两个以上的器官或系统同时或序贯发生功能障碍。过去称为多器官衰竭或多系统器官衰竭，其发病基础是全身炎症反应综合征（systemic inflammatory response syndrome，SIRS），也可由非感染性疾病诱发，如果得到及时合理的治疗，仍有逆转的可能。一般肺先受累，次为肾、肝、心血管、中枢神经系统、胃肠、免疫系统和凝血系统功能障碍。多器官功能障碍综合征发病的特点是继发性、顺序性和进行性。

一、评估要点

（一）病因评估

任何引起全身炎症反应的疾病均可能发生MODS，临床上常见的病因如下。

1. 各种外科感染引起的脓毒症。
2. 严重的创伤、烧伤或大手术致失血、缺水。
3. 各种原因的休克，心搏、呼吸骤停复苏后。
4. 各种原因导致肢体、大面积的组织或器官缺血再灌注损伤。
5. 合并脏器坏死或感染的急腹症。
6. 输血、输液、药物或机械通气。

（二）症状体征评估

尽管MODS的临床表现很复杂，但在很大程度上取决于器官受累的范围及损伤是由一次打击还是多次打击所致。

1. MODS的临床分型

(1) 速发型：指原发急性病在发病24小时后即出现两个或更多的系统、器官功能障碍，该类MODS常常提示原发急症特别严重。对于发病24小时内因器官衰竭死亡者，一般只归于复苏失败，而不作为MODS。

(2) 迟发型：指首先出现一个系统或器官功能障碍（多为心血管或肾、肺的功能障碍），之后似有一稳定阶段，过一段时间再出现其他或更多的系统、器官功能障碍。

2. MODS的临床表现　个体差异很大，一般情况下，MODS病程为14～21天，并经历4个阶段。每个阶段都有其典型的临床特征（表2-1），且发展速度极快，患者可能死于MODS的任何一个阶段。

表2-1 MODS的临床分期和特征

	第1阶段	第2阶段	第3阶段	第4阶段
一般情况	正常或轻度烦躁	急性病容，烦躁	一般情况差	濒死感
循环系统	容量需要增加	高动力状态，容量依赖	休克，心排血量减少，水肿	血管活性药物维持血压，水肿，SvO_2下降
呼吸系统	轻度呼吸性碱中毒	呼吸急促，呼吸性碱中毒，低氧血症	严重低氧血症，急性呼吸窘迫综合征（ARDS）	高碳酸血症，气压伤
肾	少尿，对利尿药反应差	肌酐清除率下降，轻度氮质血症	氮质血症，有血液透析指征	少尿，血透时循环不稳定
胃肠道	胃肠胀气	不能耐受食物	肠梗阻、应激性溃疡	腹泻、缺血性肠炎
肝	正常或轻度胆汁淤积	高胆红素血症，凝血酶原时间（PT）延长	临床黄疸	转氨酶升高，严重黄疸
代谢	高血糖，胰岛素需要量增加	高分解代谢	代谢性酸中毒，高血糖	骨骼肌萎缩，乳酸酸中毒
中枢神经系统	意识模糊	嗜睡	昏迷	昏迷
血液系统	正常或轻度异常	血小板减少，白细胞增多或减少	凝血功能异常	不能纠正的凝血障碍

3. 评估患者是否存在器官功能障碍或衰竭

(1) 肺：功能障碍时患者出现低氧血症，需呼吸机支持至少3～5天，进一步发展出现进行性急性呼吸窘迫综合征（acute respira-tory distress syndrome，ARDS），需呼气末正压通气（positive end expiratory pressure，PEEP）>10cm H_2O和吸入气氧浓度

(fractional concentration of inspired oxygen，FiO_2）>50%时表示患者出现肺功能衰竭。

（2）肝：功能障碍时血清胆红素≥34～50μmol/L，谷草转氨酶、谷丙转氨酶等≥正常值2倍。若临床上出现黄疸，胆红素≥272～340 μmol/L，表示患者出现肝功能衰竭。

（3）肾：功能障碍时患者出现少尿，24小时尿量<400mL或肌酐上升≥177～270μmol/L，进一步发展，需要血液透析时表示患者出现肾功能衰竭。

（4）消化系统：功能障碍时患者腹胀，不能耐受经口进食>5天，进一步发展，出现应激性溃疡需输血或无结石性胆囊炎时，表示患者出现消化系统功能衰竭。

（5）血液系统：功能障碍时患者出现PT和APTT升高>25%或血小板<（50～80）$\times 10^9$/L，进一步发展，出现DIC时表示患者出现血液系统功能衰竭。

（6）中枢神经系统：功能障碍时患者出现意识混乱、轻度定向力障碍，进一步发展，出现进行性昏迷时表示患者出现中枢神经系统功能衰竭。

（7）循环系统：功能障碍时患者表现为心脏射血分数降低或毛细血管渗漏综合征，出现对正性血管药和正性心肌药无反应时表示患者出现循环系统功能衰竭。

4．实验室检查及其他检查　观察患者血气分析、血氨、血胆红素及血肌酐的变化；观察有无水、电解质和酸碱平衡紊乱，凝血功能异常，心肌酶学及心电图变化。

5．心理状态　鉴别患者是因疾病所产生的心理问题还是出现精神障碍的表现。评估患者及其家属对疾病的认识程度。

二、急救护理

1．密切观察病情变化，对于存在创伤、休克、感染的患者，应掌握病程发展的规律，并有预见性地护理，发现异常，及时通知医生。

（1）循环系统：监测心率及心律，了解脉搏快慢及强弱、毛细血管充盈度及血管弹性，注意有无交替脉、短绌脉、奇脉等表现，密切监测血压、CVP、肺动脉楔压（pulmonary arterial wedge pressure，PAWP）的变化。若患者出现休克、循环衰竭的情况，及早开始液体复苏；合并心力衰竭时，可静脉给予强心、利尿药物。

（2）呼吸系统：监测呼吸频率及节律，观察是否伴有发绀、哮鸣音、“三凹”征（即出现胸骨上窝、锁骨上窝、肋间隙内陷）、强迫体位及胸腹式呼吸变化等，监测血氧饱和度和动脉血气及其变化，必要时做好机械通气的准备。

（3）肾功能监测：准确记录尿量，注意观察尿液的颜色、性状，监测血BUN、Scr的变化，病情需要时可行肾脏替代治疗。

（4）神经系统：观察患者的意识状态、神志、瞳孔反应等的变化。

（5）定时监测肝功能：注意保肝，必要时行人工肝治疗。

（6）消化系统功能监测与支持：根据医嘱正确给予营养支持，合理使用肠道动力药物，保持肠道通畅。

(7) 监测体温变化：当严重感染合并脓毒性休克时，口温可达40℃以上而皮温可低于35℃，提示病情十分严重，常是危急或临终表现，注意观察末梢温度和皮肤色泽。

(8) 监测血常规和凝血功能及电解质、酸碱平衡的变化。

2．尽量减少侵入性操作，加强病房管理，严格控制院内感染，做好呼吸机相关性肺炎、血管内导管相关性血流感染、尿管相关性尿路感染、手术部位感染等的预防。

3．控制患者的血糖水平，加强营养支持，维持能量的正平衡。

4．保护重要脏器的功能，保证脑的供氧，减少氧耗，防止脑水肿，可采用亚低温和高压氧治疗。

5．用药护理　合理安排用药时间，遵医嘱合理使用抗生素，条件允许的情况下尽早开始胃肠道营养支持。

6．基础护理　症状缓解后，嘱患者绝对卧床休息，口腔护理2次／天，加强皮肤护理，定时翻身，预防压疮。待病情稳定进入恢复期时，制订康复计划，逐步增加活动量。

7．心理护理　由于MODS患者一般病情较危重，病程进展快，死亡率高，患者会出现烦躁、紧张和恐惧情绪，应及时安抚患者，耐心解释病情、检查及治疗目的，稳定患者情绪。对于有意识障碍的患者，注意与其家属及时沟通病情变化，做好相关知识的解释工作，增强其对治疗的信心。

三、健康教育

1．向患者及其家属宣传有关疾病的预防与急救知识，讲解本病的发生、发展过程及治疗、预后，使他们认识到疾病的严重性及预防的重要性。

2．预防和控制感染对预防MODS有非常重要的作用，对可能感染或已有感染的患者，要配合医生合理使用抗菌药物，必要时行外科手术引流，积极治疗原发病。对于存在创伤、休克、感染的患者，指导患者认识可能发生器官功能障碍的表现，如呼吸急促、胸闷、发绀、少尿、食欲不振、黄疸、血压下降、意识混乱、定向力障碍等，发现异常，及时告知医生。

3．鼓励患者树立战胜疾病的信心，保持乐观的情绪，积极配合医生的治疗，家属应给予患者以精神支持和生活方面的照顾。

4．坚持合理的饮食，保证充足的休息。根据患者的病情和对日常活动的耐受性，指导患者合理安排活动与休息，养成良好的生活方式，提高自身免疫力，避免各种诱因。

5．指导患者遵医嘱按时服药，定期随访。

第三章　女性生殖系统炎症护理

第一节　外阴部炎症的护理

外阴炎

外阴炎（vulvitis）主要指外阴部的皮肤与黏膜的炎症，以大、小阴唇的炎症最多见。

一、病因及发病机制

1．阴道分泌物、月经血、产后恶露、尿液、粪便的刺激均可引起外阴不同程度的炎症。

2．尿瘘、粪瘘、糖尿病患者。

3．穿紧身化纤内裤、使用卫生巾、局部经常潮湿等。

二、病情评估

（一）临床表现

1．症状　外阴皮肤瘙痒、疼痛或灼热感，性交、活动、排尿、排便时加重，病情严重时形成外阴溃疡而致行走不便。

2．体征　外阴充血、肿胀、糜烂，常有抓痕，严重时形成溃疡或湿疹。慢性外阴炎患者，外阴局部皮肤或黏膜增厚、粗糙、皲裂等。

（二）辅助检查

1．常规阴道分泌物检查有无滴虫、假丝酵母菌、淋菌、衣原体等病原体。

2．检查血糖、尿糖，大便有无蛲虫等。

3．外阴溃疡者，必要时做活组织病理检查。

三、治疗原则

1．病因治疗　积极寻找病因，若发现糖尿病应及时治疗糖尿病；由尿瘘、粪瘘引起的外阴炎应及时修补。

2．局部治疗　保持外阴部清洁、干燥，每日用1：5000的高锰酸钾液坐浴，擦干后用抗生素软膏涂抹患处。急性期应卧床休息，避免性生活，停用刺激外阴部的药物，还可选用微波或红外线局部物理治疗。

四、护理

1．治疗指导　教会患者外阴坐浴的方法，包括液体的配制、温度、坐浴时间及注意事项。每日用1：5000的高锰酸钾液坐浴，液体淡玫瑰红色，约40℃，2次／天，每次15～30分钟，5～10次为一疗程。注意配制的溶液浓度不宜过浓，以免灼伤皮肤。也可用10%的洁肤净溶液坐浴。坐浴时，应使会阴部浸没于溶液中，月经期禁止坐浴。

2．健康指导　注意个人卫生，保持外阴清洁、干燥。不穿紧身化纤内裤，做好经期、孕期、分娩期及产褥期卫生。勿饮酒，不吃辛辣食物，外阴部严禁搔抓，勿用刺激性药物或肥皂擦洗。外阴破溃者要预防继发性感染，使用柔软无菌会阴垫，减少摩擦和混合感染的机会。

前庭大腺炎

前庭大腺炎（bartholinitis）是病原体侵入前庭大腺引起的炎症，包括前庭大腺脓肿和前庭大腺囊肿。前庭大腺位于两侧大阴唇后1／3深部，腺管开口处位于小阴唇内侧。在性交、分娩等情况污染外阴部时易发生炎症。

一、病因及发病机制

主要病原体为葡萄球菌、大肠埃希菌、链球菌、肠球菌等。随着性传播疾病发病率增加，淋病奈瑟菌及沙眼衣原体已成为常见病原体。

二、病情评估

前庭大腺炎可分为3种类型：前庭大腺导管炎、前庭大腺脓肿和前庭大腺囊肿。

三、临床表现

1．症状　感染多为一侧。初起时局部肿胀、疼痛、灼热感，行走不便，有时会导致大小便困难，常伴发热，腹股沟淋巴结有不同程度肿大。脓肿形成时，疼痛加剧，囊肿大者，外阴有坠胀感或性交不适。

2．体征　初期感染阶段，检查可见患侧前庭大腺开口处呈白色小点，有明显触痛。如已形成脓肿，则可触及肿块有波动感，触痛明显加剧，脓肿大小为3～6cm。脓肿继续增大，表面皮肤变薄，可自行破溃，症状随之减轻，若破孔大，可自行引流，炎症较快消退而痊愈；若破孔小，脓液引流不畅，炎症持续不散，并可反复急性发作。当急性炎症消退后，腺管口粘连闭塞，分泌物不能排出，腺体内的脓液逐渐转为清夜而形成前庭大腺囊肿。检查见囊肿多呈椭圆形，大小不等，位于外阴部后下方，可向大阴唇外侧突起。

3．辅助检查　在前庭大腺开口处取分泌物做常规检查或细菌培养可查到病原菌。

四、治疗原则

1．急性期，需卧床休息；取开口处分泌物做细菌培养和药敏试验，根据病原体选择抗生素；局部选用清热、解毒的中药热敷或坐浴。

2．脓肿形成后，行切开引流及造口术。

五、护理

1．急性炎症发作时，需卧床休息，保持局部清洁卫生。

2．选用清热、解毒的中药局部热敷、熏洗或坐浴。

3．遵医嘱应用抗生素及止痛剂。

4．脓肿或囊肿行切开引流术及造口术后，局部放置引流条，引流条需每日更换。外阴用10%的碘附棉球擦洗，2次／天，直至伤口愈合，改用10%洁肤净洗剂坐浴，2次／天。

5．育龄期妇女，做好卫生宣教，发现外阴肿痛等症状时及时就医。

第二节　阴道炎症的护理

滴虫性阴道炎

一、病因及发病机制

滴虫性阴道炎（trichomonal vaginitis）是由阴道毛滴虫引起的常见的阴道炎。滴虫呈梨形，无色透明如水滴。适宜生长在温度为25～40℃、pH值为5.2～6.6的潮湿环境。滴虫不仅寄生于阴道，还侵入尿道或尿道旁腺，甚至膀胱、肾盂以及男性的包皮皱褶、尿道或前列腺中。

二、传染途径

1．经性交直接传播。

2．间接传播　经公共浴池、浴盆、浴巾、游泳池、坐便器、衣物等间接传播。

3．医源性传播　通过污染的器械及敷料传播。

三、病情评估

（一）临床表现

1．症状　潜伏期4～28天。主要症状是白带增多及外阴瘙痒，白带为稀薄脓性、黄绿色、泡沫状、有臭味。瘙痒部位主要为阴道口及外阴，间或有灼热、疼痛、性交痛等。阴道毛滴虫能吞噬精子，并能阻碍乳酸生成，影响精子在阴道内存活，可致不孕。若有尿道感染，可有尿频、尿痛，有时可见血尿。

2．体征　妇科检查时见阴道黏膜充血，严重者有散在出血斑点，后穹隆有大量白带，呈灰黄色、黄白色稀薄液体或黄绿色脓性分泌物，常呈泡沫状。少数病人阴道内有滴虫存在而无炎症反应，称为带虫者。

（二）辅助检查

取阴道分泌物常规镜检可发现阴道毛滴虫。

四、治疗原则

切断传染途径，杀灭阴道毛滴虫，恢复阴道正常pH值，保持阴道自净功能，防止复发。

1．全身用药　甲硝唑片400mg，2～3次／天，7天为一疗程；对初患者单次口服甲硝唑2g，可收到同样效果。口服吸收好，疗效高，毒性小，应用方便。同时治疗性伴侣。孕早期及哺乳期妇女慎用。

2．局部用药　可以局部单独给药，也可全身及局部联合用药，以联合用药效果佳。甲硝唑200mg每晚塞入阴道1次，10次为一疗程。局部用药前，可先用1%乳酸液或0.1%～0.5%醋酸液冲洗阴道，改善阴道内环境，以提高疗效。

五、护理

1．卫生指导　注意个人卫生，保持外阴部清洁、干燥，尽量避免搔抓外阴部而导致皮肤破损。治疗期禁止性生活、勤换内裤。内裤、坐浴及洗涤用物应煮沸消毒5～10分钟，避免交叉和重复感染的机会。

2．检查配合　做分泌物培养之前24～48小时避免性交、阴道灌洗或局部用药。分泌物取出后应及时送检并注意保暖，否则滴虫活动力减弱，造成辨认困难。

3．用药指导　告知病人各种剂型的阴道用药方法，酸性药液冲洗阴道后再放药的原则。在月经期间暂停坐浴、阴道冲洗及阴道用药。由于甲硝唑抑制乙醇在体内氧化而产生有毒的中间代谢产物，故用药期间应禁酒。甲硝唑可透过胎盘到达胎儿体内，亦可从乳汁中排泄，故妊娠20周前或哺乳期禁用。

4．观察用药反应　甲硝唑口服后偶见胃肠道反应，如食欲减退、恶心、呕吐。此外，偶见头痛、皮疹、白细胞减少等，一旦发现应立即报告医师并停药。

5．治愈标准及随访　滴虫阴道炎常于月经后复发，故治疗后检查滴虫阴性时，仍应每次月经干净后复查白带，若经连续3次检查均阴性，方可称为治愈。向病人解释坚持按照医嘱正规治疗的重要性。治疗后检查滴虫阴性时，仍应于下次月经后继续治疗一个疗程，以巩固疗效。已婚者还应检查男方是否有生殖器滴虫病，前列腺液有无滴虫，若为阳性，应同时治疗，才能达到理想效果。

外阴阴道假丝酵母菌病

外阴阴道假丝酵母菌病（vulvovaginal candidiasis，WVC）是常见的外阴、阴道炎症，也称外阴阴道念珠菌病。约75%的妇女一生中至少患过1次外阴阴道假丝酵母菌病。

一、病因及发病机制

80%～90%的病原体为白假丝酵母菌。酸性环境适宜其生长，假丝酵母菌对热的抵抗力不强，加热至60℃即可死亡，但对于干燥、日光、紫外线及化学制剂的抵抗力较强。白假丝酵母菌为条件致病菌。当阴道内糖原增加、酸度增高、局部细胞免疫力下降，适合假丝酵母菌的繁殖时引起炎症，故多见于孕妇、糖尿病病人及接受大量雌激素治疗者。此外，长期应用广谱抗生素，改变了阴道内微生物之间的相互制约关系；服用类固醇皮质激素或免疫缺陷综合征患者使机体的抵抗力降低；穿紧身化纤内裤、肥胖者可使会阴局部的温度及湿度增加，也易使假丝酵母菌得以繁殖而引起感染。

二、传染途径

假丝酵母菌除寄生于阴道外，还可寄生于人的口腔、肠道，这3个部位的假丝酵母菌可互相传染，当局部环境条件适合时易发病。此外，少部分病人可通过性交直接传染或接触感染的衣物间接传染。

三、病情评估

（一）临床表现

1．症状　主要为外阴瘙痒、灼痛，严重时坐卧不宁，异常痛苦，还可伴有尿频、尿痛及性交痛。急性期白带增多，白带特征是白色稠厚呈凝乳或豆腐渣样。

2．体征　检查可见外阴皮肤抓痕，小阴唇内侧及阴道黏膜附有白色膜状物，擦除后露出红肿黏膜面，急性期还可见到糜烂及浅表溃疡。

（二）辅助检查

1．取阴道分泌物常规检查可发现假丝酵母菌的芽生孢子或假菌丝。

2．对于有症状而多次检查阴性或顽固病例可采用培养法。

3．对年老肥胖或顽固病例应检查尿糖、血糖及做糖耐量试验。

四、治疗原则

1．消除诱因　积极治疗糖尿病，及时停用广谱抗生素、雌激素、类固醇皮质激素。

2．局部用药　先用2%～4%碳酸氢钠液或10%的洁肤净洗剂冲洗阴道或坐浴，改变阴道酸碱度，再选用咪康唑栓剂、克霉唑栓剂或片剂、制霉菌素栓剂或片剂等药物放入阴道内，每晚1次，连用7～10天。

3.全身用药　若局部用药效果差或病情较顽固者可选用伊曲康唑、氟康唑、酮康唑等口服。

五、护理

基本同滴虫性阴道炎。为提高疗效，可用2%～4%碳酸氢钠液坐浴或阴道冲洗后再上药。鼓励病人坚持用药，不随意中断疗程。妊娠期合并感染者，为避免胎儿感染，应坚持局部治疗，甚至到妊娠8个月。性伴侣应进行假丝酵母菌的检查和治疗。

老年性阴道炎

绝经后阴道局部抵抗力低下，致病菌感染所致的阴道炎症，严重时可引起阴道狭窄甚至闭锁。

一、病因及发病机制

老年性阴道炎（senile vaginitis）常见于自然绝经或卵巢缺失后妇女，因卵巢功能衰退，雌激素水平降低，阴道壁萎缩，黏膜变薄，上皮细胞内糖原含量减少，阴道内pH值增高，局部抵抗力降低，致病菌容易入侵繁殖引起炎症。

二、病情评估

（一）临床表现

1．症状　主要症状为阴道分泌物增多及外阴瘙痒、灼热感。阴道分泌物稀薄，呈淡黄色，严重者呈脓血性白带。

2．体征　妇科检查见阴道呈萎缩性改变，上皮皱襞消失、萎缩、菲薄。阴道黏膜充血，常伴有小出血点，严重者可出现浅表小溃疡。

（二）辅助检查

1．阴道分泌物镜检可发现阴道毛滴虫或假丝酵母菌，可明确诊断。

2．有血性白带者，应做宫颈刮片、子宫分段诊刮术或局部活组织检查。

三、治疗原则

1．抑制细菌生长　用1%乳酸液或0.1%～0.5%醋酸液冲洗阴道，1次／天，增加阴道酸度，抑制细菌生长繁殖。

2．增加阴道抵抗力　针对病因给予雌激素制剂，局部用药为甲硝唑200mg或氧氟沙星100mg，或己烯雌酚0.125～0.250mg，放入阴道深部，1次／天，7～10天为疗程。全身用药可口服尼尔雌醇，首次4mg，以后每2～4周1次，每晚2mg，维持2～3个月。

四、护理

1．心理护理　由于老年患者思想保守，不愿到医院做妇科检查，应给予心理支持和关心，讲解老年期卫生保健常识。

2．卫生指导　保持外阴部清洁，勤换内裤，不要穿化纤内衣，减少刺激。

3．用药护理　告知局部用药方法及注意事项，用药前洗净双手及会阴部，以减少感染的机会。自己用药有困难者，指导其家属协助用药或由医务人员帮助使用。

第三节　子宫颈炎症的护理

子宫颈炎症（cervicitis）是妇科最常见的疾病，包括宫颈阴道部炎症及宫颈管黏膜炎症，有急性和慢性两种。临床以慢性子宫颈炎多见。

一、病因及病理

（一）病因

多见于分娩、流产或手术损伤宫颈后，病原体侵入引起感染。临床多无急性过程的表现。病原体主要为葡萄球菌、链球菌、大肠埃希菌及厌氧菌等，沙眼衣原体、淋病奈瑟菌及单纯疱疹病毒也可通过性交或间接接触感染。病原体侵入宫颈黏膜，并在此处隐藏，由于宫颈黏膜褶皱多，感染不易彻底清除。

（二）病理

1．宫颈糜烂　是慢性宫颈炎最常见的一种病理改变。宫颈外口处的宫颈阴道部呈细颗粒状的红色区，称为宫颈糜烂。糜烂面边界与正常宫颈上皮界限清楚。糜烂面为完整的单层宫颈管柱状上皮所覆盖，由于宫颈管柱状上皮抵抗力低，病原体易侵入发生炎症。糜烂面可表现为单纯型、颗粒型及乳头型糜烂。

2．宫颈肥大　由于慢性炎症的长期刺激，宫颈组织充血、水肿，腺体和间质增生，在腺体深部有黏液潴留形成囊肿，使宫颈呈不同程度的肥大，硬度增加但表面多光滑，有时可见到潴留囊肿突起。

3．宫颈息肉　慢性炎症长期刺激使宫颈管局部黏膜增生并向宫颈外口突出而形成息肉。息肉为一个或多个不等，色红，呈舌形，质脆，易出血，极少恶变但易复发。

4．宫颈腺囊肿　在宫颈糜烂愈合过程中，新生的鳞状上皮覆盖宫颈管口或伸入腺管，将腺管口阻塞，腺体分泌物引流受阻、潴留形成囊肿。检查时见宫颈表面突出多个青白色小囊泡，内含无色液体。

5．宫颈黏膜炎　又称宫颈管炎。病变局限于宫颈管黏膜及黏膜下组织，由于炎性细胞浸润及结缔组织增生，可致宫颈肥大。

二、病情评估

（一）临床表现

1．症状　主要症状是阴道分泌物增多。阴道分泌物的性状依据病原体的种类、炎症的程度而不同，可呈乳白色黏液状，或呈淡黄色脓性，或血性白带。当炎症沿子宫骶韧带扩散到盆腔时，可有腰骶部疼痛、下肢坠痛等。宫颈黏稠脓性分泌物不利于精子穿过，可造成不孕。

2．体征　妇科检查可见宫颈有不同程度糜烂、肥大，有时质较硬，有时可见息肉、裂伤及宫颈腺囊肿。

（二）辅助检查

慢性宫颈炎、宫颈糜烂时应与早期宫颈癌鉴别，需做宫颈刮片检查或宫颈活检以明确诊断。

三、治疗原则

进行治疗前先行宫颈刮片检查、碘试验或宫颈组织切片检查，排除早期宫颈癌。慢性炎症以局部治疗为主，可采用物理治疗、药物治疗及手术治疗，以物理治疗最常用。

1．物理治疗　是最常用的有效治疗方法。临床常用激光、冷冻、红外线凝结疗法及微波疗法等。其原理都是将宫颈糜烂面破坏，结痂脱落后，新的鳞状上皮覆盖创面，为期3～4周，病变较深者，需6～8周，宫颈恢复光滑外观。

2．药物治疗　局部药物治疗适用于糜烂面积小和炎症浸润较浅者。临床多用康妇特栓剂，简便易行，疗效满意，每天放入阴道一枚，连续7～10天。中药有许多验方、配方，临床应用有一定疗效。

3．手术治疗　有宫颈息肉者行息肉摘除术。对宫颈肥大、糜烂面较深广且累及宫颈管者，可考虑行宫颈椎切术或LEEP刀术。

四、护理

1．疾病预防　注意个人卫生，经常换洗内裤，保持外阴清洁、干燥。分娩、流产或手术时尽量减少对宫颈的损伤，产后发现宫颈裂伤应及时缝合。指导妇女定期做妇科检查，发现宫颈炎症予以积极治疗。治疗前常规行宫颈刮片细胞学检查，以排除癌变可能。

2．一般护理　急性宫颈炎感染期注意休息，加强营养，禁止性生活。

3．物理治疗的护理　治疗应选择月经干净后3～7天内进行。有急性生殖器炎症者列为禁忌。术后每天清洗外阴2次，保持外阴清洁，禁止性交和盆浴4～8周。病人在宫颈创面痂皮脱落前，阴道有大量黄水流出，在术后1～2周脱痂时可有少量血水或少许流血，如出血量多者需急诊处理。治疗后需定期复查，观察创面愈合情况，注意有无宫颈管狭窄。

第四节　盆腔炎症的护理

盆腔炎（pelvic inflammatory disease，PID）指女性上生殖道及其周围组织的炎症，包括子宫内膜炎、输卵管炎、输卵管卵巢脓肿、盆腔腹膜炎，最常见的是输卵管炎及输卵管卵巢炎。盆腔炎大多发生在性活跃期、有月经的妇女，初潮前、绝经后或未婚者很少发生盆腔炎。盆腔炎有急性和慢性两类。引起盆腔炎的病原体有两个来源，来自原寄居于阴道内的菌群包括需氧菌及厌氧菌，和来自外界的病原体如淋病奈瑟菌、沙眼衣原体、结核分枝杆菌等。

急性盆腔炎

急性盆腔炎（acute pelvic inflammatory disease，APID）发展可引起弥漫性腹膜炎、败血症、感染性休克，严重者可危及生命。

一、病因及发病机制

1．产后或流产后感染　分娩后或流产后产道损伤，组织残留于宫腔内，或手术无菌操作不严格，均可发生急性盆腔炎。

2．宫腔内手术操作后感染　如刮宫术、放置宫内节育器、宫内节育器取出术、子宫输卵管通液术、子宫输卵管造影术、子宫镜检查等，由于无菌技术操作不严引起感染或术前适应证选择不当引起炎症发作并扩散。

3．经期卫生不良　使用不洁的卫生垫、经期性交等，均可引起病原体侵入而导致炎症。

4．感染性传播疾病　不洁性生活史、早年性交、多个性伴侣、性交过频者可致性传播疾病的病原体入侵，引起炎症。

5．邻近器官的炎症 直接蔓延，如阑尾炎、腹膜炎等导致炎症蔓延。

6．慢性盆腔炎急性发作。

二、病情评估

（一）临床表现

因炎症轻重及范围大小而有不同的临床表现。

1．症状 发病时下腹疼痛伴发热，病情严重者可有寒战、高热、头痛、食欲减退。

2．体征 患者呈急性病容，体温高，心率加快，下腹部有肌紧张、压痛及反跳痛，肠鸣音减弱或消失。妇科检查阴道充血，有大量脓性分泌物；穹隆有明显触痛，宫颈充血、水肿、举痛明显；宫体增大，有压痛，活动受限；子宫两侧压痛明显，若有脓肿形成则可触及包块且压痛明显。

（二）辅助检查

1．宫颈管分泌物及后穹隆穿刺液可做常规涂片培养及药物敏感试验，可见大量白细胞；可找到淋病奈瑟菌或衣原体等。

2．子宫内膜活检可见子宫内膜炎。

3．B超或磁共振检查显示充满液体的增粗输卵管，伴有或不伴有盆腔积液，输卵管卵巢肿块。

4．腹腔镜检查发现输卵管炎。

三、治疗原则

采用支持疗法、药物治疗、中药治疗和手术治疗等控制炎症、消除病灶。

四、护理

1．卧床休息，可采用半卧位，以利炎症局限。

2．给予高热量、高蛋白、高维生素流质或半流质饮食，补充液体，纠正电解质紊乱和酸碱失衡。

3．高热患者可采用物理降温。

4．若有腹胀应行胃肠减压。

5．积极治疗，48小时内及时、足量应用广谱抗生素，降低后遗症的发生率。

6．有手术指征者，做好术前准备。

7．做好经期、孕期及产褥期的卫生宣教。

8．指导性生活卫生，经期禁止性生活，减少性传播疾病。

慢性盆腔炎

慢性盆腔炎（chronic pelvic inflammatory disease，CPID）常为急性盆腔炎未彻底治疗，或病人体质较差病程迁延所致，但亦可无急性盆腔炎病史。慢性盆腔炎病情较顽固，当机体抵抗力较差时，可有急性发作。

一、病理

主要病理改变为盆腔组织破坏，广泛粘连、增生及瘢痕形成，导致慢性子宫内膜炎、慢性输卵管炎及输卵管积水、输卵管卵巢炎及输卵管卵巢囊肿、慢性盆腔结缔组织炎。

二、病情评估

（一）临床表现

1．症状　全身症状多不明显，可有低热、乏力。由于病程时间较长，部分病人有神经衰弱症状，如精神不振、周身不适、失眠等。慢性盆腔痛：慢性炎症形成的瘢痕粘连以及盆腔充血，常引起下腹部坠胀、隐痛及腰骶部酸痛，常在劳累、性交后及月经前后加剧。慢性炎症导致盆腔瘀血，病人可出现经量增多；卵巢功能损害时可致月经失调；输卵管粘连堵塞时可致不孕；异位妊娠的发生率是正常妇女的8～10倍。慢性盆腔炎易反复发作。

2．体征　子宫后倾、后屈，活动受限或粘连固定。输卵管炎症时，子宫一侧或两侧触及呈索条状的增粗输卵管，伴有轻度压痛。输卵管积水或输卵管卵巢囊肿时，盆腔一侧或两侧可触及囊性肿物，活动受限。盆腔结缔组织炎时，子宫一侧或两侧有片状增厚、压痛，骶子宫韧带增粗、变硬，有触痛。

（二）辅助检查

腹腔镜检查：可用于慢性盆腔炎诊断困难时。

三、治疗原则

采用综合性方案控制炎症，包括中药治疗、物理治疗、药物治疗和手术治疗。同时注意增强营养，加强锻炼，提高局部和全身的抵抗力。

四、护理

1．心理护理　因慢性炎症时间长，如治疗效果不明显，患者多有精神不振、焦虑等神经衰弱症状，应关心病人的痛苦，耐心倾听，提供病人表达不适的机会，尽量满足病人需要，解除病人思想顾虑，增强对治疗的信心。和病人及其家属共同探讨适于患者的治疗方案，取得家属的理解和帮助，减轻病人的心理压力。

2．用药护理　药物治疗者，应告知患者用药剂量、方法及注意事项。遵医嘱执行治疗方案。

3．手术护理　为接受手术患者提供手术前、后的常规护理。

4．健康指导　指导患者保持良好的个人卫生习惯，增加营养，积极锻炼身体，注意劳逸结合，注意性生活卫生，减少性传播疾病，经期禁止性交。及时治疗下生殖道感染，及时治疗盆腔炎性疾病，防止后遗症发生。

第五节　尖锐湿疣的护理

尖锐湿疣（condyloma acuminata）是由人乳头瘤病毒（human papilloma virus，HPV）感染引起鳞状上皮疣状增生病变的性传播性疾病。近年常见，仅次于淋病居第二位，常与多种性传播疾病同时存在。

一、病因及传播途径

（一）病因

生殖道尖锐湿疣主要与低危型HPV6、HPV11感染有关。其发病高危因素有早年性交、多个性伴侣、免疫力低下、吸烟及高性激素水平、孕妇机体免疫功能受抑制、性激素水平高、阴道分泌物增多等。

（二）传播途径

主要经性交直接传播，患者性伴侣中60%发生HPV感染；其次通过污染的衣物、器械传播。新生儿则可通过患病母亲的产道感染。

二、病情评估

（一）临床表现

潜伏期2周～8个月，平均3个月。患者以年轻妇女居多。临床症状常不明显，部分患者有外阴瘙痒、烧灼感或性交后疼痛。典型体征是初起时为微小散在的乳头状疣，柔软，其上有细小的指样突起，或为小而尖的丘疹，质地稍硬，孤立、散在或呈簇状，粉色或白色。病灶逐渐增大、增多，互相融合成鸡冠状或菜花状，顶端可有角化或感染溃烂。病灶多发生在外阴性交时易受损的部位，如阴唇后联合、小阴唇内侧、阴道前庭尿道口等部位。

（二）辅助检查

取外阴、阴道、子宫颈等部位的湿疣行活组织病理检查可确诊。

采用PCR技术及DNA探针杂交行核酸检测确定HPV感染及类型。

（三）对妊娠的影响

妊娠期生殖道尖锐湿疣生长迅速，数目多，体积大，多区域，多形态，巨大尖锐湿疣可阻塞产道。妊娠期尖锐湿疣组织脆弱，阴道分娩时易导致大出血。产后尖锐湿疣迅速缩小，甚至自然消退。

（四）对胎儿及婴儿的影响

孕妇患尖锐湿疣，有垂直传播的危险。胎儿宫内感染极为罕见，大多数是通过软产道感染。

三、治疗原则

目前尚无根除HPV的方法，以祛除外生疣体，改善临床症状和体征为原则。小病灶选用50%三氯醋酸、5%氟尿嘧啶软膏、苯甲酸酊、0.5%足叶草毒素酊等药物涂于患处，进行局部治疗。大病灶可行物理治疗及手术切除。配偶及性伴侣需同时治疗。

四、护理

1．尊重患者　耐心诚恳对待患者，解除其思想顾虑，使患者做到患病后及时到医院接受正规治疗，并使配偶或性伴侣同时治疗。

2．孕妇护理　妊娠期做好外阴护理，及时治疗尖锐湿疣。病灶大近足月者，应选择剖宫产术。

3．健康指导　注意外阴清洁卫生，避免性混乱。注意卫生隔离，污染物、内衣裤和浴巾等应煮沸或曝晒消毒。治疗期间禁止性生活。对反复生长的尖锐湿疣应注意癌变的可能。

第六节　淋病的护理

淋病（gonorrhea）由淋病奈瑟菌（简称淋菌）感染引起的以泌尿生殖系统化脓性感染为主要表现的性传播疾病，是我国发病率最高的一种性传播疾病。

一、病因及传播途径

（一）病因

淋菌感染是淋病的主要病因。淋菌为革兰阴性双球菌，喜潮湿，最适宜的培养温度为35～36℃，在微湿的衣裤、毛巾、被褥中可生存10～17小时，离体后在完全干燥的情况下1～2小时死亡。一般消毒剂或肥皂液均能使其迅速灭活。

（二）传播途径

成人淋病99%～100%为性传播，幼女可通过间接途径如接触染菌衣物、毛巾、床单、浴盆等物品及消毒不彻底的检查器械等感染外阴和阴道。

二、病情评估

（一）临床表现

潜伏期3～7天，60%～70%的病人无症状。感染初期病变局限于下生殖道、泌尿道，随病情发展可累及上生殖道。分急性和慢性两种。

1．急性淋病　在感染淋病后1～14天出现尿频、尿急、尿痛等急性尿道炎的症状，白带增多呈黄色、脓性，外阴部红肿、有烧灼样痛。继而出现前庭大腺炎、急性宫颈炎的表现。如病程发展至上生殖道时，可发生子宫内膜炎、急性输卵管炎及积脓、输卵管卵巢囊肿、盆腔脓肿、弥漫性腹膜炎，甚至中毒性休克。病人表现为发热、寒战、恶心、呕吐、下腹两侧疼痛等。

2．慢性淋病　急性淋病未经治疗或治疗不彻底可逐渐转为慢性淋病。主要症状有腰骶部疼痛及下腹隐痛、不孕。

（二）辅助检查

1．取宫颈管或尿道口脓性分泌物涂片检查，行革兰染色，急性期可见中性粒细胞内有革兰阴性双球菌。此法对非急性期女性患者只能作为筛查手段。

2．分泌物淋菌培养是诊断淋病的金标准。对临床表现可疑，但涂片阴性或需要做药物敏感试验者，可取宫颈分泌物培养。

3．核酸检测，PCR技术可检测淋菌DNA片段。

（三）对妊娠、分娩及胎儿的影响

妊娠期任何阶段的淋菌感染，对妊娠预后均有影响。妊娠早期淋性宫颈炎，可导致感染性流产与人工流产后感染。妊娠晚期淋菌性宫颈管炎易发生胎膜早破，使孕妇发生羊膜腔感染综合征，导致滞产。对胎儿的威胁则是早产和胎儿宫内感染，早产发病率约为17%，胎儿感染易发生胎儿窘迫、胎儿宫内发育迟缓，甚至导致死胎、死产。产后常发生产褥感染。

（四）对新生儿的影响

经阴道分娩的新生儿可发生淋病结膜炎、肺炎甚至出现淋菌败血症，使围生儿死亡率明显增加。新生儿淋菌结膜炎多在出生后1～2周内发病，若未能及时治疗，结膜炎继续发展，引起淋菌性眼眶蜂窝织炎，也可浸润角膜形成角膜溃疡、云翳，甚至发生角膜穿孔或发展成虹膜睫状体炎、全眼球炎，导致失明。

三、治疗原则

治疗原则为尽早彻底治疗。急性淋病者以药物治疗为主，首选头孢曲松钠，并加用红霉素，遵循及时、足量、规则用药原则，夫妻双方同治。慢性淋病者需采用支持疗法、对症处理、物理治疗、封闭疗法及手术治疗等综合治疗方案。

四、护理

1．心理护理　尊重患者，给予适当的关心、安慰，解除患者求医的顾虑。向患者强调急性期及时、彻底治疗的重要性和必要性，解释头孢曲松钠治疗的作用和疗效，以防疾病转为慢性，帮助患者树立治愈的信心。

2．健康教育　治疗期间严禁性交，指导治愈后随访。一般治疗后7天复查分泌物，以后每月检查1次，连续3次阴性，方能确定治愈。因为淋病患者有同时感染滴虫和梅毒的可能，所以随访同时检测阴道滴虫、梅毒血清反应。此外，教会患者自行消毒隔离的方法，内裤、浴盆、毛巾煮沸消毒5～10分钟，接触的物品及器具用1%苯酚溶液浸泡。

3．急性淋病患者护理　卧床休息，做好严密的床边隔离。将患者接触过的生活用品进行严格的消毒杀菌，污染的手需经消毒液浸泡消毒等，防止交叉感染等。

4．孕妇护理　在淋病高发地区，孕妇应于产前常规检查淋菌，最好在妊娠早、中、晚期各做1次宫颈分泌物涂片镜检淋菌，进行淋菌培养，以便及早确诊并得到彻底治疗。孕期禁用喹诺酮类药物。淋病孕妇娩出的新生儿，应预防性的用青霉素静脉点滴，红霉素眼膏涂双眼。新生儿可以发生播散性淋病，于出生后不久出现淋菌关节炎、脑膜炎、败血症等，治疗不及时可导致死亡。

第七节　梅毒的护理

梅毒（syphilis）是由苍白密螺旋体引起的慢性全身性传播疾病。

一、病因及传播途径

（一）病因

苍白密螺旋体感染是梅毒的主要病因。苍白密螺旋体在体外干燥条件下不易生存，一般消毒剂及肥皂水均可杀灭。

（二）传播途径

性接触为最主要的传播途径，占95%。未经治疗的患者在感染后1年内最具有传染性，随病期延长，传染性逐渐减弱，病期超过4年者基本无传染性。梅毒孕妇可通过胎盘传给胎儿，引起先天梅毒。若孕妇软产道有梅毒病灶，也可发生产道感染。此外，接吻、哺乳、输血、被褥、浴具等也可间接传播，但机会极少。

二、病情评估

（一）临床表现

潜伏期2～4周，早期主要表现为皮肤、黏膜损害，晚期侵犯心血管、神经系统等重要脏器，造成劳动力丧失甚至死亡。临床一般分为三期。

1．一期梅毒　又称硬下疳，大部分发生于生殖器部位，男性多在阴茎、冠状沟、包皮、龟头等处，女性多在大小阴唇、阴蒂或子宫颈。硬下疳经3～8周后常自行愈合。

2．二期梅毒　一期梅毒自然愈合后1～3个月，出现皮肤黏膜的广泛病变，即梅毒疹及全身多处病灶。尚可引起骨骼、内脏、心血管、神经系统的症状。

3．三期梅毒　早期梅毒未经治疗或治疗不充分，经过一段时间的隐匿期，约有1／3发生三期梅毒。三期梅毒有两类，一类发生于皮肤、黏膜、骨骼，不危及生命，成为良性晚期梅毒；另一类则累及心血管系统及中枢神经系统等重要器官，称为恶性晚期梅毒，预后不良。

（二）辅助检查

1．病原体检查　即暗视野镜检。取一期梅毒的硬下疳少许渗出液或淋巴穿刺液，显微镜下可见苍白密螺旋体。

2．梅毒血清检查

（1）非梅毒密螺旋体抗原血清试验：是梅毒常规筛查方法，包括性病研究实验室实验（venereal disease research laboratory test，VDRL）、血清不加热反应素玻片试验（unheated serum reagm test，USR）、快速血浆反应素环状卡片试验（rapid plasma reacting ring card test，RPR），若为阳性时，应做证实试验。

（2）密螺旋体抗原血清试验：可测定血清特异抗体。包括荧光密螺旋体抗体吸收试验（fluorescent treponemal antibody absorption，FTA-ABS）和梅毒密螺旋体血凝试验（treponema pallidum hemagglutination assay，TPHA）。

（3）脑脊液检查：可见淋巴细胞$>10\times10^6$／L，蛋白>50mg／dL，VDRL阳性为神经梅毒。

（三）对胎儿及婴幼儿的影响

患梅毒孕妇能通过胎盘将螺旋体传给胎儿引起晚期流产、早产、死胎、死产或分娩先天梅毒儿。若胎儿幸存，娩出先天梅毒儿（也称胎传梅毒儿），病情较重。早期表现有皮肤大疱、皮疹、鼻炎及鼻塞、肝脾肿大等；晚期先天梅毒多出现在两岁以后，表现为楔状齿、鞍鼻、间质性角膜炎、骨膜炎、神经性耳聋等，死亡率及致残率均明显升高。

三、治疗原则

治疗原则是早期明确诊断、及时治疗、用药足量、疗程规范。治疗期间应避免性生活，性伴侣也应同时接受检查及治疗。

四、护理

1. 心理护理　尊重患者，帮助其建立治愈的信心和生活的勇气。

2. 健康指导　治疗期间禁止性生活，性伴侣进行检查及治疗，治疗后进行随访。第一年每3个月复查1次，以后每半年复查1次，连续2～3年。如发现血清复发（血清由阴性变为阳性或滴定度升高4倍）或症状复发，应用加倍量复治。

3. 孕妇护理　孕妇早期和晚期梅毒，首选青霉素疗法，若青霉素过敏，改用红霉素，禁用四环素类药物。

第八节　获得性免疫缺陷综合征的护理

获得性免疫缺陷综合征（acquired immunodeficiency syndrome，AIDS），又称艾滋病，是由人类免疫缺陷病毒（human Immunodeficiency virus，HIV）引起的一种以人体免疫功能严重损害为临床特征的高度传染性疾病。病人机体完全丧失抵御各种微生物侵袭的能力，多个器官出现机会性感染及罕见恶性肿瘤，死亡率高。

一、病因及传播途径

（一）病因

HIV感染是引起艾滋病的主要病因。

（二）传播途径

HIV主要存在于人类的血液、体液、精液、眼泪、唾液、阴道分泌物、胎盘和乳汁中。艾滋病患者及HIV携带者均有传染性。主要经性接触直接传播，其次为血液传播，见于吸毒者共用注射器，接受或接触HIV感染者的血液、血制品。母婴通过胎盘垂直传播，分娩时经阴道传播和出生后经母乳传播等途径。

二、病情评估

（一）临床表现

艾滋病潜伏期不等，6个月～5年或更长，儿童最短，妇女最长。艾滋病早期常无明显异常，部分病人有原因不明的淋巴结肿大，颈、腋窝最明显。艾滋病发病后，表现为全身性、进行性病变，主要表现在以下几个方面。

1. 机会性传染　感染范围广，发生率高，病原体多为正常宿主中罕见的、对生命威胁大的病原体。主要病原体为卡氏肺囊虫、弓形虫、隐球菌、假丝酵母菌、巨细胞病毒、疱疹病毒等。起病缓慢，全身表现为原因不明的发热、乏力、不适、消瘦；呼吸系统表现为发热、咳嗽、胸痛、呼吸困难等；中枢神经系统表现为头痛、人格改变、意识障碍、局限性感觉障碍及运动神经障碍；消化系统表现为慢性腹泻、体重下降，严重者电解质紊乱，酸中毒死亡。

2．恶性肿瘤　卡氏肉瘤最常见，多见于青壮年，肉瘤呈多灶性，除皮肤广泛损害外，常累及口腔、直肠和淋巴。

3．皮肤表现　口腔、咽喉、食管、腹股沟、肛周等部位感染。

（二）辅助检查

1．血清HⅣ病毒分离或抗体阳性。

2．CD_4淋巴细胞总数＜200／mm^3，或200～500／mm^3；CD_4／CD_8＜1；血清P24抗原阳性；外周血白细胞计数及血红蛋白含量下降；β_2微球蛋白水平增高。

3．合并机会性感染病原学或肿瘤病理依据不确立。

（三）对胎儿的影响

子宫内感染为HⅣ垂直传播的主要方式。在妊娠20～40周、分娩过程中、母乳喂养期等三个阶段易引起垂直传播。

三、治疗原则

目前无治愈方法，主要采取一般治疗，恢复机体免疫功能，防治机会性感染，治疗恶性肿瘤、抗病毒药物，对症治疗及中医中药治疗。

四、护理

1．健康指导　被称为当今艾滋病防治最为有效的方法。积极、科学地宣传艾滋病的防治知识，针对高危人群开展大量的宣传教育和行为干预工作，帮助人们建立健康的生活方式，杜绝感染艾滋病的三大传播途径。

2．正确对待艾滋病　病人对艾滋病知识不了解而恐惧，恐惧导致歧视，不理解的局面常常使艾滋病人无法以正常的心态面对个人的苦难。在护理过程中与病人及其家人、朋友一起学习艾滋病的相关知识，帮助人们正确认识和面对艾滋病，为艾滋病病人创造非歧视的社会环境。

3．慎用血液制品　尽量使用国产血液制品，用进口血液制品需经HⅣ检测合格。高危人群不能献血，对供血者进行HⅣ抗体检测，抗体阳性者禁止供血。

4．强化自我保护意识　用1：（10～100）的次氯酸钠液擦拭物品表面。医护人员避免针头、器械刺伤皮肤等职业暴露。

5．指导哺乳　如果母亲感染了HⅣ，应当放弃母乳喂养而采用其他的替代方式喂养新生儿，如动物奶制品、奶粉和天然牛奶，防止通过母乳喂养发生感染。

第四章　产科护理

第一节　产科一般护理

一、产前护理

1．入院后，护士热情接待，安置床位，介绍医院及科室环境、制度，主管医生、主管护士、科主任、护士长姓名，讲解分娩有关知识，并通知主管医生接待孕妇。

2．测量体温、脉搏、呼吸每日2次，超过37.5℃者加测体温，遵医嘱监测血压。

3．嘱孕妇进高蛋白、高维生素、高热量及富含微量元素的饮食。

4．采集病史，了解孕妇的骨盆、宫颈情况，孕产史、胎位、胎心、胎盘及胎儿发育情况；了解有无见红、胎膜破裂及子宫收缩情况。胎位有异常者通知主管（值班）医生。

5．根据医嘱采集标本，查血常规、尿常规、凝血功能、肝肾功能、血糖，乙肝、丙肝、梅毒及艾滋病病毒，通知做心电图及胎儿B超检查，有异常及时通知医生。

6．初产妇宫口开大2cm，无灌肠禁忌证者，遵医嘱给予肥皂水灌肠。胎膜早破、阴道出血、有剖宫产史、妊娠期高血压疾病、内科并发症、胎头低估计1小时内可分娩者、先兆早产者等禁忌灌肠。

7．指导孕妇及家属准备好产时和产后需要的卫生纸和婴儿用品，建立婴儿病历。

8．初产妇宫口开大3cm，经产妇规律宫缩，送入待产室。

9．帮助孕妇搞好个人卫生，指导早晚进行乳头清洁，保持外阴清洁卫生。

10．检查时注意保护孕妇隐私，态度要认真严肃，关心体贴孕妇。

二、产后护理

1．产后在产房观察2小时后，产妇由助产士送入病房，认真与病房护士交接母婴情况。病房护士每15分钟监测产妇脉搏、呼吸、血压1次，观察膀胱充盈情况，特别注意子宫收缩和阴道出血情况，1小时后，若无异常，改为每30～60分钟观察1次，如阴道出血量大于月经量，及时告知医生，并配合医生做相应处理。

2．向产妇讲解产后宫缩痛是子宫复旧所致，产后最初几天阴道会排出血性恶露，如果多于月经量要及时告知值班人员，约4天后恶露颜色逐渐变淡，4～6周后干净，要注意观察恶露的性质、量、有无异味；发现异常及时报告医生，必要时保留卫生巾、会阴垫备查。

3．保持外阴清洁，勤换内裤及会阴垫，会阴部有伤口者，取伤口对侧卧位，每日碘附棉球擦洗2次，大便后随时擦洗，外阴有水肿者，24小时后可给予50%硫酸镁湿热敷，温度40～45℃。

4．提供安静舒适的环境　室内要求通风良好，空气清新，保持床单清洁，产妇产后多汗，指导及时更换内衣、内裤，着宽松、柔软、舒适的纯棉衣物，保证其足够的睡眠。

5．督促产妇产后4～6小时排尿，以免影响子宫收缩，若膀胱充盈却排不出尿，应积极诱导排尿，鼓励并帮助产妇下床小便，听流水声，按摩下腹部，用热水熏洗外阴，必要时针灸，如仍不能自行排尿，应给予导尿，注意严格无菌操作，预防尿道感染。保持大便通畅，产后3天无大便者，按医嘱给予缓泻剂。

6．产妇产后需从妊娠期和分娩期的不适、疼痛、焦虑中恢复，并接受家庭新成员，其心理较脆弱且不稳定，因此，要指导并支持产妇做好心理调适，同时争取丈夫和家人的支持和配合。

7．产后给予高营养、高热量、富含水分和纤维素的食物，哺乳者应多进食蛋白质和多汤汁食物，注意补充维生素和钙剂、铁剂；如有并发症，遵医嘱给予治疗饮食。

8．指导产妇母乳喂养，产后半小时内开始哺乳，指导正确的喂哺姿势，让婴儿含住乳头和大部分乳晕，帮助树立喂哺信心。每次喂哺前用温开水擦洗乳房及乳头，乳房肿胀疼痛，可热敷，柔和地按摩乳房，刺激泌乳反射，哺乳时尽量吸空一侧乳房，以保证营养全面；如有乳头皲裂，哺乳后挤出少许乳汁涂在乳头和乳晕上，并使之自然干燥。

9．产后3天内，每天测量2次体温、脉搏、呼吸，正常者改为每天测量1次，体温超过38℃者及时通知医生。

10．新生儿死亡或人工喂养者，按医嘱应用退乳药，并做好心理支持及宣教，限制汤类饮食，不排空乳房，如乳房胀痛，可用芒硝外敷。

11．产妇产后血液处于高凝状态，鼓励产妇适当活动，指导产妇床上适当活动，做产后保健操，24小时后可下床活动，以免形成下肢静脉血栓并促进康复。产后避免蹲位和负重劳动，以防子宫脱垂。

12．做好出院指导和计划生育指导，出院后3天内，产后14天、28天做3次家访，告知产妇产后42天带婴儿到医院做一次全面检查，产后42天禁止性生活，根据检查情况恢复性生活，指导产妇避孕，一般哺乳者宜选用工具避孕，不哺乳者可选用药物避孕。

第二节　妊娠期的护理

妊娠是胚胎和胎儿在母体内发育成长的过程。卵子受精是妊娠的开始，胎儿及其附属物自母体内排出是妊娠的终止，全过程约40周。

一、妊娠诊断

临床上将妊娠分为三个时期，妊娠12周末前称为早期妊娠，第13～27周称为中期妊娠，第28周及以后称为晚期妊娠。

（一）早期妊娠诊断

1．停经、早孕反应、尿频，后两者一般于妊娠12周左右自然消失。

2．乳房增大，乳头、乳晕着色，有深褐色蒙氏结节出现。

3．妇科检查见子宫增大变软，妊娠6～8周时，阴道黏膜及宫颈充血，呈紫蓝色；子宫随停经月份逐渐增大，出现黑加征（Hegar sign），孕8周约为非孕子宫的2倍，孕12周约为孕子宫的3倍，可在耻骨联合上触及。

4．血、尿中人绒毛膜促性腺激素（human chorionic gonadotropin，HCG）含量增高。

5．B超检查是诊断早期妊娠快速而准确的方法，可见增大的子宫轮廓，其中有圆形妊娠环，最早在怀孕5周时可见到有节律的胎心搏动。

6．宫颈黏液涂片检查，不见羊齿植物叶状结晶。基础体温测定具有双向型体温，停经后高温相持续18天不下降，则早孕可能性大。

7．黄体酮试验。

（二）中、晚期妊娠诊断

1．有早期妊娠经过，子宫明显增大，妊娠满12周，宫底在耻骨联合上2～3横指；满16周在脐耻之间；满20周宫底脐下1横指；满24周脐上1横指；28周末脐上3横指；32周末宫底位于脐与剑突间；36周末剑突下2横指；满40周宫底略降至脐与剑突间或稍高。

2．孕18～20周孕妇自觉胎动，随孕周增加胎动逐渐活跃，妊娠末期胎动减少。孕18～20周可听到胎心音，每分钟120～160次。

3．孕20周后经腹壁可触及宫内胎体，24周后四步触诊可区分胎头、胎背、胎臀及四肢。

4．B超可显示胎儿数目、胎方位、胎心搏动、胎盘位置、胎头双顶径、有无体表畸形；孕12周后可检测胎儿心电图。

二、护理

（一）产前检查

产前检查是为了保障孕妇和胎儿的健康，及早发现并治疗妊娠并发症，及时纠正胎位异常，尽早发现胎儿发育异常。产前检查从确诊早孕开始，建立围生期保健档案，孕妇的一般资料、疾病史、月经史、家族史、遗传病史及其丈夫有无烟酒不良嗜好、孕产史、末次月经时间并推算预产期。有家族遗传病史者，应于20周前先行绒毛培养或抽羊水做染色体和核型分析，以降低先天缺陷儿及遗传病儿的出生率。孕20周起进行系列产前检查，孕28周前每4周检查1次，孕28～36周每两周检查1次，36周后每周查1次，高危妊娠者要酌情增加检查次数。向孕妇讲解产前检查的意义、重要性，并提前预约下次检查的时间和检查内容。

1．观察孕妇精神状态、身高、发育及营养状态、步态，检查心肺及乳房情况，脊柱及下肢有无畸形，测血压和体重。通过视诊、听诊、四步触诊了解胎儿大小、胎心音、胎先露、胎方位和胎产式。

2．骨盆测量　包括外测量和内测量，骨盆外测量常用径线有髂棘间径、髂嵴间径、骶耻外径、出口横径及耻骨弓角度，常用的内测量径线有对角径和坐骨棘间径。可了解骨产道情况，判断能否经阴道分娩。

3．阴道检查及肛诊　阴道检查宜在孕24～36周期进行，可了解产道、子宫和附件情况；肛诊可了解胎先露、骶骨弯曲度、坐骨棘和坐骨切迹宽度及骶尾关节活动度。

（二）筛查高危妊娠

产前检查时注意是否存在下列高危因素：年龄18岁或≥35岁；有遗传病史；有无流产、异位妊娠、早产、死产、死胎、畸胎、难产史；有无残疾及妊娠期并发症，如高血压、糖尿病、心脏病、肾脏病、肝脏病、胎盘早剥、前置胎盘、胎儿生长受限、羊水异常、过期妊娠、母儿血型不合等。

（三）心理护理

每次产前检查接触孕妇时，要注意了解其心理适应程度，鼓励孕妇说出内心感受和想法，根据孕妇的心理状态给予针对性的心理护理。向其讲解母体是胎儿生活的小环境，孕妇的生理和心理活动都会影响胎儿，要保持心情愉快、轻松。如果孕妇经常心境不佳、紧张、焦虑、恐惧或悲伤，会使胎儿脑血管收缩，减少脑部供血，影响脑部发育，过度紧张、恐惧甚至可以造成胎儿大脑发育畸形。情绪困扰的孕妇还易发生妊娠期及分娩期并发症。

（四）症状护理

1．恶心、呕吐　多发生于孕6～12周，其间应避免空腹，建议晨起吃些饼干，少量多餐，多吃水果、蔬菜，两餐间进液体，进食清淡、易消化饮食，避免油炸、甜腻食品，给予精神支持和鼓励；必要时给予药物治疗。若孕12周后仍呕吐，影响营养时，应考虑妊娠剧吐，须住院治疗，纠正水、电解质紊乱。

2．胃部烧灼感　妊娠期最后两个月常发生，要注意避免过饱和饭后立即卧床，避免摄入过多脂肪、油炸、产气及辛辣食品，少食多餐，进食时少进液体，症状严重者遵医嘱药物治疗。

3．白带增多　妊娠最初3个月和后3个月明显，是正常的妊娠期生理变化。嘱其保持外阴清洁，勤洗澡，着棉质透气性好的内裤，勤换洗，忌阴道冲洗。

4．尿频、尿急　是由于妊娠子宫压迫膀胱所致，常见于妊娠最初3个月和后3个月。做好健康指导，教孕妇切勿减少液体入量来缓解症状，有尿意及时排空，指导产妇做缩肛运动，训练盆底肌的收缩功能。该症状产后可消失。

5．便秘　嘱孕妇增加纤维素食品，多食水果、蔬菜，每日定时排便，多饮水，适当活动。无医嘱不可随便使用大便软化剂或缓泻剂。

6．痔疮　妊娠后期要预防痔疮发生和加重，注意调节饮食，养成良好的排便习惯，应多卧床休息，侧卧位以减轻子宫对盆腔静脉的压迫。若已形成痔，应服泻剂，局部热敷后涂痔疮膏，将其送回肛门。

7．水肿　妊娠后期孕妇易发生下肢水肿，休息后可消退。若水肿明显，呈指凹性，休息后不减退，应警惕妊娠期高血压疾病。嘱其避免长久站立或坐位，站位时双下肢轮流休息，做足背屈曲运动，促进血液回流，休息时左侧卧位，下肢稍垫高，适当限制孕妇对盐的摄入。

8．下肢及外阴静脉曲张　指导孕妇坐位及卧位时抬高下肢，勿久坐，避免两腿交叉和穿弹力袜裤，会阴部静脉曲张者可抬高髋部休息，分娩后静脉曲张会缓解。

9．下肢痉挛　妊娠后期孕妇常发生腓肠肌痉挛，夜间较重，痉挛发作时嘱其背屈足部或站直前倾以伸展痉挛的肌肉，亦可热敷按摩腓肠肌。指导孕妇注意增加饮食中的钙、维生素D的摄入量，避免腿部疲劳、受凉，伸腿时避免趾尖向前，走路时足跟先着地。必要时补充钙剂。

10．腰背痛　指导孕妇保持正确姿势，做骨盆倾斜运动，俯身或抬举物体时保持上身直立，屈膝，双下肢用力。严重者应卧硬床垫休息，腰骶部热敷，适当补充钙剂，必要时遵医嘱应用止痛药。

11．失眠　指导病人每日坚持户外活动，睡前用梳子梳理头发、温水泡脚或喝热牛奶。

12．贫血　指导孕妇多进食动物肝脏、瘦肉、蛋黄、豆类等含铁食物，必要时口服铁剂，并告知孕妇服用铁剂后大便可能会变黑，也可能导致便秘或轻度腹泻。

13．仰卧低血压综合征　嘱其避免长时间仰卧，一旦出现低血压症状立即左侧卧位，解除子宫对下腔静脉的压迫，增加回心血量，症状自然消失。

（五）健康指导

1．孕期自我监护　主要靠胎动和胎心音计数，通常妊娠18～20周开始自觉有胎动，嘱孕妇每日早、中、晚各计数1小时，每小时应不少于3次，12小时内累计不得少于10次；否则，视为胎儿宫内缺氧，应及时就诊。

2．胎教　研究发现胎儿在母体内具有沟通能力，可以通过胎教促进胎儿智力发育。胎教方法包括抚摩胎儿以刺激其活动的积极性，以及音乐及语言等方式。

3．活动与休息　健康孕妇可坚持工作，但要避免重体力劳动，接触放射线或有毒物质者应调整岗位，孕28周后宜适当减轻工作量，避免长时间站立，坐位时抬高下肢，休息时最好左侧卧位，以改善胎盘血供并减轻子宫压迫下腔静脉，从而减轻下肢水肿。孕妇应保证每天8～9小时睡眠，并且尽量要有30分钟以上的午休时间；孕期应适当活动，最适宜的活动是散步，但要注意避免到人群拥挤、空气污浊的场所。

4．营养指导　帮助孕妇制订合理的饮食计划，以满足自身和胎儿的需要，并为分娩和哺乳做好准备，饮食要均衡、自然，选择易消化、无刺激食物，尽量摄取含高蛋白、高维生素、高矿物质、低盐、适量脂肪及碳水化合物的食物，要定期监测体重增长情况。

5．乳房护理　孕期要注意乳房保健，使用合适的胸罩，保持乳房清洁卫生，洗浴不能使用肥皂。有些妇女乳头扁平或凹陷，可通过乳头伸展练习（十字操）、乳头牵拉练习和真空抽吸法等方法促使乳头突起。

6．孕期用药指导　很多药物可通过胎盘对胎儿造成危害，特别是妊娠初期，是胚胎器官发育形成期，如果必须用药，须在专科医生指导下谨慎使用。

7．性生活指导　妊娠早期和妊娠后3个月应尽量避免性生活，有习惯性流产史和早产史的孕妇要禁止性生活。

8．掌握就诊指征。

第三节　正常分娩的护理

分娩是一个动态变化的过程，而且受多种因素的影响。决定分娩的因素是产力、产道、胎儿及产妇的精神心理因素。若以上因素均正常并能相互适应，胎儿顺利经阴道自然娩出，称为正常分娩。

一、分娩机制

胎儿先露部为适应骨盆各平面的形态被动地进行系列的适应性转动，以其最小径线通过产道的全过程称为分娩机制，其内容按顺序依次为衔接、下降、俯屈、内旋转、仰伸、复位及外旋转、胎儿娩出，这是一系列连续进行的动作，下降动作始终贯穿于分娩全过程。

二、临产诊断

（一）先兆临产

先兆临产指分娩发动前出现预示不久孕妇即将临产的症状，包括：假临产、胎儿下降感、见红。

（二）临产

临产的标志是规律且逐渐增强的子宫收缩，间隔5～6分钟，持续30秒以上，伴随进行性宫颈管消失、宫口扩张和胎先露下降。

三、产程分期

总产程是指从出现规律宫缩开始，到胎儿、胎盘完全娩出为止。初产妇平均12～18小时，经产妇平均6～8小时。临床分为3个产程。

（一）第一产程

宫颈扩张期，从规律宫缩开始到宫口开全。初产妇需11～12小时，经产妇需6～8小时。临床表现为规律宫缩、宫颈扩张、胎头下降、胎膜破裂。

（二）第二产程

胎儿娩出期，从宫口开全到胎儿娩出。初产妇需1～2小时，经产妇通常数分钟最多1小时内完成。临床表现为子宫收缩增强、胎儿下降及娩出。

（三）第三产程

胎盘娩出期，从胎儿娩出到胎盘娩出。需5～15分钟，不超过30分钟。临床表现为子宫收缩、胎盘娩出及阴道流血。

四、护理

（一）第一产程

1．一般护理　采集病史、测量生命体征、监测胎心，有异常情况及时通知医生，并配合医生进行产前检查，了解宫缩情况，胎位、胎头入盆、胎膜破裂及骨盆情况，完成护理病历的书写，临产者会阴部备皮。

2．观察生命体征　每天测体温、脉搏、呼吸各2次，根据病情或医嘱测血压，妊娠期高血压患者每4小时测1次血压，必要时持续心电监护；注意观察先兆子痫的症状，重视患者的主诉，防止抽搐。

3．心理护理　积极与产妇沟通，建立良好的护患关系，讲解分娩是正常的生理过程，增强其自然分娩的信心，及时提供产程中可能发生问题的相关信息，帮助采取相应的应对措施，争取产妇在产程中积极配合助产人员。发挥家庭的支持作用，条件许可时提供家庭分娩室。

4．产程观察

（1）子宫收缩：密切观察宫缩持续时间、强度、频率及间歇时间，并记录。护理人员置手掌于产妇腹壁上，感受宫缩持续和间歇的时间、强度。或用胎儿监护仪描记宫缩曲线，能够更全面、客观地反映宫缩强度频率和宫缩持续时间。

（2）胎心监测：可用胎心听诊器、多普勒仪或胎心监护仪。使用前两者应在宫缩间歇期听诊胎心，潜伏期每1～2小时听1次，活跃期应每15～30分钟听诊1次；也可用胎心监护仪观察胎心率的变异及变异与宫缩、胎动的关系，判断胎儿在宫内的状态。

（3）宫颈扩张及胎头下降：第一产程分潜伏期和活跃期。潜伏期指规律宫缩开始到宫口开大3cm，平均每2～3小时宫口开大1cm，约需8小时，最大时限16小时；活跃期指宫口开大3cm到宫口开全，需4小时，最大时限8小时。潜伏期一般隔4小时做1次肛门指检，经产妇和宫缩强且频者间隔时间要缩短，活跃期一般1～2小时检查1次，通过肛门检查了解宫颈厚薄、软硬程度、宫口扩张情况、是否破膜、骨盆腔大小、胎位和胎头下降程度。肛查不清、疑有脐带先露或脐带脱垂或轻度头盆不称试产4～6小时产程进展慢者，应在严密消毒后行阴道检查。

（4）破膜：胎膜破裂时间多在宫口近开全时，羊水流出，此时应立即听胎心，观察羊水颜色、性状和流出量，记录破膜时间。若破膜12小时尚未分娩应按医嘱应用抗生素预防感染。

5．舒适管理

（1）提供良好的环境：保持产房安静、卫生、无噪声，产房尽量采自然光，避免操作时金属碰撞发出声音，减少不良刺激。临产后，出汗、见红、羊水流出会增加产妇的不适感，应协助擦汗、更衣、更换床单或产垫，保持会阴部清洁干燥，以增进舒适，预防感染。

（2）活动与休息：若宫缩不强且胎膜未破，鼓励产妇在室内适当活动，有利于产程进展。

（3）饮水和进食：为保证产程中精力和体力充沛，鼓励产妇在宫缩间歇期进高热量、易消化、清淡饮食，少食多餐，提供足够的水分。

（4）排便：为避免膀胱充盈影响宫缩和胎头下降，临产后，鼓励产妇每2～4小时排尿1次，因胎头压迫引起排尿困难者，应警惕是否头盆不称，必要时导尿。初产妇宫口扩张小于4cm，经产妇小于2cm可用0.2%温肥皂水灌肠，但胎膜早破、胎头未衔接、胎位异常阴道流血、有剖宫产史、妊娠期高血压疾病、严重心脏病、胎儿窘迫、估计1小时内即将分娩者不宜灌肠。

（5）疼痛护理：鼓励产妇诉说疼痛感受，助其采取有效措施缓解疼痛，指导产妇宫缩时深呼吸、宫缩间歇期放松休息以保持体力，用手压迫腰骶部以减轻其腰骶部胀痛感，通过音乐、谈话转移其注意力，减轻疼痛感。必要时配合医生应用镇静剂和麻醉药。

（二）第二产程

1．心理护理　助产士应陪伴产妇，及时提供产程进展信息，提供心理安慰、支持和鼓励，缓解其紧张、恐惧心理，并协助生活护理。

2．产程观察　密切监测胎心，每5～10分钟听胎心1次，观察胎儿有无急性缺氧情况，常用胎儿监护仪监测胎心率及基线变异。若发现胎心减慢，立即行阴道检查，尽快结束分娩。

3．指导产妇用力　宫口开全后，指导产妇，正确使用腹压，宫缩时深吸气，屏住气，如解大便样向肛门处用力使劲，宫缩间歇时放松休息，如此重复。

4．准备接产　初产妇宫口开全、经产妇宫口开大4cm且宫缩强而规律时，应做好接产准备工作。让产妇仰卧于产床上（或坐于产椅上行坐位分娩），两腿屈曲分开，露出会阴部，按步骤行会阴三步冲洗。接生者按无菌操作常规洗手、戴手套、穿手术衣，打开产包，铺好无菌台准备接生。

5．接产　根据会阴部发育情况，识别会阴撕裂的可能并做出正确判断，必要时行会阴切开术。助产者立于产妇右侧，当胎头拨露，阴唇后联合紧张时开始保护会阴，同时协助胎头俯屈，使其以最小径线在宫缩间歇时缓慢通过阴道口，然后协助胎儿外旋转，按分娩机制协助娩出胎肩，注意胎肩娩出时仍然要保护会阴，最后双手协助胎体及下肢以侧位娩出，并记录胎儿娩出时间。胎儿娩出1～2分钟内断脐。在产妇臀下置弯盘收集血液，以便测量出血量。

（三）第三产程

1．新生儿处理

（1）清理呼吸道：用新生儿吸痰管清理新生儿鼻咽部黏液和羊水，防止发生吸入性肺炎。若清理呼吸道后仍未啼哭，可用手轻拍足底，新生儿大声啼哭表示呼吸道已通畅。

（2）Apgar评分及意义：新生儿Apgar评分用来判断新生儿有无窒息及窒息程度，以出生后1分钟内的心率、呼吸、肌张力、喉反射及皮肤颜色5项体征为依据，每项为0～2分，满分10分，属正常新生儿。7分以上只需一般处理；4～7分缺氧较重，需清理呼吸道、人工呼吸、吸氧、用药等措施才能恢复；4分以下缺氧严重，需紧急抢救，在喉镜直视下气管内插管并给氧。缺氧较严重和严重的新生儿，应在出生后5分钟、10分钟时分别评分，直至连续两次均≥8分为止。1分钟评分反映在宫内的情况，是出生当时的情况；而5分钟及以后评分则反映复苏效果，与预后关系密切。

（3）脐带处理：清理呼吸道后，用75%乙醇消毒脐带根部周围，按顺序断脐并结扎脐带，然后用碘附消毒脐带断面，注意药液不可接触新生儿皮肤，以免发生皮肤灼伤，待脐带断面干燥，用无菌脐带包包扎。处理脐带时应注意新生儿保暖。

(4) 一般护理：擦净其足底胎脂，打左足印及母亲右拇指印于新生儿病历上，体格检查后系上标明母亲姓名和床号、新生儿性别、体重、出生时间的腕带，协助与母亲进行早接触、早吸吮。

2．协助胎盘娩出

(1) 正确判断胎盘剥离征象：协助处理胎盘娩出可减少产后出血的发生。切忌在胎盘尚未完全剥离时用手按揉、下压宫底或牵拉脐带，以免引起胎盘部分剥离而出血或拉断脐带，甚至造成子宫内翻。确认胎盘已完全剥离时，于宫缩时以左手握住宫底并按压，同时右手轻拉脐带，当胎盘娩出阴道口时，双手捧住胎盘，向一个方向旋转并缓慢向外牵拉，协助胎盘胎膜完整娩出。胎盘胎膜排出后，按摩子宫刺激其收缩以减少出血，同时注意观察并测量出血量。

(2) 仔细检查胎盘胎膜是否完整，及时发现副胎盘：若有副胎盘、部分胎盘残留或大部分胎膜残留时，应在无菌操作下徒手进入宫腔取出残留组织；若确认仅有少许胎膜残留，可给予子宫收缩剂待其自然排出。

3．检查软产道　胎盘娩出后，要仔细检查会阴、小阴唇内侧、尿道口周围、阴道及宫颈有无裂伤。若有裂伤，应立即缝合。

4．预防产后出血　正常分娩出血量多数不超过300mL。既往有产后出血史或易发生宫缩乏力的产妇（如产次≥5次的经产妇、双胎妊娠、羊水过多、滞产等），可在胎儿前肩娩出时给予25%葡萄糖液20mL内加缩宫素10U或麦角新碱0.2mg静脉注射。若胎盘尚未完全剥离而出血多时，应行手取胎盘术。若胎儿娩出30分钟胎盘仍未排出，但出血不多时，应排空膀胱，再行手取胎盘术。注意尽量减少进入宫腔操作次数。若胎盘娩出后出血多时，可经下腹部直接注入宫体肌壁或肌内注射麦角新碱0.2～0.4mg，并静脉滴注含缩宫素20IU的5%葡萄糖液500mL。产后在产房观察2小时，注意观察生命体征、子宫收缩情况、宫底高度、阴道出血量，嘱产妇及时排空膀胱。

5．舒适管理和心理支持　为产妇提供心理及生活双重支持，及时更换会阴垫，帮助产妇与新生儿进行皮肤接触，并早吸吮。

第四节　产褥期妇女的护理

从胎盘娩出至产妇全身器官除乳腺外恢复或接近正常未孕状态的一段时期称为产褥期（puerperium），一般需要6周。

一、产褥期妇女的生理变化

（一）生殖系统

1．子宫复旧　胎盘娩出后，子宫逐渐恢复至未孕状态的过程称为子宫复旧，其主要变化包括子宫体肌纤维缩复和子宫内膜再生、子宫颈复原及血管变化。

（1）子宫体肌纤维缩复：子宫复旧不是肌细胞数目减少，而是肌细胞的胞浆蛋白被分解，胞浆减少而致体积的缩小。胎盘娩出后随着肌纤维不断缩复，子宫体逐渐缩小，产后1周子宫缩小至约妊娠12周大小，在耻骨联合上方可扪及；产后10天子宫降至骨盆腔内，在腹部扪不到宫底；产后6周子宫恢复至正常非孕期大小。子宫重量也逐步减少，分娩结束时约为1000g，产后1周约为500g，产后2周约为300g，产后6～8周恢复至50g。

（2）子宫内膜的再生：胎盘、胎膜剥离娩出后，遗留的蜕膜分为两层，表面蜕膜在经历了变性、坏死、脱落后，随恶露从阴道排出；深层蜕膜即紧贴肌层的子宫内膜基底层逐渐再生新的功能层，这一过程需3周，而胎盘附着部位的全部修复则时间较长，需6周。

（3）宫颈及子宫下段的变化：胎盘娩出后，子宫颈松软，壁薄皱起，宫颈外口如袖口状，呈紫红色。产后2～3天宫口可容两指；产后1周宫颈内口关闭，宫颈管形成；产后4周宫颈恢复正常。产后由于子宫下段收缩，逐渐恢复为非孕时的子宫峡部。因宫颈外口在分娩时发生的轻度裂伤，且多发生在宫颈3点和9点处，使初产妇宫颈外口变成“一”字形横裂（已产型），而无法恢复至产前圆形（未产型）。

（4）子宫血管的变化：胎盘娩出后，胎盘附着面立即缩小至原面积的一半，导致开放的螺旋动脉和静脉压缩变窄，数小时后即有血栓形成，从而出血逐渐减少直至停止。如胎盘附着面在新生的内膜修复期间，因复旧不良出现血栓脱落，则可以引起晚期产后出血。非胎盘部位妊娠期增大的大血管发生玻璃样变，逐渐被吸收。

2．阴道分娩后阴道壁松弛，肌张力下降，阴道腔扩大，阴道黏膜皱襞减少至消失。产褥期阴道壁张力逐渐恢复，阴道腔缩小，大约在产后3周阴道黏膜皱襞重新出现，但阴道在产褥期结束时尚不能恢复至未孕时的紧张度。

3．外阴分娩后外阴轻度水肿，于产后2～3天逐渐消失。会阴部若有轻度撕裂或会阴切口缝合后，均可在3～5天内愈合。处女膜在分娩时撕裂形成的残缺痕迹称为处女膜痕。

4．盆底肌及其筋膜，在分娩过程中因过度伸展而使其弹性变弱，并伴有肌纤维部分撕裂。如盆底肌及其筋膜发生严重的撕裂造成骨盆底松弛，再加上产褥期过早的参加体力劳动，可导致阴道壁膨出，甚至子宫脱垂。

（二）乳房

乳房的变化主要是泌乳。分娩时，随着胎盘的剥离排出，产妇血中的孕激素、雌激素、胎盘生乳素水平急剧下降，产后呈高催乳素、低雌激素水平，开始泌乳。以后乳汁的分泌主要依赖于哺乳时的吸吮刺激。当婴儿吸吮乳头时，由乳头传来感觉信号，经传入纤维抵达下丘脑，通过下丘脑多巴胺及其他催乳素抑制因子，致使垂体泌乳激素呈脉冲式释放，促进乳汁分泌。因此，不断的排空乳房和吸吮是保持乳腺不断泌乳的关键。另外，乳汁分泌还与产妇的睡眠、情绪、营养和健康密切相关。

（三）血液及循环系统

胎盘娩出后，子宫、胎盘血循环结束，大量血液从子宫涌入体循环，加上妊娠期间过多组织间液的回吸收，产后72小时内，血容量增加15%～25%，使心脏负担明显加重，患有心脏病的产妇容易发生心力衰竭，应预防心衰的发生。产褥早期产妇血液处于高凝状态，这有利于胎盘剥离面形成血栓，减少产后出血量。在产后2～4周纤维蛋白原、凝血酶、凝血酶原降至正常水平。

（四）内分泌系统

分娩后，雌激素、孕激素水平急剧下降，产后1周降至未孕水平。胎盘生乳素在产后6小时已经测不出。垂体催乳素因哺乳而异，哺乳产妇于产后下降，但仍高于非孕水平；未哺乳者在产后2周降至非孕水平。

一般排卵和月经的再出现发生在产后6～10周，平均为10周，持续母乳喂养的妇女，其排卵多在产后4～6个月恢复。首次月经来潮前多有排卵，故哺乳妇女未见月经来潮但仍有受孕的可能。

（五）消化系统

产妇胃肠肌张力及蠕动力的恢复需1～2周。因产妇分娩时能量消耗及体液大量流失，故产后1～2天常感口渴，喜食流食或半流食，但食欲不佳，以后逐步好转。产褥期产妇卧床时间长，运动少，肠蠕动弱，加上腹肌和盆底肌松弛，易发生便秘。

（六）泌尿系统

妊娠期体内潴留的大量体液主要通过肾脏排除，所以产后1周为多尿期。妊娠发生的肾盂及输尿管生理性扩张，需要6～8周恢复。由于分娩过程中膀胱受压，导致黏膜水肿、充血、肌张力降低，加上会阴切口不适、不习惯床上排尿等原因，产妇易发生尿潴留和残余尿增加。

（七）腹壁

腹壁皮肤因子宫增大受影响，部分弹力纤维断裂，腹直肌不同程度出现分离，使产后腹壁明显松弛，其紧张度在产后6～8周恢复。妊娠期出现的下腹正中线色素沉着，在产褥期消退。初产妇腹部妊娠纹也由紫红色变为银白色。

二、产褥期妇女的心理调适

产褥期妇女的心理处于脆弱和不稳定状态，需要从妊娠期及分娩期的不适、疼痛、焦虑中恢复，需要接受家庭新成员及新家庭，必须重新调整和适应。产妇的心理调适分为三期：依赖期、依赖独立期、独立期。

（一）依赖期

产后1～3天。产妇表现为喜欢谈论妊娠和分娩感受，对孩子过多的关心，对睡眠需求强烈等。在依赖期，丈夫和家人的关心帮助，医护人员的悉心指导都可以帮助产妇较快地进入第二期。

（二）依赖独立期

产后4～13天。产妇表现为较为独立的行为，独立进行母乳喂养，主动参与对婴儿的护理，关注自身的康复。但这一时期产妇易产生压抑，这与产后产妇感情脆弱、过多的母亲责任、痛苦的妊娠和分娩过程、家人对婴儿过多关心而产生爱的被剥夺感、糖皮质激素和甲状腺素处于低水平等因素有关，表现为哭泣、烦躁、焦虑、对周围漠不关心。在这一时期应给予及时的护理、指导，帮助产妇轻松应对压抑状态。

（三）独立期

产后2～4周。这一时期，产妇、家人、婴儿组成一个新的家庭模式，并开始新的生活。

三、产褥期妇女的护理

（一）一般护理

1．母婴同室　凡无母乳喂养禁忌的产妇和不需要特殊医疗处理的婴儿均应为其提供一个舒适、安静的母婴休息环境，母婴24小时同室，每天分开时间不超过1小时。室内温度保持相对恒定，室内定时开窗通风，保持空气清新。床单要保持清洁、整齐，指导产妇正确使用会阴垫，并协助产妇保持皮肤及口腔清洁，勤换衣物。各项护理操作要集中进行，以免打扰母婴的休息。

2．生命体征　每天测量体温、脉搏、呼吸2次，如体温超过37.5℃，应改为每天4次，并及时报告医生，加强观察，积极查找原因，对症处理。

3．营养指导　为促进乳汁分泌，保证母婴的营养需求，产后饮食应以高蛋白、高维生素、易消化的食物为主，补充足够的钙、铁、硒、碘。宜少量多餐，一般每天4～5次，忌辛辣、刺激性食品，多吃蔬菜和富含纤维的食物。

4．保持大小便通畅　产后4小时鼓励产妇及时排尿，若出现排尿困难，应鼓励产妇下床排尿，解除产妇怕排尿引起疼痛的顾虑，此外还可以诱导排尿，如听流水声、热水熏洗外阴、温开水冲洗尿道外口、下腹部放置热水袋、按摩膀胱、使用产后康复仪和针灸等。如以上方法无效，应给予导尿，必要时留置尿管，注意无菌操作。

5．产后活动　由于产妇产后的血液处于高凝状态，加之产后活动少，下肢血液循环缓慢，易发生下肢静脉血栓。产后6～12小时内即应下床做轻微活动，产后2天可在护理人员的指导下做产后健身操，有利于体力恢复，避免或减少静脉血栓的形成，但要避免负重劳动或蹲位活动，预防子宫脱垂。

（二）子宫复旧护理

1．子宫复旧的观察　产后2小时易发生因子宫复旧不良而导致的产后出血。产后3小时内应每30分钟观察1次子宫收缩、宫底高度、阴道出血情况，并记录。观察时应按压宫底，以免血块积压影响子宫收缩。以后每天在同一时间观察子宫复旧情况，观察前让产妇排空膀胱，按摩子宫使其收缩后再测量，发现异常立即报告医生，积极处理。

2．恶露的观察　产后随子宫蜕膜的脱落，血液、坏死的胎膜组织经阴道排出称为恶露。正常恶露有血腥味，但无臭味，持续4～6周，总量250～500mL，但个体差异较大。产后应每天观察恶露的量、颜色、气味，指导产妇正确使用会阴垫。若恶露增多，血性恶露持续时间延长并有臭味，常提示有感染的可能，应配合医生做好各类标本的采集，遵医嘱应用抗生素做好各项记录。根据恶露的颜色及性状可分为3种。

（1）血性恶露（lochia rubra）：出现在产后3～4天，色鲜红，含有大量血液而得名，量多，有时有小血块，含有少量坏死蜕膜组织及胎膜。

（2）浆液恶露（lochia serosa）：出现于产后4天，持续10天，色淡红，含有少量血液，有较多的坏死胎膜组织、宫腔渗出液、黏稠宫颈液，并含有细菌。

（3）白色恶露（ocha alba）：出现于产后10天，持续约3周干净，色泽较白，质黏稠，含有大量白细胞、坏死胎膜组织、表皮细胞及细菌。

3．产后宫缩痛　在产褥早期因宫缩引起下腹部阵发性剧烈疼痛称为产后宫缩痛（afterpains）。出现于产后1～2天，持续2～3天自然消退，多见于经产妇。哺乳时反射性缩宫素分泌增加会使疼痛加重。

（三）会阴护理

用10%洁肤净、2%络合碘溶液擦洗外阴2次／天，保持外阴清洁，产后4周内禁止盆浴。阴道分娩后有会阴水肿者，可用50%硫酸镁湿热敷。会阴部有缝线者，每天评估会阴伤口情况，观察有无红肿、渗出、硬结及有无疼痛加剧。指导产妇使用消毒会阴垫，及时更换会阴垫和内衣裤。嘱产妇健侧卧位，避免恶露污染伤口。

（四）乳房护理

1．一般护理　产后应提倡母乳喂养，按需哺乳。产后30分钟开始第一次哺乳，此时通过新生儿吸吮刺激乳汁分泌。哺乳时间应根据婴儿的需要和乳母感到奶胀的情况决定，不应定时哺乳。每次哺乳前用温开水将乳房擦拭干净，禁用乙醇擦洗。哺乳时护理人员指导产妇正确的哺乳姿势，选择最舒适的体位，哺乳过程中要防止乳房堵塞婴儿鼻孔。哺乳时让新生儿吸空一侧乳房后，再吸吮另一侧乳房，如乳汁无法排空，则使用吸奶器吸空乳房。哺乳期应佩戴大小合适的棉质乳罩。

2．乳头凹陷及扁平护理　有些产妇产后乳头凹陷，新生儿很难吸吮到乳头，导致哺乳困难。此时应先帮助产妇建立信心，指导产妇掌握正确的乳头牵拉和伸展练习方法，长期坚持练习有助于改善乳头凹陷和平坦状况。此外，还可以使用辅助乳头以利于新生儿含住乳头，同时利用负压吸引作用使乳头突出。

3．乳房胀痛护理　造成乳房胀痛的主要原因有开奶过晚、乳汁过多、不能及时排空乳房、乳腺管不通等。为有效地预防产后乳房胀痛，产后应早开奶，指导产妇正确的哺乳姿势和新生儿正确的含接姿势，按需哺乳，及时排空乳房，哺乳前按摩、热敷乳房可促进乳腺管通畅，在母婴分开时指导产妇手法排奶。必要时遵医嘱口服散结通乳中药。

4．乳头皲裂护理　乳头皲裂主要是由于新生儿含接姿势不正确造成。轻者可以继续哺乳，同时及时查找原因。哺乳前先湿热敷乳房和乳头3～5分钟，然后轻轻按摩乳房，挤出少量乳汁使乳晕变软，嘱产妇取舒适姿势，新生儿采用正确含接姿势，即将乳头和大部分乳晕含在口中，先吸吮损伤轻的一侧，再吸吮另一侧。哺乳时要缩短时间，增加哺乳次数。哺乳后，挤出少量乳汁涂在乳头和乳晕上，短暂暴露使其自然干燥。而皲裂严重者，应暂停哺乳，可用手法挤奶或使用吸奶器将乳汁吸出后喂哺婴儿。

5．乳腺炎护理　当产妇出现乳房局部红、肿、热、痛时，常提示有乳腺炎发生。轻度者，哺乳前湿热敷乳房3～5分钟，按摩乳房，轻轻拍打、抖动乳房，哺乳时先喂患侧，每次哺乳时间不少于20分钟，同时增加哺乳次数，哺乳时充分排空乳房。哺乳后要充分的休息，饮食要清淡。严重者需要外科处理并应用抗生素治疗。

6．催乳护理　若出现乳汁分泌不足时，首先要帮助产妇树立信心，保持心情愉快，睡眠充足。指导产妇正确的哺乳方法，按需哺乳、夜哺乳；调节饮食，多食鲫鱼汤、猪蹄汤。此外，还可以进行针灸、服用中药、使用产后康复仪等。

7．退乳护理　产妇因病或其他原因而不能进行母乳喂养时，应尽早退奶。最简单的方法是停止哺乳和挤奶，芒硝外敷，不排空乳房，饮食上限制汤类，佩戴合适的乳罩。使用退乳药物，直至乳房不胀为止。

（五）心理护理

观察产妇的心理变化，及时了解产妇及家属的需求，对其提出的问题耐心倾听，认真回答，提供帮助；指导正确的产后护理和新生儿护理知识；帮助产妇逐步参与到新生儿的护理中，培养家庭观念，助其做好产后心理调适，预防产后抑郁症的发生。

（六）健康指导

1．指导产妇个人卫生、饮食、休息的相关知识，指导新生儿护理。

2．根据产妇的情况安排合理的活动，指导产妇做产褥期保健操，促进腹壁、盆底肌肉张力恢复，避免皮肤过度松弛，预防尿失禁、子宫脱垂，避免和减少静脉血栓的形成。运动量应视产妇情况而定。

3．指导产妇在产褥期禁止性生活，并于产后恢复性生活后采取合适的避孕措施。

4．指导产妇产后检查，包括产后访视和产后健康检查。

（1）产后访视：产后3天内、产后14天、产后28天由社区保健人员进行产后访视，了解产妇和新生儿的健康状况，发现异常给予及时指导。访视内容包括：产妇饮食、睡眠、大小便情况；观察子宫复旧及恶露情况；检查乳房，了解哺乳情况；观察会阴切口、剖宫产腹部伤口情况。

（2）产后健康检查：告知产妇于产后42天带婴儿到医院进行全面的检查。

第五节　正常新生儿的护理

新生儿系指胎儿出生后断脐到满28天内的婴儿。正常足月儿是指胎龄满37～42周的新生儿，出生时体重在2500～4000g，无畸形或疾病的活产婴儿。正常足月儿皮肤红润，皮下脂肪丰满和毳毛少，体重在2500g以上，身长在47cm以上，哭声洪亮，肌肉有一定张力，四肢屈曲，耳壳软骨发育好、耳舟成形、直挺，指、趾甲达到或超过指（趾）端，足纹遍及整个足底，乳晕清楚，乳头突起，可扪及结节，男婴睾丸下降，女婴大阴唇遮盖小阴唇。

一、正常足月儿生理特点

（一）呼吸系统

因新生儿呼吸中枢发育不成熟，呼吸频率较快，安静时为40次／分钟左右。由于胸廓呈圆桶状，肋间肌较弱，呼吸主要靠膈肌的运动，所以以腹式呼吸为主。

（二）循环系统

出生后血液循环动力学发生重大变化：胎盘-脐血循环终止；肺循环阻力下降，肺血流增加；从肺静脉回流到左心房的血量显著增加，体循环压力增高；卵圆孔、动脉导管功能上关闭。新生儿心率波动较大，90～160次／分钟，血压平均为9.3／6.7kPa（70／50mmHg）。

（三）消化系统

足月儿出生时吞咽功能已经完善，但食管下端括约肌松弛，胃呈水平位，幽门括约肌较发达，易发生溢乳甚至呕吐。除淀粉酶外，消化道已经能分泌充足的消化酶，因此不宜过早喂食淀粉类食物。

（四）神经系统

新生儿脑相对大，但脑沟、脑回未完全形成，大脑皮质兴奋性低，故睡眠时间长，觉醒时间一昼夜仅为2～3小时。因大脑对下级中枢抑制较弱，且锥体束、纹状体发育不全，常出现不自主和不协调动作。新生儿出生时已经具备多种暂时性原始反射，如觅食反射、吸吮反射、握持反射、拥抱反射。正常情况下，上述反射出生后数月消失。另外，新生儿视觉、味觉、触觉、温觉发育较灵敏，痛觉、嗅觉、听觉较迟钝。

（五）血液系统

由于新生儿出生时入量少、不显性失水等原因，血液浓缩，血红蛋白值上升，生后24小时最高，于第一周末恢复至出生时水平，以后逐渐下降。白细胞数出生后较高，3天后明显下降，5天后接近婴儿值。血小板数与成人相似。由于胎儿肝脏维生素K储存量少，凝血因子Ⅱ、Ⅶ、Ⅸ、Ⅹ活性较低，故出生后常需要补充维生素K。

（六）泌尿系统

新生儿一般在出生后24小时内开始排尿，少数在48小时内排尿。新生儿出生时肾结构发育虽已完成，但功能仍不成熟。肾稀释功能虽与成人相似，但其肾小球滤过率低，浓缩功能差，不能迅速有效处理过多的水和溶质，易发生脱水和水肿。

（七）免疫系统

新生儿特异性和非特异性免疫功能均不成熟，新生儿缺乏IgA，消化道、呼吸道易感染；自身产生的IgM不足，缺少补体，对革兰阴性细菌及真菌的杀菌能力差，易发生败血症。但胎儿可从母体通过胎盘获得免疫球蛋白IgG，因此具有抗传染病的免疫力。

（八）皮肤、黏膜

出生时全身覆盖一层灰白色的胎脂，数小时后开始吸收，如若不及时吸收，则分解为脂肪酸刺激皮肤。新生儿皮肤薄嫩，受损后易发生感染；口腔黏膜柔嫩，血管丰富，面颊部有较厚的脂肪层称颊脂体，可帮助吸吮。

（九）能量、体液代谢

初生婴儿体内含水量占体重的70%～80%，并与出生体重和日龄有关，所以新生儿需水量应根据出生体重、胎龄、日龄及临床情况而异。

（十）体温

由于出生后环境温度较宫内低，新生儿出生后1小时体温可降低2.5℃，如环境温度适中，体温可逐步回升，波动在36～37℃。新生儿体温调节中枢发育尚不完善，皮下脂肪薄，体表面积相对较大，皮肤表皮角化层差，易散热，如不及时保温，可发生低体温、低氧血症、低血糖等。

二、新生儿常见的特殊生理现象

（一）生理性黄疸

由于新生儿胆红素代谢特点，50%～60%的足月儿和80%的早产儿于出生后2～3天内出现皮肤、巩膜发黄，4～5天达到高峰，10～14天消退。

（二）生理性体重下降

新生儿出生后2～4天内由于摄入少、丢失水分较多，出现体重下降，一般不超过10%，10天左右恢复至出生时水平。

（三）乳腺肿大和假月经

由于出生后来自母体雌激素的突然中断，新生儿出生后4～7天均可出现乳腺变大，2～3周消退。女婴出生后7天内，阴道有少量血性分泌物，可持续1周。

（四）“马牙”和“螳螂嘴”

由于上皮细胞堆积或黏液腺分泌物积留，新生儿口腔上腭中线和齿龈部位出现黄色、米粒大小的小颗粒，俗称“马牙”，出生后数周至数月消失。新生儿两侧面颊部有利于吸吮乳汁的脂肪垫，俗称“螳螂嘴”。以上均属正常现象，不可挑破，以免感染。

（五）新生儿红斑和粟粒疹

新生儿出生后在鼻尖、鼻翼、颜面部出现小米粒大小的黄白色皮疹，称为“新生儿粟粒疹”，主要是由皮脂腺堆积而成，多自行消退。新生儿出生后1～2天在头部、躯干、四肢出现大小不等的多形性斑丘疹，称为“新生儿红斑”。

三、护理

（一）一般护理

1．提供适宜的环境　母婴同室房间宜向阳，光线充足，空气流通，室温相对恒定在20～24℃之间，相对湿度在55%～65%，一切操作均应在保暖情况下进行。

2．保持呼吸道通畅　新生儿出生后保持其舒适体位，观察呼吸道通畅情况，侧卧位，预防窒息。

3．密切观察生命体征　出生后定时观察新生儿面色、呼吸、哭声、大小便次数和性质、体温、脐部及喂养情况，每天经皮测量胆红素值，详细记录于新生儿护理记录单上，发现异常及时报告医生，并加强观察。

4．安全措施　新生儿床应有床围，铺有床垫，避免使用过热的热水袋，及尖锐的玩具。产妇和新生儿均应佩戴腕带，腕带上注明床号、姓名、性别、住院号。24小时母婴同室，为新生儿进行沐浴、预防接种时均由专业护理人员操作，母婴分离时间不超过1小时。加强病房管理，对可疑人员及时进行询问、清理，夜间病区及时落锁。

（二）皮肤护理

1．保持皮肤清洁　新生儿的衣服、尿布以柔软的棉质布料为宜，松紧适中。勤洗澡，勤更衣，勤换尿布。每次大便后先用温水清洗臀部，擦干后再涂上护臀霜，防止红臀和尿布疹的发生。

2．脐部护理　保持脐部清洁和干燥。注意观察脐部有无渗血、分泌物和肉芽，发现异常及时处理。

（三）合理喂养

新生儿喂养的方式有母乳喂养、人工喂养和混合性喂养，如无异常情况提倡母乳喂养。护理人员应及时进行指导，让产妇和家属尽快掌握喂养方法和有关知识。新生儿食具定时消毒，避免污染。

（四）预防感染

1．严格执行消毒隔离制度，病房定时通风，限制陪护人员数量。医护人员接触新生儿时戴口罩、洗手，严格执行各项操作规程，避免交叉感染。

2．新生儿洗澡间每日通风、消毒，新生儿用品应人一人一用一更换。

（五）免疫接种

1．乙肝疫苗　新生儿出生后如无禁忌证在出生24小时内、1个月、6个月各注射乙肝疫苗5μg。

2．卡介苗　正常新生儿出生24小时内皮内注射卡介苗0.1mL。

（六）健康指导

1．提倡母乳喂养和母婴同室，进行皮肤接触，指导新生儿抚触知识，促进感情交流，有利于新生儿身心两方面的发育。

2．指导有关的育儿知识，加强与产妇及家属的沟通，对其遇到的问题及时解答和处理。

3．积极进行新生儿先天性甲状腺功能减低症、苯丙酮尿症等先天性疾病的筛查，护理人员应向产妇和家属介绍筛查的相关知识，并解答疑问。

第五章　泌尿系统疾病护理

第一节　肾小球疾病护理

一、急性肾小球肾炎

急性肾小球肾炎简称急性肾炎。临床上表现为急性起病，是以血尿、蛋白尿、水肿、高血压和肾小球滤过率一过性下降为特点的肾小球疾病，也常称为急性肾炎综合征或链球菌感染后急性肾炎。

二、急性肾小球肾炎的主要诊断依据

1．病前1～3周有明显链球菌感染史，即有呼吸道感染或皮肤感染或扁桃体炎病史，临床出现典型血尿、蛋白尿、少尿、水肿、高血压等症状。

2．链球菌培养及血清学检查　咽部或皮肤脓痂分泌物培养示A族溶血性链球菌阳性，血清补体C_3下降，血清肌氨酸氧化酶（sarcosine oxidase，SAO）增高，即可确诊本病。

3．肾活检病理类型　毛细血管内增生性肾炎。

三、急性肾小球肾炎的主要护理措施

1．提供良好、舒适的休息环境，保持病室空气流通。急性期要绝对卧床休息，直至血尿消失、水肿消退、血尿实验室指标恢复正常方可逐渐活动，避免过度劳累。防止呼吸道感染，避免受凉，注意保暖。

2．遵医嘱给予利尿药、抗高血压药，并观察药物疗效及不良反应。尽量避免肌肉或者皮下注射，注射后按压稍长时间，防止继发感染。

3．穿舒适的全棉内衣。下肢水肿严重时抬高下肢。会阴部肿胀明显时应及时用纱布垫或水垫托起，防止擦伤皮肤或糜烂。

4．准确记录24小时出入量，监测体重、血压。全身水肿明显、尿少时，应严格限制水、钠和钾的摄入。出现氮质血症时进低蛋白饮食，蛋白质摄入量为0.6～0.8g／（kg·d），给予富含丰富维生素的低盐、低钠饮食。

5．向患者说明疾病过程及治疗方案，讲解定期复查的必要性，大部分预后良好，

个别患者可能会转化为慢性肾小球肾炎。女性患者近期不要妊娠，应定期门诊随访。

四、慢性肾小球肾炎

慢性肾小球肾炎可发生于任何年龄，但以中、青年男性为主。起病方式和临床表现多样。多数起病隐匿、缓慢，是以血尿、蛋白尿、高血压、水肿为临床表现的肾小球疾病。

五、慢性肾小球肾炎的主要临床表现

1．蛋白尿　是本病的必有表现，尿蛋白定量常在1～3g／d。

2．血尿　多为镜下血尿。

3．水肿　由水钠潴留和低蛋白血症引起，多为眼睑肿和（或）下肢轻中度凹陷性水肿。

4．高血压　与水钠潴留、血中肾素和血管紧张素的增高有关。

5．肾功能损害　呈慢性进行性损害，常出现贫血。

六、慢性肾小球肾炎诊断依据

1．起病缓慢，临床表现可轻可重，病情迁延，病程在3个月以上。

2．尿检异常，血尿、蛋白尿、轻度水肿、管型尿等，一项或者数项异常持续3个月以上。

3．肾活检，明确肾小球病变程度和疾病病理类型。

七、慢性肾小球肾炎的治疗方法

（一）一般治疗

限制食盐的摄入，伴高血压患者应限盐<3g／d，钠摄入量也要控制，抗高血压药物应该在限制钠盐饮食的基础上进行；调整饮食中蛋白质与含钾食物的摄入；戒烟、限制饮酒、减肥、适当锻炼等。

（二）药物治疗

常用的抗高血压药物有血管紧张素转换酶抑制剂（angiotensin converting enzyme inhibitors，ACEI）、血管紧张素Ⅱ受体拮抗药（Angiotensin Ⅱ receptorantagonisus，ARB）、长效钙通道阻滞药（calcium channel blockers，CCB）、利尿药、β受体阻滞药等。由于ACEI与ARB除具有降低血压作用外，还有减少尿蛋白和延缓肾功能恶化的肾保护作用。应优选使用ACEI与ARB类药物，定期测血压、肾功能和血钾，尤其注意防止高钾血症。少数患者应用ACEI有夜间干咳的不良反应，应换用ARB。有双侧肾动脉狭窄者禁用。

（三）减少尿蛋白并延缓肾功能的减退

蛋白尿与肾功能减退密切相关，因此应严格控制。ACEI与ARB具有降低尿蛋白的作用，其用药剂量常需要高于其降压所需剂量，但应预防低血压的发生。

（四）糖皮质激素和细胞毒性药物

由于慢性肾炎是包括多种疾病在内的临床综合征，其病因、病理类型及其程度、临床表现和肾功能等差异较大，是否应用应根据病因及病理类型确定。

（五）其他

抗血小板凝集药、抗凝血药、他汀类降脂药、中药。

八、慢性肾小球肾炎的主要护理措施

1．饮食护理　限制食物中蛋白质及磷的摄入，低蛋白与低磷饮食可以减轻肾小球高压、高灌注与高滤过状态，延缓肾小球硬化，根据肾功能的状况给予优质低蛋白饮食，保证进食优质蛋白质＞60%（以动物蛋白为主）。进食低蛋白饮食时，应适当增加糖类的摄入，以满足机体所需要的热量，防止负氮平衡。限制蛋白入量后同样可以达到低磷饮食的目的。宜给予优质低蛋白、低磷、高维生素的饮食。增加糖的摄入，以保证足够的热量，减少自体蛋白质的分解，如患者有水肿和（或）高血压则应限制钠盐的摄入，合理科学饮食。

2．加强用药指导，避免加重肾损害的因素　感染、低血容量，水电解质和酸碱平衡紊乱，妊娠及应用肾毒性药物（如氨基糖苷类抗生素、含有马兜铃酸中毒药、非甾体抗炎药、对比剂等）均可损伤肾脏，应避免使用或者慎用。

3．其他　劳逸结合，增强体质，预防感染。定期门诊随访。

九、急性肾小球肾炎及种类

1．急性肾小球肾炎是一组表现为血尿、蛋白尿及进行性肾功能减退的临床综合征，是肾小球肾炎中最严重的类型，肾活检病理通常表现为新月体肾炎，故又称作新月体型肾小球肾炎。

2．Couser分类法

（1）Ⅰ型：伴肺部损害的肺出血-肾炎综合征。不伴肺部损害的抗GBM抗体型肾小球肾炎（无肺出血）。

（2）Ⅱ型：免疫复合物型。

（3）Ⅲ型：非免疫复合物型，近年研究表明，Ⅲ型中70%～80%患者血清中存在抗中性粒细胞胞质抗体（antineutrophil cytoplasmic antibodies，ANCA），故又称为ANCA相关性肾小球肾炎。

十、急性肾小球肾炎的主要诊断依据

1．起病急，病情重，进展迅速，多在发病数周或数月内出现较重的肾功能损害。肾功能进行性恶化，严重贫血，少尿。

2．明显水肿、血尿、蛋白尿、管型尿。

3．肾活检病理类型　早期出现细胞性新月体，晚期纤维性新月体。

4．血清ANCA　阳性。

十一、急性肾小球肾炎及疾病鉴别

（一）急性肾小管坏死

常有明显的病因，如中毒因素（药物、鱼胆中毒等）、休克、挤压伤、异型输血等，病变主要在肾小管，故见尿少、低比重尿及低渗透压尿，尿中有特征性的大量肾小管上皮细胞，一般无急性肾炎综合征表现。

（二）尿路梗阻性肾功能衰竭

常见于肾盂或双侧输尿管结石或一侧无功能肾伴另一侧结石梗阻、膀胱或前列腺肿瘤压迫或血块梗阻等。患者常突发或急骤出现无尿，有肾绞痛或明显腰痛史，但无急性肾炎综合征表现，B超、膀胱镜检查或逆行尿路造影可证实存在尿路梗阻。

（三）急性过敏性间质性肾炎

以急性肾功能衰竭起病，常伴发热、皮疹、嗜酸性粒细胞增高等过敏表现，尿中嗜酸性粒细胞增高。常可查出药物过敏的原因。

（四）双侧肾皮质坏死

高龄孕妇的妊娠后期，尤其合并胎盘早期剥离者，或各种严重感染及脱水之后亦有发生。本病由于反射性小动脉（尤其肾皮质外层的2／3小动脉）收缩所致，病史及肾活检有助鉴别。

上述疾病尿中均无变形红细胞，无肾性蛋白尿，血中无抗GBM抗体，ANCA阴性。

十二、急性肾小球肾炎的主要治疗措施

首选血浆置换，其他还有激素冲击疗法、糖皮质激素治疗、免疫抑制药及细胞毒性药物应用、血液透析或腹膜透析。

十三、狼疮肾炎

狼疮肾炎是系统性红斑狼疮（systemic lupus erythematosis，SLE）累及肾脏所引起的一种免疫复合物性肾炎，是系统性红斑狼疮严重的并发症。其血清具有以抗核抗体为主的大量不同的自身抗体。以女性多见，尤其20～40岁的育龄女性。

十四、狼疮肾炎的主要治疗措施

（一）一般治疗

急性活动期应卧床休息，避免使用诱发或加重病情的药物，如青霉素类药物、普鲁卡因胺等。

（二）药物治疗

诱导缓解和维持治疗、免疫抑制治疗和针对相关表现和并发症的支持治疗。糖皮质激素是治疗的主要药物，能明显改善患者的临床和预后，具体用药应根据是否有SLE活动及病理类型遵循分级治疗和个体化原则。对于弥漫增殖型狼疮性肾炎或激素疗效不佳者应加用细胞毒性药物，如环磷酰胺、硫唑嘌呤、霉酚酸酯、雷公藤总苷、环孢素、他克莫司、来氟米特等。

十五、肾病综合征

肾病综合征（nephrotic syndrome，NS）是指由各种肾脏疾病所致的，以大量蛋白尿、低蛋白血症、水肿和高脂血症为临床表现的一组综合征。

十六、肾病综合征的主要临床表现

1．大量蛋白尿＞3.5g／24h。

2．高度水肿，水肿常为肾病综合征的首发症状，严重者常有浆膜腔积液。

3．高脂血症、低蛋白血症，血浆清蛋白＜30g／L。

4．全身症状，如少尿、感染、血压升高、乏力、厌食。

十七、肾病综合征的主要治疗方法

（一）一般治疗

应卧床休息，给予优质蛋白、高热量饮食，水肿明显者应给予低盐饮食，少食动物油和含胆固醇高的食物，如蛋黄。

（二）对症治疗

利尿消肿，以噻嗪类加保钾利尿药并用效果好，效果不佳时，改用渗透性利尿药、清蛋白，并用袢利尿药（如呋塞类）。

1．糖皮质激素　抑制炎症反应、免疫反应、醛固酮和抗利尿激素分泌，影响肾小球基底膜通透性等综合作用，发挥利尿作用。

2．细胞毒性药物　适应证是激素治疗无效、患者对激素依赖、反复发作或重症患者。

3．中药治疗　可减少激素和细胞毒性药物的不良反应，可选用中药免疫抑制药物，如雷公藤总苷、昆明山海棠片等。

4．替代治疗　血液透析或腹膜透析。

十八、肾病综合征护理注意事项

1．休息　严重水肿和高血压时需卧床休息，一般无须严格限制活动，根据病情适当安排活动，使患者精神愉快。

2．饮食　保证热量，蛋白质摄入控制在1g／d为宜。明显水肿或高血压时，短期限制钠盐。

3．皮肤护理　保持皮肤清洁、干燥，避免擦伤和受压，定时翻身，被褥应松软，臀部和四肢可垫上橡皮气垫或棉圈，有条件者可用气垫床。水肿的阴囊可用棉垫或吊带托起，皮肤破裂处覆盖无菌敷料，以防感染。

4．严重水肿者　应避免肌肉注射药物，因严重水肿可致药物滞留、吸收不良或药液外渗，导致局部潮湿、糜烂或感染。必须肌肉注射时，应严格消毒，注射后延长按压时间防止药液外渗。

5．观察水肿变化　记录24小时出入量，每天记录腹围、体重。

6．防感染　避免受凉，不去人群拥挤的场所。

7．观察药物疗效及不良反应。

第二节　肾脏病的临床表现

一、尿量异常

尿量异常包括少尿、无尿、多尿和夜尿增多。

1．少尿　指24小时尿量少于400mL或每小时少于17mL。

2．无尿　指24小时少于100mL。少尿和无尿多与肾功能衰竭有关。

3．多尿　指24小时尿量大于2500mL或每分钟大于2mL。

4．夜尿增多　指夜间（晚上6点至次日早晨6点）尿量超过全天尿量的一半，或夜间睡眠时尿量超过750mL，大多与肾功能不全有关。心功能不全患者有时也有夜尿增多的现象，某些精神因素也会引起，但仅排尿次数多而尿量不增加者，不属夜尿增多范畴。

二、排尿异常

正常情况下，排尿是很通畅、轻松的过程。临床常见的排尿异常指尿频、尿急、尿痛和尿意不尽的感觉，通常合并存在以下情况。

1．尿频　排尿次数明显增多，分生理性和病理性，后者常伴尿急、尿痛。

2．尿急　尿意一来即需立即排尿的症状。

3．尿痛　排尿时的疼痛，可出现于会阴部、耻骨上区和尿道内，痉挛性疼痛或烧灼痛。

以上都属于不正常现象，应及时就医。

三、白细胞尿

尿液里含大量白细胞时叫作白细胞尿。临床上指的脓细胞就是因炎症而变性的白细胞，白细胞尿和脓尿没有实质区别，正常人的尿液里只含少许白细胞，新鲜清洁的中段尿，经离心沉淀做镜检，通常＜5个／高倍视野，如果12小时尿白细胞计数＞100万个者为异常，1小时尿白细胞计数＞40万个者为白细胞尿。

四、 蛋白尿

正常人每日滤过的原尿达180L之多，但经过肾小管重吸收、分泌最后浓缩，排出的终尿仅有1.5L左右，其中含蛋白为40～100mg，用尿蛋白定性方法是测不出来的。蛋白尿并非都是病态，有功能性蛋白尿和病理性蛋白尿之分。

1．功能性蛋白尿　也称生理性蛋白尿，是指出现于健康人的暂时性蛋白尿，多见于青年人，在剧烈运动、发热、高温、受寒、精神紧张等因素影响下，正常孕妇尿中蛋白可轻度增加，功能性蛋白尿在诱因解除后会自行消失，又称为一过性蛋白尿。

2．病理性蛋白尿　是指人体某个系统或脏器发生病变所致的尿液持续出现蛋白，一般24小时尿蛋白定量超过150mg，即为蛋白尿。

五、尿色异常

尿色异常是指尿液颜色的显著异常，正常尿色呈淡黄透明。在生理状态下，尿色的深浅与尿量、尿酸碱度、某些食物或药物有关；在病理状态下，如血尿、血红蛋白尿、脓尿、乳糜尿等，均可使尿色发生显著改变。

六、肾源性水肿

肾源性水肿是由于肾脏疾病导致体内钠、水潴留引起组织疏松部位不同程度的水肿，是肾小球疾病最常见的症状。

七、肾源性水肿的原因

产生水肿的主要因素为钠和水的异常潴留、毛细血管滤过压升高、毛细血管渗透性增加、血浆胶体渗透压降低。

肾源性水肿可分为两类，即以蛋白尿导致的低蛋白血症为主的肾源性水肿和以肾小球滤过率明显下降为主的肾炎性水肿，水肿首先分布于组织间压力较低和皮下组织疏松的部位，早期以眼睑、颜面部水肿为主，以后再发展至全身。

八、肾源性水肿的护理

（一）休息

平卧可增加肾血流量，提高肾小球滤过率，减少水钠潴留。轻度水肿患者卧床休息与活动可交替进行，限制活动量，严重水肿者应以卧床休息为主。

(二）饮食护理

1．水盐摄入　轻度水肿，尿量＞1000mL／d，不用过分限水，钠盐限制在3g／d以内，包括含钠食物及饮料。严重水肿伴少尿，每天摄入量应限制在前天尿量再加500mL以内，给予低盐饮食（每天主副食中含钠量＜700mg）。

2．蛋白质摄入　严重水肿伴低蛋白血症患者，可给予蛋白质1g／（kg·d），其中60％以上为优质蛋白，轻、中度水肿患者，可给予蛋白质0.8～1.0g／（kg·d），给予蛋白质的同时必须要有充足热量摄入，每天摄入126～147kJ／kg（30～35kcal／kg）。

(三）病情观察

询问患者有无不适及进食情况。观察水肿部位及程度变化。有胸腔积液者注意呼吸频率，体位要舒适，有腹腔积液要测腹围，准确记录出入量，进行透析治疗者记录超滤量。隔日或每日测体重，体重变化能有效反映水肿消长情况。

(四）用药护理

按医嘱给予利尿药，常用氢氯噻嗪、氨苯碟啶、呋塞米，尿量增多时注意低钾血症。另外，要注意在提高血浆胶体渗透压后再用利尿药。

(五）保持皮肤、黏膜清洁

温水擦浴或淋浴，勤换内衣裤，饭前、饭后用漱口液漱口，每天冲洗会阴1～2次。

(六）防止水肿皮肤破损

患者应穿宽松、柔软的棉织品衣裤，保持床单平整、清洁，要协助患者经常变换体位，避免骨隆起部位受压，并发压疮。肌肉及静脉注射时，要严格无菌操作，应将皮下水肿液推向一侧再进针，穿刺后用无菌棉球按压至不渗液。

(七）健康指导

向患者及家属讲解造成水肿的原因，使之与医护配合。慢性肾脏疾病常因感染、过度劳累、情绪变化、进食水盐过多而使病情加重，故避免上述原因极为重要。

九、肾性高血压

肾性高血压主要是由于肾脏实质性病变和肾动脉病变引起的血压升高。在症状性高血压中称为肾性高血压，是最常见的继发性高血压。在成人高血压发病率仅次于原发性高血压，为第二位，而在儿童高血压中占第一位。如不积极治疗控制高血压，将会引起严重的心脑血管并发症，并加重肾损害进展，促进慢性肾功能衰竭的发生。

十、肾性高血压的主要护理措施

(一）改善生活行为

1．起床宜缓慢，早晨醒后不宜立即下床，先仰卧片刻，活动一下头颈部和上肢，以适应起床后的体位变化。晨练量力而行，不宜剧烈活动，轻度的活动有利于缓解动脉的紧张度，午餐后稍活动，然后小睡一会，以0.5～1.0小时为宜。

2．戒烟少酒　有烟酒嗜好的高血压患者，会因烟酒过多引起心、脑、肾的损害。

3．温水洗澡　用40℃左右的温水洗澡、洗脸、漱口为最佳选择。

4．切忌屏气用力排便，坐便较适宜。

（二）肾性高血压患者的降压达标护理

慢性肾功能衰竭患者血压以控制在17.29／10.64kPa（130／80mmHg）以下为宜，密切观察抗高血压药物的疗效，降压幅度不宜过快，要及时发现抗高血压药物的不良反应，提高患者长期治疗的依从性。

（三）肾性高血压急性升高的护理

慢性肾功能衰竭患者短期内收缩压＞26.6kPa（200mmHg），舒张压＞17.29kPa（130mmHg）时要及时处理高血压危象。保持患者情绪稳定，密切观察其意识状态、瞳孔、呼吸及心率的变化。

（四）密切监测血压

对所有的慢性肾功能衰竭患者均应密切监测血压，有条件时应检测抗高血压药作用最弱时点的血压（晨起后血压）、最强时点的血压（傍晚血压）和临睡前血压。1天多次服药者还要测量服药前的血压，其他时间的血压根据需要随时测量，血压平稳控制者，最好每日测量晨起后和临睡前的血压。

（五）饮食护理

早餐宜清淡，晚餐宜少，以七成饱为宜，不要只吃米饭，应配些汤类或粥类。少油、少盐，食盐摄入量＜3g／d；少吃甜食，甜食含糖量高，可在体内转换成脂肪，容易促进动脉硬化；少吃动物内脏，动物内脏含胆固醇高，可加速动脉硬化，如肝、肾、脑、心等应少吃。宜多吃含钾食物（适用人群是肾功能正常者），钾在体内能缓冲钠的作用。宜多吃含优质蛋白质和维生素的食物，如鱼、牛奶、瘦肉、鸡蛋、豆类及豆制品。宜多食含钙丰富的食物，含钙的食物很多，如奶制品、豆制品、芝麻酱、虾皮、海带、骨头汤、黑木耳、核桃、鸡蛋等。

第三节　肾功能衰竭

一、急性肾功能衰竭

急性肾功能衰竭是由于各种病因引起的短时间内（数小时或数天）肾功能突然下

降。表现为血肌酐和尿素氮升高，水电解质和酸碱平衡失调及全身各系统并发症，是一组临床综合征，简称急性肾功能衰竭。近年来，趋向于将急性肾功能衰竭改称为急性肾损伤（acute kidney injury，AKI），以强调对这一综合征早期诊断、早期处置的重要性。

二、急性肾功能衰竭的病因

急性肾功能衰竭病因多样，可分为肾前性、肾性、肾后性，但又常相继出现。

1．肾前性原因　血容量不足、有效动脉血流量减少和肾内血流动力学改变。

2．肾性原因　肾小球疾病、肾小管坏死、肾间质疾病、肾血管疾病。

3．肾后性原因　由各种原因的急性尿路梗阻所致。常见尿路梗阻、双侧肾盂积液、前列腺增生症和肿瘤。

三、急性肾功能衰竭的表现

急性肾功能衰竭临床表现为肌酐、尿素氮及其代谢产物、体液的潴留，重要的临床表现为水钠潴留、容量超负荷、高血钾及酸中毒等。

四、急性肾功能衰竭疾病鉴别

1．鉴别是急性肾功能衰竭还是慢性肾功能衰竭。

2．病因的鉴别，如肾前性、肾性、肾后性等因素。

3．慢性肾功能衰竭基础上的急性肾功能衰竭。

五、急性肾功能衰竭预后

急性肾功能衰竭预后与原发病性质、患者年龄、肾功能受损程度、是否早期诊断和早期治疗、透析、有无多脏器衰竭等并发症有关。患者直接死亡于急性肾功能衰竭本身的少见，主要死因在于原发病和并发症，尤其是多器官功能衰竭、感染。

六、急性肾功能衰竭治疗手段

1．纠正可逆的病因，预防肾功能恶化。

2．维持体液平衡。

3．饮食调节和营养支持。

4．对症治疗　及时处理高钾血症、代谢性酸中毒、感染、心力衰竭。

5．血液净化治疗　血液透析、腹膜透析或床边连续肾脏替代疗法（continuous renal replacement therapy，CRRT）治疗。

七、急性肾功能衰竭护理措施

1．急性肾功能衰竭少尿期应卧床休息，增加肾血流量；严格限制水、钠的摄入，液体摄入原则是前一天尿量加500mL。

2．准确记录24小时出、入量，特别是24小时尿量的记录。

3．饮食指导　给予低盐、优质蛋白质、高热量饮食。每天给予优质蛋白质

（0.8～1.0）g／kg，如鸡蛋、鱼、牛奶和瘦肉。避免摄入含钾高的食物，如香蕉、橘子、提子、橙子、菇类等，禁食阳桃。

4．进入多尿期的患者应注意休息，逐渐增加活动量；及时调整饮食及水钠的摄入，指导患者根据前一天的排出量来制订当日的食谱，适当进食浓缩果汁、菇类、汤类、水果等含钾高的食物，适当补充水分及含钾的食物，防止脱水及低钾血症发生。

5．避免使用肾毒性药物，如庆大霉素、阿米卡星等。

6．定期检测肾功能。

八、慢性肾功能衰竭

慢性肾功能衰竭（简称慢性肾衰）又称慢性肾功能不全，是发生在各种慢性肾脏病的基础上，缓慢地出现肾功能减退，最终以代谢产物潴留，水、电解质和酸碱平衡紊乱为主要表现的一组临床综合征。临床分四期：肾功能代偿期、肾功能失代偿期、肾功能衰竭期、尿毒症期。

九、慢性肾功能衰竭的病因

各种原发性和继发性肾脏疾病均可导致慢性肾功能衰竭。常见的主要病因如下。

1．原发性肾小球肾炎　慢性肾小球肾炎，如IgA肾病、膜增生性肾小球肾炎、局灶节段性肾小球硬化和系膜增生性肾小球肾炎等。

2．继发性肾小球肾炎　狼疮肾炎、血管炎肾脏损害、多发性骨髓瘤、糖尿病肾病及淀粉样变性肾病等。

3．间质肾小管疾病　感染性肾病如慢性肾盂肾炎、肾结核等，药物及毒物中毒如马兜铃酸性肾病、镇痛药性肾病、重金属中毒性肾病等，其他如痛风等。

4．肾血管性疾病　如高血压、肾小动脉硬化症等。

5．遗传性肾病　如多囊肾、遗传性肾炎等。

6．梗阻性肾病　如尿路结石、肿瘤、前列腺增生症等导致泌尿道梗阻。

十、慢性肾功能衰竭的表现

1．水、电解质、酸碱平衡失调　水肿、代谢性酸中毒、高钾血症等。

2．尿毒症毒素引起的各系统症状　高血压、左心室肥大、心力衰竭、心包炎、动脉硬化；尿毒症支气管炎、肺炎、胸膜炎等；胃肠道症状，如恶心、呕吐、食欲下降、腹胀、腹泻、消化道出血等；感染如呼吸道感染、皮肤感染、尿路感染等；神经系统病变，如疲乏、失眠、性格改变、尿毒症脑病等；贫血、出血倾向；皮肤瘙痒、尿毒症面容；肾性骨病。

十一、慢性肾功能衰竭的预后

慢性肾功能衰竭一般为不可逆转病变，病变可长达数年或是十几年，透析疗法或肾移植能显著延长患者的生活质量，预后差。

十二、慢性肾功能衰竭的保守治疗措施

1. 治疗原发病和纠正加重慢性肾功能衰竭的因素。

2. 缓解肾功能恶化的治疗措施有饮食治疗，如优质低蛋白、低盐、低磷饮食；应用必需氨基酸等；控制高血压；中医西医结合治疗；并发症的治疗，包括控制高血压、调整血糖、控制感染、纠正贫血、防止泌尿系结石。

十三、慢性肾功能衰竭营养护理措施

1. 饮食护理　肾功能衰竭患者，要坚持优质蛋白、低盐、低磷、高维生素、含铁丰富的饮食，适当限制植物蛋白摄入量，尿量减少者限水、钠、钾的摄入量。

2. 热量　供给患者足够的热量，以减少体内蛋白的消耗。

3. 改善患者的食欲。

4. 必需氨基酸疗法。

5. 定期检测肾功能和营养状况，劳逸结合，保持良好心情。

十四、慢性肾功能衰竭的替代治疗手段

慢性肾功能衰竭的替代治疗主要有血液透析、腹膜透析、肾移植。

十五、低盐饮食

每天可食用盐不超过3克。

十六、低钠饮食

控制摄入食物中自然存在的含钠量（每日控制在0.5g以下），慎用腌制食品，对无盐和低钠者，还应禁用含钠食物和药物，如发酵粉（油条、挂面）、汽水（含小苏打）和碳酸氢钠、酱油和味精等调味品及药物。

十七、低蛋白饮食

每日蛋白质摄入量≤0.8g／kg。多补充蔬菜和含糖高的食物，补充必需氨基酸，同时保证足够能量摄入的饮食治疗方法。

十八、低磷饮食

每日磷的摄入控制在＜600mg／d，低磷饮食后仍有高磷血症时，应加磷结合剂。

十九、低钾食物

低钾的食物有油菜心、小红萝卜、白萝卜、芹菜、南瓜、番茄、茄子、葱头、黄瓜、冬瓜、丝瓜、西葫芦、鸭梨、苹果、葡萄、菠萝等。

二十、高钾食物

含钾高的食物有鲜蚕豆、马铃薯、山药、菠菜、苋菜、海带、紫菜、黑枣、杏、杏仁、香蕉、核桃、花生、青豆、黄豆、绿豆、毛豆、羊腰、猪腰等。

第四节　血液净化疗法

一、血液透析

血液透析也称人工肾或洗肾，是最常见的肾脏替代治疗方法之一，主要用弥散、超滤、对流原理来清除血液中的有害物质和过多水分，达到替代部分肾功能的目的，也可以用于治疗药物或毒物中毒等。

二、腹膜透析

腹膜透析是利用人体自身的腹膜作为半透膜，利用重力作用将配制好的透析液经导管灌入患者的腹膜腔，这样，在腹膜两侧存在溶质的浓度梯度差，高浓度一侧的溶质向低浓度一侧移动（弥散作用），水分则从低渗一侧向高渗一侧移动（渗透作用），通过腹腔透析液不断地更换，达到消除体内代谢产物、毒性物质及纠正水、电解质平衡紊乱的目的，即替代部分肾脏功能。

三、血液透析适合者

终末期肾病、急性肾损伤、急性药物或毒物中毒和严重水、电解质及酸碱平衡紊乱与其他疾病。

四、腹膜透析适合者

终末期肾病、急性肾损伤、急性药物或毒物中毒，严重水、电解质及酸碱平衡紊乱。如有以下情况更适合腹膜透析：年龄大于65岁的患者、原有心血管疾病或心血管功能不稳定的患者、儿童、反复血管造口失败者、有明显出血倾向不适于肝素化者。

五、腹膜透析居家护理

1．腹透患者应重视合理饮食，优质蛋白饮食，加强营养摄入，定期复查血常规、生化等，进行营养评估。

2．密切观察水、电解质平衡情况，如体重增加、明显水肿、血压升高，可能是脱水量不足。如出现体重明显下降、乏力、口渴、低血压，应警惕脱水过多，及时报告腹透中心护士和医生，及时处理。

3．严格执行无菌技术，按正规操作程序执行，外接短管每3～6个月更换1次。

4．准确记录每日超滤量及尿量，每日出量应保持1000～2000mＬ，以量出为入原则来决定每日的液体入量，准确记录每日腹透超滤量、尿量、血压、体重、体温、脉搏、饮食、自觉不适症状等。如有腹痛、发热、透析液浑浊等腹膜炎症状应及时到腹透中心处理和治疗等。

5．做好出口护理，避免挠抓出口处，坚持每周换药2～3次，洗澡时注意透析管道的护理，禁止盆浴。

6．透析管道的护理，避免过力牵拉透析管，防止管道扭曲。

7．保持居家环境清洁，每日用紫外线灯消毒1～2次，每次60分钟 。

8．保持心情舒畅，可适当工作与学习，进行体育锻炼，增强抵抗力，避免过度劳累，多与腹透病友联系，乐观生活。

六、血液透析患者饮食注意事项

供给足够热量，以满足机体需要，少喝老火汤等。

1．蛋白质的摄入　血液透析患者推荐蛋白质摄入量为＞1g／（kg·d），其中优质蛋白（如牛奶、鸡蛋、瘦肉、鸡肉等），应占蛋白质总摄入量的50％以上。

2．当血清磷含量高时　适当限制含磷丰富食物的摄入，如蛋黄、内脏、豆类、菇类、茶叶、木耳等。

3．钠的摄入　有水肿、高血压和少尿的患者应限制钠盐，每日应少于3g，并且少食或不食用咸菜、皮蛋、酱油、味精及含钠高的调味品。

4．适当食用新鲜水果　补充维生素，每天约200g，最好在透析后当天或透析过程中食用，慎食含钾高的食物和水果，防止高血钾的发生，禁食阳桃。

5．忌用一切中成药　临床上应用最普遍的含有关木通的中成药是龙胆泻肝丸，患者应避免使用。除此之外，中药含钾量高，服用后易引起血钾升高，慢性肾功能衰竭患者也不宜服用。

七、腹膜透析患者饮食注意事项

1．饮食指导　腹透患者应注意合理饮食，应进优质蛋白饮食，即摄入蛋白质1.2～1.5g／（kg·d），如鸡蛋、牛奶、鱼、家禽类、瘦肉等。摄入足够热量146.44kJ／（kg·d），以糖类为主，如米粉、面食等。避免高磷食物，如动物内脏、老火汤、鲤鱼、虾米、蛋黄、紫菜等。根据化验血钾值调整含钾食物的摄入量，含钾高的水果及食物有葡萄、香蕉、橘子、蘑菇、榨菜等，禁食阳桃。

2．水分的摄入标准　水分摄入量为前一天24小时透析超滤量加尿量。

八、肾功能衰竭患者不能吃阳桃

肾功能衰竭患者不宜吃阳桃，以免其中的神经毒素导致恶心、呕吐、顽固性呃逆、低血压、嗜睡、昏迷等，严重者可导致死亡。

九、一体化治疗

一体化治疗是指肾脏病变在疾病不同阶段，其治疗方法各异，在疾病早期以治疗原发病、延缓肾脏疾病进展、防止并发症为目标，一旦进展成终末期肾病，就要选择替代治疗方式，如腹膜透析、血液透析、肾移植，三种治疗方案之间可以互相转换。

第六章　胸膜疾病护理

第一节　胸腔积液的护理

胸腔积液是指各种原因使胸腔内液体产生增多或吸收减少，超出正常范围而形成的一种病理状态。它并不是一种疾病，而是体内一种或多种疾病伴发的胸膜反应。胸膜腔是位于肺和胸壁之间的一个潜在的腔隙。正常情况下，胸膜腔内有3～15mL的微量液体，在呼吸运动时起润滑作用，其产生和吸收处于动态平衡状态。病理情况下，加速胸腔内液体产生或吸收减少时，均可出现胸腔积液（pleural effusion），一般分炎症性渗出液和非炎症性漏出液两大类。

一、诊断

（一）症状与体征

1. 症状　呼吸困难是最常见的症状，可伴有胸痛和咳嗽。呼吸困难与胸廓顺应性下降、患侧膈肌受压、纵隔移位、肺容量下降刺激神经反射有关。病因不同，其症状有所差别。结核性胸膜炎多见于青年人，常有发热、干咳、胸痛，随着胸腔积液量的增加胸痛可缓解，但可出现胸闷、气促。恶性胸腔积液多见于中年以上患者，一般无发热，胸部隐痛，伴有消瘦和呼吸道或原发部位肿瘤的症状。炎性积液多为渗出性，常伴有咳嗽、咳痰、胸痛及发热。心力衰竭所致胸腔积液多为漏出液，有心功能不全的其他表现。肝脓肿所伴右侧胸腔积液可为反应性胸膜炎，亦可为脓胸，多有发热和肝区疼痛。症状也和积液量有关，积液量少于300～500mL时症状多不明显，大量积液时心悸及呼吸困难更加明显。

2. 体征

（1）患侧胸廓饱满，呼吸运动减弱。

（2）纵隔、气管向健侧移位，癌性胸腔积液时气管向患侧移位。

（3）患侧语颤减弱、叩诊呈实音、呼吸音减弱或消失。

（4）积液量多时，患者呼吸加快。

（5）部分患者有消瘦、杵状指（趾）、锁骨上淋巴结肿大和腋下淋巴结肿大等恶性胸腔积液的表现。

（二）辅助检查

1．胸部X线检查

（1）少量积液（<300mL）仅见肋膈角变钝，应借助透视和侧位斜胸片确定。

（2）中等量积液表现为中下肺野大片状均匀密度增高阴影，阴影上缘外高内低，凹面向上，基底部与纵隔相连，两侧与纵隔和胸膜相连。

（3）大量积液表现为患侧肺野为致密均匀阴影，纵隔移向健侧。

（4）叶间包裹积液表现为叶间边缘光滑梭形阴影。

（5）肺底积液表现类似横膈抬高，可借助侧卧位胸片鉴别，侧卧位见积液散开而膈肌显示。

2．超声波检查　有助于胸液的诊断和定位。

3．胸液检查

（1）常规检查：主要包括胸腔积液的外观、比重、Rivalta试验、细胞计数与分类等。

（2）生化检查：主要包括蛋白质定量、葡萄糖定量、pH测定、酶学测定、癌胚抗原（carcinoembryonic antigen，CEA）、胆固醇、血清糖链抗原（CA50、CA125、CA199）、透明质酸（hyaluronic acid，HA）测定等。

除根据胸液常规和生化检查将胸液分为漏出液和渗出液两大类（表6-1），符合下列三项中任何一项可称为渗出液：①胸液蛋白含量与血清蛋白含量比值>0.5。②胸液乳酸脱氢酶（lactate dehydrogenase，LDH）／血清LDH比值>0.6。③胸液LDH>200U／L或>正常血清LDH最高限的2／3。

表6-1　漏出液和渗出液鉴别

项目	漏出液	渗出液
常见病因	充血性心力衰竭，缩窄性心包炎，上腔静脉综合征，黏液性水肿，肝硬化，肾炎，肾病综合征，腹腔透析，低蛋白血症，Meig综合征	感染性疾病，肿瘤，结缔组织病，心肌梗死后综合征，肺梗死（部分），胰腺炎，胰腺囊肿，食管穿孔，尿毒症，变态反应性疾病
外观	清，常呈淡黄色	微浊或浑浊，可为草黄色、脓性、血性、乳糜性
比重	＜1.108	＞1.108
Rivalta试验	阴性	阳性
蛋白定量	＜30g/L	＞30g/L
细胞数	＜10×10^{7}/L，主要为内皮细胞	常＞50×10^{7}/L，急性炎症以中性粒细胞为主，慢性炎症、肿瘤以淋巴细胞为主
LDH	＜200U/L	＞200U/L
病原体	无致病菌	可找到病原菌

(3) 免疫学检查：①T淋巴细胞及其亚群测定：结核性胸腔积液CD_4^+/CD_8^+比值增高，恶性胸腔积液CD_4^+/CD_8^+的比值明显降低。②体液免疫：抗PPD抗体、抗分枝杆菌A60抗体、抗分枝杆菌P32抗体，结核性胸腔积液均显著高于非结核性胸腔积液。

(4) 细胞学检查：①脱落细胞检查：50%以上的恶性胸腔积液可经细胞学检查而确诊。②染色体检查：恶性胸腔积液多数为非整倍体，并可出现染色体结构异常。

(5) 病原体检查：渗出液离心沉淀可找到病原菌，进一步作需氧菌和厌氧菌培养。

4．胸部CT检查　能显示极少量或局限性胸腔积液，亦能显示肺部和纵隔病变与胸膜和积液的关系。

5．胸膜活检　经皮针刺胸膜活检或胸腔镜胸膜活检，对原因不明的胸腔积液病因诊断很有帮助。胸腔积液的性质与有关病因，见表6-2。

表6-2　胸腔积液性质与有关病因

胸腔积液性质	病因
中性粒细胞增多	化脓性感染、膈下脓肿、早期结核、肺梗死、胰腺炎
嗜酸性粒细胞增多	反应性胸膜炎、气胸、胸部创伤、肺梗死、寄生虫感染、真菌感染（组织胞浆菌、放线菌、球孢子菌）、病毒感染
淋巴细胞增多	恶性病变、结核、真菌、黏液性水肿、消散期肺炎
间皮细胞增多	恶性胸膜间皮瘤
血性	损伤、肿瘤、肺梗死、结核、病毒、出血性疾病
乳糜样	胸导管损伤、肿瘤、结核
葡萄糖减少	化脓性、结核性胸膜炎，类风湿性关节炎
淀粉酶增高	急性胰腺炎、恶性肿瘤、食管破裂
腺苷脱氨酶增高	结核性、化脓性胸膜炎，肺吸虫病
癌胚抗原增高	恶性病变
胆固醇增多> 226mmol/L	慢性感染、长期积液、胸膜增厚

（三）诊断要点

1．确诊存在胸腔积液

(1) 少量胸腔积液时常无明显症状，大量胸腔积液时患者可有气促、胸闷、心悸。

(2) 随着积液量的增加，体检可见患侧胸廓饱满，呼吸动度减弱，气管向健侧移位，叩诊胸部呈浊音或实音，听诊呼吸音减弱或消失。

(3) X线检查：积液量<300mL时可见肋膈角变钝，包裹性积液可呈圆形或梭形密度增高影。

(4) CT检查可见积液或积液所掩盖的病变。

(5) 超声波检查可见肺部积液征。

(6) 诊断性胸腔穿刺抽出液体。

2．胸腔积液性质判定　根据外观和实验室检查区分胸腔积液为渗出液或漏出液。通常用于区别漏出液和渗出液的指标为测定胸腔积液中的蛋白含量和LDH含量，即Light标准。根据该标准，符合以下一个或一个以上标准的为渗出液。

(1) 胸腔积液中的蛋白含量与血浆中蛋白的比值>0.5。

(2) 胸腔积液中的LDH与血清中的LDH的比值>0.6。

(3) 胸腔积液中的LDH>2000U／L。

漏出液常见于充血性心力衰竭、肾病综合征、肝硬化、低蛋白血症、甲状腺功能减退症、腹膜透析、上腔静脉阻塞、缩窄性心包炎、肺不张等。渗出液常见于结核性胸膜炎、肺炎、恶性肿瘤和结缔组织病等。

(四) 鉴别诊断

1．结核性胸膜炎　是最常见的病因，多有发热、盗汗等结核中毒症状，以年轻患者为多，结核菌素试验阳性，体检见胸腔积液体征，胸液呈草黄色，淋巴细胞为主，腺苷脱氨酶活性明显高于其他原因所致的胸腔积液。

2．恶性肿瘤侵犯胸膜引起的胸腔积液　多呈血性、大量、增长迅速，乳酸脱氢酶>500U／L，常由肺癌、乳腺癌转移至胸膜所致，结合胸液脱落细胞学检查、胸膜活检、胸部影像学检查、纤维支气管镜等，有助于证实诊断。

3．化脓性胸膜炎　表现为高热、消耗状态、胸胀痛，胸液中白细胞高达10×10^9／L，LDH>500U／L和葡萄糖含量降低<1.11mmol／L。

4．心、肝、肾或营养不良性疾病引起的胸腔积液　液体检查为漏出液，一般可有相关疾病的征象，诊断不难。

二、治疗

(一) 一般治疗

排出胸膜腔积液以减轻呼吸困难。慢性脓胸（病程3～6个月）应加强全身支持疗法；有血胸者，可输新鲜全血，以纠正失血性休克，并有协助止血的功能。乳糜胸乳糜液丢失率低于每小时0.25mL／kg者，可给予非手术治疗。

(二) 药物治疗

1．抗结核治疗　给予正规的抗结核药物治疗。

2．糖皮质激素　一般不常规应用，适应证为结核中毒症状明显、胸膜腔积液量较多或有积液分隔、包裹趋向时，应在抗结核药物治疗有效的基础上加用小剂量糖皮质激素，如泼尼松（强的松）每日15～30mg，分次口服，疗程不超过4～6周，症状得到控制后尽早减量、停药。

3．化疗　小细胞肺癌、恶性淋巴瘤、睾丸癌、乳腺癌等对化疗较敏感，由此引起的胸膜腔积液可采用全身化疗。

4．抗生素　如为急性脓胸，应选用敏感抗菌药物控制感染。

（三）胸腔局部治疗

1．胸膜腔穿刺抽液　一般每周抽取胸膜腔积液1～2次，尤其是中等量以上胸膜腔积液患者，每次不宜超过800～1000mL，抽液速度不宜过快，否则发生肺水肿。

2．局部化疗　适用于所有恶性胸膜腔积液患者，可采用肋间切开引流尽可能地将胸腔积液排空，经引流管注入抗癌药物，如顺铂40～80mg，或多柔比星30mg，或氟尿嘧啶750～1000mg等，既有杀灭癌细胞作用，又可以引起胸膜粘连。

3．胸膜粘连术　向胸膜腔内注射高糖、四环素（每次<2g）或滑石粉（每次<5g）等，使胸膜形成无菌性炎症导致粘连，胸膜腔闭锁。在胸膜粘连术之前，必须尽可能减少胸膜腔积液量，以使脏层与壁层胸膜得以粘连。

4．胸膜腔插管引流　对血胸患者给予胸膜腔插管引流，可动态观察有无活动性出血及其出血速度，并彻底排出积血。

（四）手术治疗

慢性脓胸患者经药物治疗不能闭合脓腔者，可给予胸膜剥脱术和胸廓改形术以闭塞胸膜无效腔；有支气管胸膜瘘或一侧肺毁损者宜行手术切除。血胸外科手术治疗的适应证如下。

1．病情凶险，24小时内胸腔引流量>1000mL者或每小时持续引流量>150mL者，血色鲜红，抽出静置后迅速凝固者。

2．补充血容量后休克仍难以纠正者。

3．持续胸膜腔引流，仍有活动性出血者。

4．疑有凝固性血胸或胸膜腔积血难以引流者。乳糜胸经非手术治疗无效的，可行胸导管结扎术。

（五）放射治疗

恶性肿瘤引起的乳糜胸患者可给予纵隔照射疗法，可使1／3～1／2的乳糜胸患者获症状缓解。由淋巴瘤及其他放疗敏感的肿瘤阻塞纵隔淋巴结或淋巴管而形成的胸膜腔积液，可用放疗。

（六）常见病因引发的胸腔积液及治疗

1．恶性胸腔积液的病因及治疗

（1）病因：恶性肿瘤常伴发胸腔积液，有尸检显示15%死于恶性肿瘤者存在胸腔积液。约50%因胸腔积液就诊的患者最终被证实为恶性胸腔液体。肺癌和乳腺癌是胸膜转移最常见的恶性肿瘤，占恶性胸腔积液原发病的50% ～65% 。恶性胸腔积液常表现为渗出液，有调查显示42% ～72% 的渗出性胸腔积液为恶性肿瘤所致。

（2）治疗：

1）一般原则：对恶性胸腔积液的治疗首先应积极治疗原发病，如小细胞肺癌对化疗敏感，乳腺癌激素治疗有效等。对胸腔积液的局部处理目的多在于缓解症状。具体措施常根据积液量、症状严重程度、患者的预期寿命和体力状况决定。美国和英国胸科联合会关于治疗恶性胸腔积液的指南推荐：如患者无症状，则以观察为主。对呼吸困难明显，一般首先进行治疗性胸腔穿刺抽液，观察抽液后呼吸困难的缓解情况及积液的消长。对抽液后呼吸困难缓解、积液复长较慢的，可继续密切观察；对抽液后呼吸困难不缓解的，应考虑其他原因引发的呼吸困难，如癌性淋巴管炎、肺陷闭（trapped lung）、肺血栓形成或肿瘤性肺栓塞。对积液复长较快的可选择进一步的治疗措施。对大量胸腔积液伴纵隔移位者，也可直接选择胸廓造口插管引流或胸膜粘连术治疗。对预期寿命较短、体力状态差的患者推荐只进行反复胸腔穿刺抽液缓解呼吸困难。

2）胸膜粘连术治疗：进行胸膜粘连术前应对肺的膨胀状态进行评估。有些患者因肿瘤阻塞主支气管导致肺不张或广泛的胸膜浸润导致肺陷闭，不易行胸膜粘连术。凡大量胸腔积液，却不出现纵隔向健侧移位，或抽净胸腔积液后肺不复张的，均提示肺膨胀状态差，可进一步行纤维支气管镜或胸腔镜检查了解支气管阻塞及胸膜浸润情况。

许多药物可用于对恶性胸腔积液进行胸膜粘连治疗，但无菌滑石粉（2.5～10g）最为有效，有效率可达93%，高于四环素及抗肿瘤药物博莱霉素等。首选的方法是经内科胸腔镜术或电视胸腔镜术（video-assisted thoracoscopic surgery，VATS）以粉末的形式向胸腔内吹入滑石粉。具体方法是全面清除胸腔积液，并将粘连溶解后，通过胸腔镜的工作孔向胸腔内吹入不含石棉的无菌滑石粉。直视下确保滑石粉均匀地分布在所有的胸膜表面。也可经胸腔导管以混悬液的形式给药。局部麻醉下，插入胸腔引流管，经水封瓶闭式引流或负压吸引，24小时内使胸腔积液减少至50mL以下。之后经胸腔引流管注入滑石粉混悬液（无菌滑石粉4～5g+2% 利多卡因10mL+生理盐水40～90mL），随后夹管。嘱患者1小时内每10分钟变动体位1次，使药物均匀分布在胸膜表面。12小时后开夹管并负压吸引，直至24小时引流积液量在100～150mL。如48～72小时后每24小时积液引流量仍大于250mL，可以等剂量滑石粉再灌注1次。滑石粉治疗的不良反应有胸痛、发热、低血压、心动快速、低氧血症、ARDS等。术后应进行心电、呼吸、血压、血气监护。剧烈胸痛者可给予镇痛治疗。发热体温多不超过38℃，且多在2日内消失。滑石粉导致胸膜粘连的机制在于通过对胸膜的物理性刺激，引起强烈的胸膜炎症反应，促进胸膜纤维化和肉芽肿形成，最终导致胸膜腔闭锁。因此，有学者主张在滑石粉胸膜粘连术后应尽量避免应用激素等抗炎药物，以免降低疗效。

胸膜粘连术可能因操作者技术原因或患者原因（存在潜在肺膨胀不全）而失败。失败的病例多在行粘连术后短期内胸腔积液复发。对此类患者，根据不同情况，可选择再次胸膜粘连、反复胸腔穿刺引流、置管引流或胸腹腔分流术治疗。

3）肺癌引起胸腔积液的化疗：胸腔内局部注射化疗药物，以期控制胸腔积液生长是近十年来肿瘤治疗领域的一个热点。应选择在胸腔内浓度较高，而全身性毒性反应低的药物。比较常用的药物如下。

博来霉素：是从链霉菌轮枝孢菌属中分离出的抗肿瘤抗生素，本身能抑制DNA合成，是一种杀瘤和抑瘤的细胞毒药物，同时它有轻度的胸膜腔硬化作用，形成壁层胸膜与脏层胸膜的粘连，所以胸腔内注射后疗效可能要高于其他药物。应用方法：胸腔穿刺或导管引流后，经B超检查证实胸腔积液量估计小于100mL时，胸腔内注射博来霉素60mg+生理盐水50mL+2%利多卡因5mL+地塞米松5mg。嘱患者分别取患侧卧位-健侧卧位-仰卧位-俯卧位-直立位，在胸腔内注射药物后的2小时内每15分钟变换1次体位，重复2次，以便药物在胸腔内与胸膜广泛充分接触。一次注射有效率可达85.7%。

顺铂：注入胸腔后，药峰浓度为血浆中药峰浓度的44倍，是治疗恶性胸腔积液有效率高的原因之一。据报道，其有效率达40%～100%。应用方法：胸腔穿刺或导管引流后胸腔内注射顺铂60mg+生理盐水50mL+2%利多卡因5mL+地塞米松5mg。

化疗后1个月胸部X线片检查、胸腔积液B超，注射药物前及注射药物后1周、2周及3周检查血常规。观察患者有无发热、胸痛、恶心呕吐等不良反应。

疗效评价标准通常按WHO标准：完全吸收（CR）为胸腔积液消失持续4周以上；部分吸收（PR）为胸腔积液显著减少（大于1／2）持续4周以上；无效（NR）为未达到上述指标或有增加者，以CR+PR计算有效率。

此外，可选择的胸腔内注射化疗药物有丝裂霉素、氟尿嘧啶、多柔比星、氮芥等，或生物反应调节剂（如白介素-2、短小棒状杆菌），或中药制剂（如榄香烯、康莱特等）均有报道，但是疗效报道不一。近年来有学者提出转化生长因子、血管内皮生长因子、高聚金葡素有望取得良好疗效而毒性反应轻微，但目前尚缺乏充分的临床应用来验证。

2．非肿瘤性胸腔积液的常见病因及治疗

（1）细菌性胸腔积液：累及胸膜的败血症和肺炎旁胸腔积液（parapneumonic pleural effusion，PPE）较为常见，可发生于半数以上的社区获得性肺炎患者。有些患者使用恰当的抗生素后，胸腔积液得到控制，预后较好。有些患者对抗生素治疗反应差，或合并全身性脓毒血症，病程长，预后差。对严重的PPE患者，仅给予抗生素治疗是不够的。尤其是合并脓胸，应及时进行胸腔积液引流。具体的方法可选择胸腔穿刺抽液术、胸廓造口插管引流、胸腔镜引流、VATS引流。对晚期脓胸合并胸膜肥厚者，应选择胸膜剥脱术治疗。

1）肺炎链球菌性肺炎伴胸腔积液：肺炎链球菌肺炎患者中29%～57%发生胸腔积液，多数表现为小量至中等量，发生于肺炎同侧，胸腔积液细菌培养阳性率<6%。治疗推荐使用β内酰胺类或大环内酯类抗生素，疗程多为4～8周。

2）肺炎支原体肺炎伴胸腔积液：肺炎支原体肺炎多发生于5～25岁人群，但亦可发生于各个年龄段的成人。肺炎支原体感染者中4%～20%发生PPE，通常为小量并发生于肺炎同侧，但少数患者亦可发生大量双侧胸腔积液。尤其是镰状红细胞贫血伴发肺炎支原体感染者胸腔积液发生率高且病情较严重。治疗可采用大环内酯类抗生素和四环素，疗程5～8周。

3）嗜肺军团杆菌伴胸腔积液：由嗜肺军团杆菌感染所致的社区获得性肺炎，严重程度不同。其中12%～35%患者合并PPE，亦有发生肺炎前即出现胸腔积液者。积液多为少量单侧，但也可表现为大量双侧。治疗推荐使用大环内酯类抗生素，治疗后胸腔积液介于5日至4个月之间吸收，多数需4周。

4）肺炎衣原体伴胸腔积液：在社区获得性肺炎中肺炎衣原体性肺炎发生率为3%～22%，但季节性流行时可高达43%。鹦鹉热衣原体肺炎患者中20%～55%可伴发胸腔积液，沙眼衣原体肺炎患者伴发胸腔积液甚为少见，肺炎衣原体肺炎患者中伴发胸腔积液的发生率为8%～53%。所有衣原体肺炎所致胸腔积液多表现为小量至中等量，大量积液非常少见。推荐使用大环内酯类抗生素治疗，疗程为4周。病程大于12周者4%～20%可伴发胸膜肥厚或粘连。

（2）真菌性胸腔积液：

1）粗球孢子菌感染所致胸腔积液：胸腔积液发生于7%～19%粗球孢子菌感染者，多在出现症状后1周内发生。积液通常为小量，偶尔可出现大量。急性粗球孢子菌所致胸腔积液多为自限性，病程多为1～8周，无须特殊治疗。胸腔穿刺抽液可缓解因大量胸腔积液所致呼吸困难。粗球孢子菌慢性感染多伴发胸膜支气管瘘和脓胸。此类患者需持续引流和系统性抗真菌治疗。

2）荚膜组织胞浆菌所致胸腔积液：荚膜组织胞浆菌在世界范围内流行。HIV阴性患者组织胞浆菌所致胸腔积液甚为少见，发生率为1%～5%。伴发胸腔积液多不影响预后。治疗取决于宿主的基本状态。对免疫力正常的宿主，多在2～4周自愈，如宿主处于免疫抑制状态或慢性感染胸腔积液持续存在4周以上，应开始使用两性霉素B，残留胸膜肥厚和广泛的胸膜纤维化需行胸膜切除术治疗。

（3）病毒性胸腔积液：病毒引起的下呼吸道感染可伴发胸腔积液，发生率为2%～9%。多种病毒感染包括流感病毒、副流感病毒、呼吸道合胞病毒、单纯疱疹病毒、巨细胞病毒、腺病毒均可引起胸腔积液，此类患者多存在免疫力低下。通常这种胸腔积液为小量，无症状，多在2周内自愈，无须胸液引流。

（4）艾滋病（acquired immunodeficiency syndrome，AIDS）伴胸腔积液：AIDS患者合并胸腔积液发生率具有人群和地域差异。AIDS患者伴发胸腔积液的三大常见原因为继发于肺炎或脓胸、结核、Kaposi's肉瘤。

细菌性肺炎在HIV阳性者高于阴性者。AIDS社区获得性肺炎常较为复杂，表现为较高的细菌感染率，较高的肺炎旁胸腔积液发生率，较高的需导管引流的脓胸发生率。

HIV阳性合并肺炎旁胸腔积液的治疗与其他免疫力正常的患者相似。然而，由于HIV阳性者金黄色葡萄球菌感染较为多见，应选用针对此种细菌的敏感抗生素。根据不同的文献报道，HIV阳性合并结核性胸膜炎发生率可高于、等于或低于HIV阴性者，但在AIDS患者中，CD_4^+细胞计数>200者结核性胸腔积液发生率高于CD_4^+细胞计数<200者。HIV阳性合并结核性胸腔积液的治疗与HIV阴性者无明显差异。

（5）充血性心力衰竭伴胸腔积液：充血性心力衰竭是产生漏出性胸腔积液最常见的原因。根据临床表现心力衰竭合并胸腔积液的发生率为38%～46%，而尸检所见可达72%。此种胸腔积液多发生于双侧，但通常右侧积液量大于左侧，并伴有心脏扩大。如发生于单侧，以右侧最为多见。

通常认为，胸腔积液多见于左心衰竭而不是右心衰竭。因此，治疗应包括降低肺静脉压力，增加心排血量。如心力衰竭得到有效控制，胸腔积液多在1个月内消失。少数难以控制的胸腔积液需反复胸腔穿刺抽液或胸膜粘连术治疗以解除症状，亦可选用胸腹腔分流术治疗。

（6）心脏创伤后综合征（postcardiac injury syndrome，PCIS）：PCIS发生于各种心肌或心包创伤后数日、数周或数月。该综合征发生于心脏手术（心包切开后综合征）、心肌梗死（心梗后综合征或Dressler's综合征）、胸腔钝性创伤、心脏起搏器植入术后或血管成形术后。它是一种自身免疫性综合征，可表现为心包炎、发热、白细胞增多、血沉增高、肺浸润和（或）胸腔积液。PCIS的发生率因损伤的持续状态不同而不同。心肌梗死后PCIS发生率为1%～7%，其中胸腔积液的发生率为40%～68%。心脏手术后PCIS发生率为17%～31%，其中胸腔积液的发生率为47%～68%。

治疗可采用激素或非甾体抗炎药。疗程根据对抗炎药物的反应不同而不同。对多数心肌梗死后综合征患者在使用非甾体抗炎药或激素治疗1～5周后胸腔积液消失。心脏手术后，胸腔积液可在2个月后自愈，使用非甾体抗炎药后多数病例在数日至3周消失。

（7）冠状动脉旁路移植术后胸腔积液：冠状动脉旁路移植术后发生胸腔积液较为多见，发生率为40%～90%。通常胸腔积液为小量，常见于左侧，亦有发生于双侧大量的报道。导致胸腔积液的原因多种多样。可为充血性心力衰竭、PCIS、肺膨胀不全，胸膜切开损伤淋巴组织、损伤内部乳腺动脉床、心包炎等。对冠状动脉旁路移植术并发胸腔积液的治疗应相对保守。仅对发热、大量胸腔积液或在一定时间内未吸收的胸腔积液采用较为积极的措施。通常此类胸腔积液多在8周内吸收，亦有持续存在3～20个月的报道。

（8）类风湿性关节炎（rheumatoid arthritis，RA）合并胸腔积液：胸膜受累是RA最为常见的胸腔内表现。约发生于5%的RA患者。然而，尸检结果表明RA合并胸膜炎、胸腔积液发生率为40%～70%。这种临床与尸检的差异提示多数患者无症状或使用抗炎药物掩盖了症状。RA合并胸膜炎、胸腔积液多见于男性、年龄>45岁及皮下结节患者。胸腔积液可发生于疾病的各个阶段，约20%发生于关节症状同时或之前，50%发生于关节症状出现后5年之内。其临床表现类似于细菌性胸膜炎。影像学通常表现为小量至中等量单侧积液，亦有大量积液的报道。类风湿性胸腔积液可以是短暂的，长期的或反复发作性，很少在4周内消失。通常在治疗后3～4个月内消失。50%患者迁延不愈，病程从7个月至5年不等，但很少出现胸膜肥厚粘连。

激素或非甾体抗炎药治疗类风湿性胸腔积液的疗效尚缺乏大规模临床实验证实。有人尝试系统性和胸膜腔局部应用激素治疗，治疗效果各有不同。如果其治疗的主要目的在于防止进行性胸膜纤维化，可考虑应用非甾体抗炎药物。合理的策略是在疾病早期考虑应用阿司匹林等非甾体抗炎药或泼尼松龙，如果8～12周积液消失，可停药。如积液不消失，可采用治疗性胸腔穿刺术和胸腔内给予激素治疗。

(9) 系统性红斑狼疮（systemic lupus erythematosus，SLE）合并胸腔积液：SLE合并胸膜炎较为常见，通常表现为伴或不伴胸腔积液的胸痛，可发生于45%～56%的患者，多见于女性，是疾病晚期的表现。影像学通常表现为小量至中等量双侧性胸腔积液，亦有大量单侧的报道。

SLE患者伴发胸腔积液应除外其他原因，如肾病综合征、充血性心力衰竭、肺栓塞、PPE、尿毒症、药物相关性胸腔积液等。一旦除外这些原因，可考虑应用泼尼松龙每日60～80mg始，显效后逐渐减量。与RA不同，SLE合并胸腔积液对激素治疗反应好，一旦应用激素治疗胸腔积液多很快消失。疗程通常为4～6周。极少数SLE伴胸腔积液病情重，胸腔积液量多，对激素治疗反应差，这时可加用一种免疫抑制药，如环磷酰胺或硫唑嘌呤。对免疫抑制剂疗效差者，可采用胸膜粘连术治疗。

(10) 结节病合并胸腔积液：虽然90%结节病患者累及肺组织，但很少累及胸膜。结节病合并胸腔积液的发生率为0～5%。合并胸腔积液的结节病患者通常伴有肺实质病变（2期或3期）或胸外表现。胸腔积液通常表现为单侧，小量至中等量积液，但亦有大量和双侧的报道。诊断胸膜结节病需除外结核和真菌感染所致。

结节病性胸腔积液通常在1～3个月自愈，有时需激素治疗。曾有报道称应用激素治疗后2周内胸腔积液消失者，亦有应用激素后6个月消失的报道。因此，对无症状型结节病性胸腔积液无须激素治疗，对症状明显，胸腔积液反复发作者应应用激素治疗。治疗不完全可发展为胸膜肥厚，有时需手术治疗。

(11) 肺栓塞合并胸腔积液：急性单侧胸腔积液应考虑肺栓塞可能。肺栓塞患者中胸腔积液的发生率为10%～50%，常表现为病变同侧的小量积液，在栓塞3日后，胸腔积液不再增长，如发病3日后胸腔积液继续增长，应考虑是否存在再栓塞、使用抗凝剂过量所致血胸、继发感染等。

有研究表明，未发生肺梗死的胸腔积液72%在发病7日内消失，而发生肺梗死者胸腔积液常持续存在。

(12) 石棉肺所致胸腔积液：是暴露于石棉的最初20年内发生率最高的石棉相关性胸膜肺损伤。可发生于最初接触石棉后的1～60年间。良性石棉性胸腔积液（benign

asbestos pleural effusio，BAPE）的诊断依赖于石棉接触史，除外其他原因所致胸腔积液，并除外3年内发生恶性肿瘤者。46%～66%的患者为无症状性胸腔积液，通常在健康查体时发现。表现为小量至中等量，单侧，10%患者表现为双侧大量积液。BAPE通常慢性反复发作。多数积液在3～4个月消失，80%～90%患者遗留肋膈角变钝，50%患者遗留弥漫性胸膜肥厚，30%～40%通常在3年内复发。许多患者在发生BAPE后演变为胸膜间皮瘤，但二者之间的关系尚需大规模临床实验证实。

（13）肺和心肺联合移植并胸腔积液：有报道心肺联合移植术后100%发生胸腔积液。双侧肺移植发生率高于单侧肺移植。多发生于手术后早期，表现为小量至中等量，少数可发生大量积液。绝大多数病例，积液在移植后9～14日自愈，仅少数病例在移植后3周内发生积液量增多，可能与移植后2～4周发生的移植物淋巴组织的重建有关。3周后如积液仍吸收不良提示为病理现象，如合并肺移植反应、感染或急性肺损伤。在针对病因治疗的同时应尽可能引流清除积液。

（14）肝移植并胸腔积液：与心肺疾病无关的胸腔积液通常发生于肝移植后，其发生率为48%～100%。手术中损伤右侧隔膜，围术期输入血液制品，低蛋白血症、肺膨胀不全均可能与胸腔积液有关。最重要的原因可能是手术横断肝脏淋巴组织，特别是与胸膜相连的肺系带。接近1／3的患者表现为双侧胸腔积液，但以右侧胸腔积液量较多，此类胸腔积液在手术后3～7日达到高峰，2～3周消失，少数可持续数月。胸腔穿刺术或胸廓造口插管术对缓解症状非常有效，胸腔积液的性质多表现为漏出性，如术后7日胸腔积液仍不断增长，应考虑合并横膈下感染可能。

（15）尿毒症合并胸腔积液：Bright等报道尸检发现仅29%蛋白尿患者胸膜正常。尸检发现20%～58%尿毒症患者合并纤维素性胸膜炎。肾衰竭患者发生胸膜损伤的原因可能有以下几种：①继发于心力衰竭；②继发于感染；③继发于同时伴有肾脏与胸膜损伤的疾病，如SLE；④继发于尿毒症性心包炎；⑤继发于肺栓塞；⑥尿毒症性胸膜炎。

长期透析的尿毒症患者发生胸膜炎的概率为4%～16%。胸片多表现为单侧，中等量胸腔积液，少数发生双侧、大量。此类积液在持续透析4～6周后多可消失，但很快复发。有些胸腔积液尽管进行了血液透析仍持续存在，并逐渐发展为纤维胸，这时需胸膜剥脱术治疗。毒素或免疫复合物不能经由血液透析去除可能是胸腔积液不易消失的机制，因此，可尝试血浆析出术治疗。

（16）胰腺炎所致胸腔积液：胰腺炎所致胸膜肺综合征非常常见。但急性胰腺炎和慢性胰腺炎合并胸腔积液的临床表现、治疗和预后各不相同。

慢性胰腺炎较急性胰腺炎而言，合并胸腔积液的发生率较低。慢性胰源性胸腔积液与胰胸膜瘘形成有关。患者多为男性，>90%患有酒精性胰腺疾病。虽然胰源性胸腔积液由胰腺炎所致，这些患者可无腹部症状，常见的主诉为呼吸困难或胸痛。首先可选用非手术治疗，包括降低胰液分泌、胃肠减压、全胃肠外营养、胸腔穿刺放液治疗。约50%患者经非手术治疗后9日至2个月内积液消失。有报道称奥曲肽治疗重症胰源性胸腔积液有效。内镜下胰导管支架植入术亦是有希望的选择之一。因胰源性胸腔积液并发症多，死亡率高，因此常选择手术治疗，手术前，应行内镜下逆行性胰造影和腹部CT检查清楚判断胰腺破裂和瘘管形成情况。

三、病情观察

造成胸腔积液的原因很多，根据患者的症状、体征确认为胸腔积液者，应尽可能地明确积液的原因，采取相应的治疗。治疗过程中，仔细观察患者治疗胸闷、气急的改善程度，伴随症状或原发疾病的缓解与否，有无治疗药物本身的不良反应，以便及时调整治疗用药。

四、病历记录

1．门、急诊病历　记录患者胸闷、胸痛的持续时间和主要伴随症状。记录有无原发病（如结核、肿瘤）的临床特征、诊断及治疗状况。体检记录原发疾病和胸腔积液的体征。实验室检查记录X线表现、胸腔积液常规、生化及病理学检查结果。

2．住院病历　记录患者门、急诊的诊疗经过、治疗效果，重点记录本次入院后的诊治经过，反映治疗后的胸腔积液等症状的改善程度，记录胸腔积液的实验室检查结果。如需特殊检查或治疗，须有患者或亲属签署的知情同意书。

五、注意事项

（一）医患沟通

胸腔积液是由许多疾病引起的临床征象，如明确为胸腔积液，则应告诉患者及家属可能的病因，并向其说明需要胸腔抽液行相关的生化、脱落细胞等检查，以明确胸腔积液原因；如为恶性胸腔积液，则应进一步行B超、CT等影像学检查，寻找原发病灶。应告知患者及家属，明确胸腔积液原因比治疗更为重要，以便患者及家属能理解、配合；如为结核性，应讲明抗结核治疗的药物、疗程，使患者能增加对治疗的依从性；如为恶性胸腔积液，则应讲明治疗的难度、预后等，以便家属能理解。如需行胸腔注射药物或行其他特殊治疗，均应由患者或亲属签署知情同意书。

（二）经验指导

1．胸腔积液本身容易诊断，关键是要明确病因。目前，最常见的原因有结核、肿瘤、感染、外伤、结缔组织疾病等。

2．下列的体检发现有助于病因诊断，如患者胸部淋巴结肿大，胸壁呈非凹陷性水肿，胸膜增厚明显，胸痛剧烈，应考虑恶性胸腔积液可能性大；若短期内患者发热，毒性症状重，局部胸壁水肿，则以脓胸可能性大；若患者为青年女性，有发热、胸腔积液、免疫异常则要考虑系统性红斑狼疮等可能。结核性胸膜炎大多数发生于青壮年，多有结核的毒血症状，临床上如与癌性胸腔积液难以鉴别，可给予试验性抗结核治疗，抗结核治疗有效则支持结核性胸腔积液的诊断。

3．约有15% 的患者经详细检查后仍可能为病因不明，这一点，临床实际工作中常碰到，需强调的是对所有临床、实验室资料要做综合分析，另外，如症状允许，可安排患者密切随访观察。

4．临床上发现有胸腔积液的要尽量抽积液，行相关检查，以明确胸腔积液性质。原发疾病的诊断是本病治疗有效的前提，治疗前明确胸腔积液的病因显得十分重要。

5．临床上，胸腔积液的治疗是综合性的治疗，胸腔积液症状明显或大量胸腔积液引起生命体征不稳定时，要及时抽取胸积液。脓胸患者中毒性症状重，应积极引流，可注射尿激酶至胸腔以减少脓液稠度、利于引流，其次，脓胸患者的支持治疗也很重要。有手术指征时要及时行外科治疗。

第二节　结核性胸膜炎的护理

结核性胸膜炎（tuberculous pleurisy）是由结核杆菌感染引起的胸膜炎症，属于肺结核的一种类型，目前列为第Ⅳ型肺结核。可发生于任何年龄，是儿童和青少年最常见的胸膜炎，近年来国内报道的100例以上胸腔积液的原因分析中，结核性胸膜炎所占比例都在45% 以上。结核性胸膜炎分为干性胸膜炎和渗出性胸膜炎，干性胸膜炎多发生在肺尖后部胸膜，其次为胸下部的胸膜，症状很少或没有症状，常产生局限性胸膜粘连而自愈，其诊断通常是回顾性的。当机体处于高度变态反应状态时，结核分枝杆菌及其代谢产物侵入胸膜，产生胸腔积液，称为渗出性胸膜炎。

一、诊断

（一）症状与体征

1．症状

（1）全身症状：包括发热、盗汗、乏力、食欲缺乏、腹泻、体重减轻等。其中发热的特点为午后低热为主，也可表现为中、重度发热。

（2）呼吸系统症状：干性胸膜炎主要症状为尖锐的针刺样胸痛，疼痛很剧烈。深呼吸及咳嗽时疼痛明显，浅呼吸、平卧或者患侧卧位，胸痛可以减轻，所以患者呼吸常急促表浅。渗出性胸膜炎在积液比较少时也出现胸痛，待积液增多时，胸痛反而减轻或消失。形成大量积液时可引起憋气、胸闷，积液越多，憋气、胸闷症状也越明显。如果短时间出现大量积水，可出现呼吸困难、发绀、反射性干咳。

2．体征　干性胸膜炎患病的一侧呼吸运动受限，局部有压痛。触诊有胸膜摩擦感，听诊有胸膜摩擦音。渗出性胸膜炎积液量较少时无明显体征，中或大量积液时，胸膜炎一侧的胸廓饱满，肋间隙增宽，呼吸动度变小，语颤消失，叩诊呈浊音或实音，呼吸音减弱或消失，气管、纵隔均可移向健侧。如果出现胸膜粘连，可导致胸廓局部凹陷，呼吸音减弱。

结核性胸膜炎可分为纤维素性胸膜炎（干性胸膜炎）及渗出性胸膜炎。前者胸膜表面有少量纤维蛋白渗出，表面粗糙而渗液较少或迅速吸收，仅遗留轻度胸膜增厚粘连，患者可感胸痛不适或症状轻微而被忽视。后者多发生于变态反应增强的患者，常有少量、中等量乃至大量积液，也可逐渐局限为包裹性积液，可根据积液的局限部位不同而命名为肺下积液、叶间积液或纵隔胸膜炎等。

（二）辅助检查

1．实验室检查

（1）血液检查：白细胞计数正常或在早期略升高，以中性粒细胞为主，红细胞沉降率增快。

（2）胸液检查：胸液为渗出液，多为草黄色或初期微带血性，白细胞总数$>10\times10^{8}$／L，以淋巴细胞为主，或初期为中性粒细胞，以后淋巴细胞逐渐增多。间皮细胞<5%，腺苷脱氨酶（adenosine deaminase，ADA）增高常>45U／L，胸液LDH_4、LDH_5增高，结核菌培养可阳性（8%～25%）。

2．X线检查　干性胸膜炎常无异常X线征，若有广泛纤维蛋白渗出时，则可见肺野透光度普遍降低。病变位于胸下部者，膈肌运动受限制。

浆液渗出性胸膜炎的X线征随积液量多少而不同。少量积液时，仅见肋膈角模糊、变钝。仰卧透视观察，液体散开，肋膈角恢复锐利。中等量积液时肺野下部密度均匀阴影，其上缘外高内低、凸面向肺内，与肺野有明显的分界。叶间积液在后前位胸片上有时误诊为肺炎，侧位胸片显示边缘锐利的梭形阴影，位置与叶间裂有关。肺底积液在肺底和膈之间，有时误为膈肌升高，当患者卧位时，积液散开，则看到膈影，有助于区别。

3．超声波检查　可以准确地判断有无胸腔积液的存在，并能引导胸腔穿刺定位，尤其是少量或包裹性积液时。此外，对有无胸膜增厚也有一定提示作用。

4．胸膜活检　有1／2病例可见干酪或非干酪肉芽组织。

5．结核菌素试验　多为阳性或强阳性，因机体变态反应较高所致。

（1）旧结素（old tuberculin，OT）试验：OT试验多用于人群普查时。具体方法：以1：2000的OT稀释液0.1mL（5U），在前臂屈侧做皮内注射，经48～72小时测量皮肤硬结直径，如<5mm为阴性（-），5～9mm为弱阳性（+），10～19mm为阳性反应（++），≥20mm或局部出现水疱与坏死者为强阳性反应（+++）。常作为卡介苗接种与筛选对象、质量监测及临床辅助的诊断。由于OT抗原不纯，可能引起非特异性反应，故现已少用。

（2）结核纯蛋白衍生物（tuberculin purified protein derivative，PPD）试验：PPD

试验是目前广泛应用的结核菌素试验。其制剂有50U／mL和20U／mL两种制剂，每1U效价是一致的。我国推广国际通用的皮内注射法（Mantoux法），是将PPD注射剂5U注入前臂内侧上中1／3交界处皮内，使局部形成皮丘。经48～96小时（一般为72小时）观察反应，结果判断以局部硬结直径为依据：无硬结或硬结平均直径<5mm为阴性（-），5～9mm为一般阳性（+），10～19mm为中度阳性（++），≥20mm为强阳性反应（+++），局部除硬结外还有水疱、破溃淋巴管炎及双圈反应为极强阳性反应（++++）。

（三）诊断要点

1．起病较急，常有发热、胸痛、干咳、呼吸困难等症状，胸部常有胸腔积液的体征，早期或吸收期可闻及胸膜摩擦音。并发肺结核或多发性浆膜炎或其他部位结核病时可有相应的临床症状及体征。

2．胸部X线片示肋胸膜腔积液或包裹性积液、叶间积液、肺下积液的相应表现。

3．胸腔B超有液性暗区及胸膜增厚表现。

4．胸腔穿刺可抽出黄色积液，偶可为血性胸腔渗液，常以淋巴细胞占优势。

5．胸腔积液抗酸杆菌涂片染色（+）或培养（+），或PCR（+）而肿瘤细胞（-），各项肿瘤标记物（-）。

6．胸膜活检（针吸或开胸）、组织结核菌培养（+）或组织病理检查有干酪坏死性肉芽肿改变。

7．胸腔积液中ADA>45U／L或胸腔积液ADA／血ADA>1.0，胸液中ADA-2增多，或胸腔积液中IFN-γ、TNF-α增高。

8．经抗结核治疗，体温迅速下降，胸液吸收乃至消失。

凡具有第1～4项，合并第5、6项中任何1项者可确诊。第7、8项有重要临床参考意义。

（四）鉴别诊断

1．干性胸膜炎　以胸痛为主，要与肋间神经痛、心绞痛、大叶性肺炎及带状疱疹早期的胸痛及支气管肺癌胸膜转移等相鉴别。胸痛可放射到腹部，要与急腹症区别。

2．渗出性胸膜炎　要与以下疾病鉴别。

（1）感染性疾病所致胸腔积液，包括细菌、病毒、支原体、真菌、寄生虫等引起的胸腔积液。

（2）肿瘤性，如支气管肺癌、恶性肿瘤胸膜转移及胸膜间皮瘤等。

（3）结缔组织性疾病，如系统性红斑狼疮、类风湿性胸膜炎等。

（4）其他原因致胸腔积液。

二、治疗

治疗目的是消灭结核感染，并防止复发；缓解症状，减轻患者痛苦；防治胸膜肥厚粘连。

（一）治疗原则

对大多数免疫力正常的患者，结核性胸腔积液可在2～4个月自愈。然而，如不经治疗约65%患者可在5年内发生肺结核或肺外结核，因此对结核性胸腔积液患者正规的抗结核治疗是非常重要的。同样应遵循早期、规律、全程、适量、联合的原则。

（二）药物治疗

抗结核药物治疗其疗程一般为12个月，轻症患者可适当缩短疗程，但不短于9个月。另有一些学者则认为异烟肼联合利福平治疗6个月非常有效，有研究表明治疗后6个月胸部X线片观察胸腔积液吸收好，连续观察3年复发率为0，但胸膜肥厚可持续数年。目前国内外普遍采用的标准抗结核方案为异烟肼+利福平+吡嗪酰胺联合治疗2个月，继之异烟肼+利福平联合治疗4个月（2HRZ／4HR）。在最初治疗的数周内，少数患者可发生胸液增多的现象，但这并不代表治疗失败。

1．常用抗结核药物

（1）异烟肼（INH雷米封）：

1）用药方法：口服，成人剂量每日300mg，顿服；或按每周2次，每次600～800mg；儿童为每日5～10mg／kg，最大剂量每日不超过300mg。静脉注射或静脉滴注，300～600mg，加5%葡萄糖注射液或生理盐水20～40mL，缓慢静脉注射，或加入输液250～500mL静脉滴注。

2）不良反应：胃肠道症状，如食欲缺乏、恶心、呕吐、腹痛、便秘等；血液系统症状，如贫血、白细胞减少、嗜酸性粒细胞增多，引起血痰、咳血、鼻出血、眼底出血；肝损害，偶可发生药物性肝炎；变态反应，皮疹或其他；内分泌失调，如男子女性化乳房、泌乳、月经不调、阳痿等；中枢症状，如头痛、失眠、疲倦、记忆力减退、精神兴奋、易怒、欣快感、反射亢进、幻觉、抽搐、排尿困难、昏迷等；周围神经炎，如表现为肌肉痉挛、四肢感觉异常、视神经炎、视神经萎缩等，如发生周围神经炎可加服维生素B_6，每日10～20mg，分1～2次服。

3）注意事项：可加强香豆素类抗凝药、抗癫痫药、降压药、抗胆碱药、三环抗抑郁药等的作用，合用时须注意。用药期间注意检查肝功能，肝功能异常者、有精神病和癫痫病史者慎用，孕妇慎用，抗酸药尤其是氢氧化铝可抑制本品的吸收，不宜同服。异烟肼对氨基水杨酸盐（帕星肼、PSNZ），耐INH菌株中，部分对它敏感，国内常用于治疗耐多药结核病（multidrug resistant tuberculosis，MDR-TB）。

(2) 利福平（rifampicin, RFP）：

1）用药方法：成人剂量为每日8～10mg／kg，体重在50kg以下者为450mg，50kg以上者为600mg，顿服。儿童每日10～20mg／kg。

2）不良反应及预防措施：胃肠道症状，如食欲缺乏、恶心、呕吐、腹泻、腹胀、腹痛等；血液系统症状，如白细胞减少、血小板减少、嗜酸性粒细胞增多；其他，如脱发、头痛、疲倦、蛋白尿、血尿、肌病、心律失常、低血钙反应；还可引起多种变态反应，如药物热、皮疹、剥脱性皮炎、肾衰竭、胰腺炎、休克等。某些情况下尚可发生溶血性贫血。用药后如出现一过性转氨酶增高可继续用药，同时加用保肝治疗，并密切观察，如出现黄疸应立即停药。间歇用药时可出现流感样症状、皮肤综合征等。

3）注意事项：有酶促作用，可使双香豆素类抗凝药、口服降糖药、洋地黄类、皮质激素、氨苯砜等药物加速代谢而降低疗效。长期服用本品，可降低口服避孕药的作用而导致避孕失败。用药期间注意检查肝功能，肝功能严重不全、胆管阻塞，3个月以内孕妇禁用，小婴儿、一般肝病患者、3个月以上孕妇慎用。利福平及其代谢物为橘红色，服用后大小便、眼泪等可出现橘红色样变，应对患者解释清楚。食物可阻碍本品吸收，宜空腹服用。

4）利福平衍生物：利福喷汀、利福布汀，耐RFP菌株中部分对它仍敏感。

5）利福喷汀（环戊哌利福霉素、Rifapentine、DL-473、RPE）：是我国首先用于临床的利福霉素类药物。其特点是药代动力学是血浆蛋白结合率高和生物半衰期较长，其生物半衰期是利福平的5倍。全国利福喷汀临床协作组将利福喷汀与利福平做临床疗效对照，其结果说明，利福喷汀的近期和远期疗效均较好。

6）利福布汀（Rifabutin、Ansamycin、LM427、RBU、RBT）：对耐利福平菌仍有抗菌活性。利福布汀对各型分枝杆菌的作用均强于利福平，尤其对鸟型复合分枝杆菌有较强的抗菌活性。由于艾滋病的流行，鸟型分枝杆菌已成为第2位多发的分枝杆菌病，在美国利福布汀被广泛用于艾滋病合并分枝杆菌病的治疗。利福布汀亲脂性强，在胃肠道吸收很快。利福霉素长效衍生物还有CGP29861、CGP7040、CGP27557、FCE22250以上4个药物的半衰期分别为40小时、30小时、8小时、20小时。

(3) 吡嗪酰胺（pyrazinamide, PZA）：①成人用量每日1.5g，儿童用量为每日30～40mg／kg。②常见不良反应为高尿酸血症、肝功毒性反应（ALT升高和黄疸）、胃肠道症状（食欲不振等）、关节痛等。③用药期间注意检查肝功能，孕妇禁用。

(4) 乙胺丁醇（ethambutol, EMB）：①成人用量为每日0.75～1.00g，口服。②最常见不良反应为视神经炎（表现为视敏感度降低、变色力受损、视野缩窄、出现暗点），应在治疗前测量视力和视野，治疗中密切观察，并对患者告知警示；胃肠道症状，如恶心、呕吐、腹泻等；偶见变态反应、肝损害、粒细胞减少、高尿酸血症、关节炎、下肢麻木、精神症状（幻觉、不安、失眠）。③注意事项：乙醇中毒者婴幼儿禁用。13岁以下儿童尚缺乏应用经验需慎用。糖尿病患者必须在控制糖尿病的基础上方可使用本品。已发生糖尿病眼底病变者慎用本品，以防眼底病变加重。老年人及肾功能不良者减量慎用。

（5）链霉素：口服不吸收，只对肠道感染有效，现已少用。用于结核病时每次0.75～1.00g，每日1次，肌内注射。儿童剂量20mg／kg，隔日用药，分2次给予。新生儿每日10～20mg／kg。

不良反应及注意事项：①本品可引起口麻、四肢麻等一过性症状，此种症状往往与药品的质量有关。②对第八对脑神经有损害作用，可引起前庭功能障碍和听觉丧失。若发现耳有堵塞感或耳鸣，应立即停药。③对肾脏有轻度损害作用，可引起蛋白尿、管型尿，一般停药后可恢复，肾功能不全者应慎用。④若引起荨麻疹、药物热、关节痛、肌肉痛、黏膜水肿、嗜酸性粒细胞增多、药物性肺炎、急性喉头水肿、血管神经性水肿、接触性皮炎等过敏症状，应及时停药，并对症处理。⑤可引起过敏性出血性紫癜，应立即停药，并给予大量维生素C治疗。⑥偶可引起过敏性休克。本品皮试的阳性率低，与临床上发生变态反应的符合率也不高，不应过于信赖。

（6）PAS对氨基水杨酸钠：①口服每次2～3g，每日8～12g，饭后服；小儿每日200～300mg／kg，分4次服。静脉滴注4～12g（先从小剂量开始），以生理盐水或5%葡萄糖注射液溶解后配成3%～4%浓度滴入；小儿每日200～300mg／kg。胸腔内注射10%～20%溶液（10～20mL）／次注入（用生理盐水溶解）。②不良反应及注意事项：最常见的不良反应是胃肠道刺激症状。本品能干扰利福平的吸收，故不宜同服。如同时应用，二者应该间隔6～8小时。

（7）氨硫脲（thiosemicarbazone，T）：①口服易被胃肠吸收，服用后4～6小时血浆浓度达高峰。②不良反应及注意事项：最常见的为胃肠系统反应，且不良反应与剂量有关。对已确定的耐多药结核患者来说，在WHO标准方案中的继续期使用乙胺丁醇和氨硫脲，很可能是无效的。对于HIV阳性的患者，由于有发生严重不良反应的危险，禁止使用该药。

（8）氨基糖苷类：卡那霉素（kanamycin，KM）价廉，阿米卡星（amikacin，A）与卡那霉素一样有效，且耐受性较好，但价格昂贵得多。目前出现了脂性质体包裹的阿米卡星，以及阿米卡星气雾剂。

阿米卡星为半合成氨基糖苷类抗生素，对一些耐卡那霉素菌株仍有效。阿米卡星对大多数结核分枝杆菌的最低抑菌浓度（minimum inhibitory concentration，MIC）为4～8mg／L。对吞噬细胞内细胞作用很弱，若采用脂质体包裹的制剂则可提高细胞内药物浓度，因而其抗菌作用随之增加，可提高对鸟型复合分枝杆菌感染小鼠的疗效。阿米卡星优于KM，在于它的耳毒性小，且肌注给药的疼痛比KM轻。

卷曲霉素（capreomycin，CPM）：对耐链霉素、卡那霉素和阿米卡星的患者非常有效，但价格非常贵。

（9）硫胺类：乙硫异烟胺（1314THO）、乙硫异烟胺（ethionamide-1314TH）或

丙硫异烟胺（Ptothionamide-1321TH）是同一活性物质的两种不同形式，有杀菌活性。

(10) 氟喹诺酮类：环丙沙星、左旋氧氟沙星、氧氟沙星司帕沙星。对杀灭巨噬细胞内结核菌有协同作用，长期应用安全性和肝耐受性也较好。氧氟沙星（ofloxacin）和环丙沙星（ciprofloxacin）是两种不同的药，不过在该类药中完全交叉耐药。这些药有低的杀菌活性，与其他药联用有效。氧氟沙星的药动学优于环丙沙星。司帕沙星由于严重的皮肤不良反应应避免使用（光敏反应）。

(11) 环丝氨酸／特立齐酮（terizidone）：这是相同的抑菌剂，具有两种不同的组方。与其他抗结核药无交叉耐药。对神经系统毒性大，应用范围受到限制。

2. 特殊情况下抗结核药物

(1) 妊娠：妊娠期间使用链霉素可导致胎儿永久性耳聋。妊娠期间禁用链霉素，以乙胺丁醇代替之。链霉素经肾排泄，乙胺丁醇和氨硫脲则部分经肾排泄。如有替代药物则避免使用链霉素与乙胺丁醇，否则应延长间歇时间并酌情减量。

(2) 肾功能衰退：肾功能衰退时利福平、异烟肼及吡嗪酰胺是安全的。肾功能衰退时禁用氨硫脲，因为其治疗量接近中毒量。

(3) 肝脏疾病：大多数抗结核药物可引起肝损害，出现黄疸的结核患者应接受下列治疗方案：25HE／10HE。有肝病者禁用吡嗪酰胺。

3. 激素的应用　约50%结核性胸膜炎患者在开始正规抗结核治疗后6～12个月发生胸膜肥厚，其机制不明。有研究证实，激素治疗可缓解发热、胸痛、呼吸困难等症状，降低血沉，促进胸腔积液吸收，但不能防止胸膜肥厚粘连，亦不能减低胸腔积液复发率，因此不推荐常规应用激素。仅推荐在有效抗结核药物应用的基础上，存在严重的发热、胸痛或呼吸困难患者不能耐受时短期应用激素。一般为泼尼松每日15～30mg，分3次口服，疗程4～6周，待症状消失，胸液减少，可逐渐减量至停药。

4. 胸膜肥厚的治疗　传统的经验认为反复胸腔穿刺抽液可去除胸腔积液内的有毒有害物质，可能防治结核性胸膜炎治愈后所遗留的胸膜肥厚粘连。但最近的研究证实，反复胸腔穿刺抽液并不能降低胸膜肥厚的发生率。

胸液中TNF-α、溶菌酶增高，葡萄糖水平减低和低pH是胸膜肥厚纤维化的预测因子。对胸膜肥厚粘连影响呼吸功能的患者，必要时可行胸膜剥脱术治疗。

5. 对症处理　对呼吸困难、胸痛等症状明显的应及时对症处理，尽最大可能缓解患者的不适感。

6. 支持疗法　结核性胸膜炎是一种慢性消耗性疾病，因机体长期消耗，蛋白质分解代谢显著增强，结核病活动期因全身毒血症状而使患者食欲减退，多种营养摄取不足，胸腔积液时，可有大量蛋白质丢失。以上综合因素导致患者易出现蛋白质-热能营养不良。据文献报道，高浓度的氨基酸本身即可成为刺激组织细胞物质转运的重要因素，从而达到蛋白质合成的目的。在结核性胸膜炎治疗和修复期更需要蛋白质，因此恰当的营养支持能增加蛋白质合成，对结核性胸膜炎患者，给予积极的、合理的营养支持十分重要。

（三）胸腔穿刺抽液

胸腔穿刺抽液可迅速缓解症状，减少胸膜粘连。每周抽液2～3次，直至胸液基本消失。每次抽液不宜超过1000mL。

三、病情观察

1．诊断明确者　主要观察抗结核治疗后患者的症状是否改善，发热、盗汗、乏力、食欲缺乏、腹泻、体重减轻、针刺样胸痛、憋气、胸闷等有无缓解，胸腔积液有无逐渐减少直至消失，有发热者是否降至正常。同时，应观察有无药物治疗的不良反应，对症治疗的效果如何。

2．诊断不明确者　不论门诊、急诊或入院治疗，不论患者是否以发热或胸腔积液、胸闷、胸痛就诊，均应仔细询问病史，结合体检及上述辅助检查明确诊断。并应告知患者及家属本病的诊断、治疗方案等，以使患者理解、配合，如需试验性抗结核治疗，应告知患者及家属，征得同意后进行。同时应注意对患者治疗后的定期随访，以评估治疗效果、诊断是否正确。

四、病历记录

1．门、急诊病历　记录患者主诉的特点，如胸痛、胸闷、憋气等；有无乏力、食欲缺乏、消瘦等表现。详细询问有无结核毒血症症状。注意记录有无肺等其他部位的结核病史。有无肝炎、血吸虫病史。如为女性，应记录有无月经紊乱史。以往是否就诊过，如有，应记录以往的诊断方法、治疗用药及效果如何。体检记录有无浅表淋巴结肿大，腹痛的部位，有无压痛、反跳痛，有无腹腔积液，是否有腹壁柔韧感及腹部包块，有无肝脾肿大等。辅助检查记录血、粪常规，血沉、B超、X线等检查的结果。

2．住院病历　详尽记录患者主诉、主要临床症状的特点，如实记录以往诊疗经过。首次病程记录提出本病诊断依据、治疗计划。重点记录上级医师查房的意见、治疗过程中临床表现变化、有关辅助检查的结果。如需试验性抗结核治疗，应请患者或其亲属签字同意为据。

五、注意事项

（一）医患沟通

1．本病一种慢性疾病，治疗时间较长，患者往往不能坚持，导致病情的反复或治疗效果不佳，从而增加患者痛苦，也增加治疗难度，因此，需要医师耐心向患者解释病情，取得患者的信任，使其主动参与治疗过程。如高度疑诊，予以试验性抗结核治疗，应向患者及家属谈明，同意并签名后进行。

2．住院或门诊治疗时，应向患者及家属交代本病的发生、发展过程，可能发生的并发症，应向患者及家属强调抗结核治疗的疗程必须规范，否则可能治疗不彻底，易产生各种并发症，治疗过程中如有不良反应，应及时与治疗医师联系，调整治疗药物和方案。

（二）经验指导

1．结核性胸膜炎的典型病例诊断并不困难，但因其起病较隐匿，表现复杂多样，及早、正确诊断此病并不轻而易举。仔细地询问病史和全面认真地查体很重要。应注意询问工作、饮食习惯、既往史及结核接触史。查体时应注意不放过任何可疑的体征，并进一步通过相应辅助检查进行判断。

2．本病的治疗主要依靠抗结核治疗，保证全程、早期、联合、规范的治疗原则至关重要，治疗时应选择一线抗结核药物联合应用，如有肝功能损害，则应选用对肝功能影响小的药物使用，并密切观察治疗。对有大量胸腔积液者，可在足量抗结核药物前提下，进行胸腔穿刺抽液。

3．鉴于本病是一种消耗性疾病，在抗结核治疗的同时，要加强对症、支持治疗，如有低蛋白血症，可输注入白蛋白、血浆等，并嘱患者加强营养，以增强抵抗力。

4．试验性抗结核治疗是目前诊断及治疗本病的重要方法，如综合患者临床表现、体征、辅助检查确诊本病，应请示上级医师予以试验性抗结核治疗。治疗时应注意患者治疗的依从性如何，这对治疗亦很重要。

第三节　胸膜间皮瘤的护理

胸膜间皮瘤是一种源于胸膜间皮组织的肿瘤，约占胸膜肿瘤的5%，却是胸膜最常见的原发肿瘤。间皮瘤除了发生在胸膜外，还可发生在腹膜、心包膜和睾丸鞘膜等部位。胸膜间皮瘤占了整个间皮瘤的50%。临床上常见弥漫性恶性胸膜间皮瘤，胸膜间皮瘤起病隐匿，因早期症状没有特异性常被忽视，有的在常规查体时被发现。有石棉接触史者，平均潜伏期长达35年，最短潜伏期10年。恶性胸膜间皮瘤年龄多发于50～70岁（平均诊断年龄约60岁），男性多于女性。临床症状主要为持续性胸痛和呼吸困难。

一、诊断

（一）症状与体征

1．症状

（1）胸痛：胸膜间皮瘤的胸痛症状通常为非胸膜炎样疼痛，但有时也可为胸膜炎样疼痛。与结核性胸膜炎不同，随着胸液量的增加胸痛不缓解，而是逐渐加重。胸痛多为单侧，常放射到上腹部、肩部和双上肢。胸痛表现为钝性和弥漫性，有时也呈神经性。有的间皮瘤患者以胸痛为首发症状，胸部X线片正常，但在以后几个月的随访中出现胸腔积液。也有少数患者最初出现急性胸膜炎样疼痛和少量胸腔积液，在胸腔抽液后很长时间没有积液出现而被认为是良性胸膜炎，直到再次出现积液而被确诊。

（2）呼吸困难：也是间皮瘤的一个常见症状，在早期与胸腔积液有关，在后期主要与胸壁活动受到限制有关。

（3）其他常见症状：如发热、盗汗、咳嗽、乏力和消瘦等。有的患者出汗量相当多，咳血则很少见。有的患者可发现胸壁肿块。与其他石棉相关性胸膜疾病相比，间皮瘤的杵状指发生率高。偶有副癌综合征出现，如间断性低血糖和肥大性骨关节病等。此外，可发生第二肿瘤。

2．体征　肺部体征主要与胸膜增厚和胸腔积液有关。胸部扩张受到限制，患者可表现为呼吸困难，疾病进展时消瘦。有的患者可出现胸壁包块，可以发现杵状指（趾）。与肺癌不同，间皮瘤很少在就诊时出现颈部淋巴结肿大或与远处转移相关的临床表现。在有心包积液时可出现心脏压塞表现。

（二）辅助检查

1．实验室检查　有不少患者表现为血小板增多。有些出现血糖减低，甚至出现低血糖昏迷。高钙血症、抗利尿激素分泌异常综合征也有报道，但少见。

2．胸腔积液检查　胸膜间皮瘤常出现的胸腔积液多为血性，也可为黄色渗出液，相对密度较高（1.020～1.028），非常黏稠，容易堵塞穿刺针头。胸腔积液蛋白质含量高，葡萄糖和pH降低。胸腔积液透明质酸和乳酸脱氢酶浓度较高。细胞计数间皮细胞增多，中性和淋巴细胞无明显增高。细胞学检查对间皮瘤的诊断率为21.0%～36.7%。对胸腔积液中癌标记物检查发现CYFRA21-1增高而癌胚抗原（carcinoembryonic antigen，CEA）不高对间皮瘤的诊断很有提示意义；而CYFRA21-1和CEA均增高或CEA单独增高提示间皮瘤的可能性小，但支持为恶性胸腔积液。

3．胸膜活检和胸腔镜检查　胸膜活检可以帮助诊断。盲目胸膜活检的阳性率较低（30%），这可能与胶原纤维多、质韧、脱落细胞少、活检难、标本少、细胞易变性等因素有关。临床医师可以通过多次活检、及时处理标本来提高诊断率。B超和CT引导下胸膜活检会明显增加诊断阳性率（80%）。

胸腔镜检查为诊断间皮瘤的最佳手段，可窥视整个视野，对肿瘤形态、大小、分布和邻近脏器受累情况了解较为充分，并可在直视下多个部位取到足够的标本，因此可以确诊大部分患者。胸腔镜下间皮瘤的主要表现为胸膜结节或肿块，或融合成葡萄样的结节病变；其他包括局限性胸膜增厚和非特异性炎症表现，包括细小肉芽肿、充血或局部增厚等。如果不具备胸腔镜检查条件，必要时也可考虑开胸胸膜活检。间皮瘤可沿穿刺部位侵犯至胸壁。虽然其他恶性胸腔积液在穿刺部位也可出现肿瘤细胞，但在胸壁穿刺部位出现肿块对间皮瘤诊断仍有提示意义。

4．影像学检查　主要表现为胸腔积液、胸膜增厚和胸膜肿块。多为单侧病变，双侧病变在就诊时罕见，但在晚期病变中并不少见。在胸腔积液引流后胸部X线片检查可以更好地发现胸膜肿块和增厚，也可能发现其他与石棉接触的证据，如胸膜斑。为了更好地显示胸膜病变，可在抽液注气后摄胸部X线片。典型的表现为胸内弥漫性不规则胸膜增厚和突向胸膜腔内的驼峰样多发性结节，呈波浪状阴影。并发大量胸腔积液时，呈大片致密阴影，纵隔可向对侧移位。因胸膜被间皮瘤广泛包绕，有时虽然胸腔积液量较多，可不发生纵隔移位。

胸部CT检查可以更好地显示病变的范围和程度，以及脏器（胸壁、心包、膈、纵隔、大血管、淋巴结）受累情况，应列为常规检查。间皮瘤也向叶间裂扩展。良性胸膜增厚在CT上与间皮瘤的鉴别在于增厚胸膜和胸壁之间有一条脂肪线。对于胸腔积液和盲目胸膜活检阴性的患者，CT还可引导胸膜结节和肿块的穿刺活检。

胸部磁共振成像（magnetic resonance imaging，MRI）在评价间皮瘤形态和病变范围方面与CT的价值相当或要更好一些。在T_1加权像间皮瘤的信号强度稍高于肋间肌，但在T_2加权像，间皮瘤的信号强度相当高。

5．超声检查　对于诊断胸腔积液和胸膜包块很有帮助，并可帮助胸腔积液穿刺定位和引导胸膜活检。

6．支气管镜检查　在恶性胸腔积液和原因不明的胸腔积液的鉴别诊断中有辅助诊断价值。对于了解气道内病变以及对可疑病变进行活检均有帮助。

7．病理学检查　在胸膜间皮瘤的诊断中起至关重要的作用。早期间皮瘤为小的、圆形胸膜斑点或结节，主要发生在壁层胸膜。随着病情的发展，小的肿瘤病灶融合成大的结节，并导致胸膜增厚、脏层和壁层胸膜粘连，并包裹整个胸腔。在晚期，肿瘤通过淋巴管和血液转移。间皮瘤的局部转移很常见，如肺、纵隔、横膈和心包等部位。与其他肿瘤相比，早期出现远处转移少见。弥漫型恶性间皮瘤的组织形态分为上皮型、肉瘤型及混合型，三者分别占60.6%、12.1%和27.3%。在光镜下，间皮瘤细胞与其他恶性肿瘤有时较难鉴别，可采用免疫组织化学方法帮助鉴别。超微结构显示恶性间皮瘤表面有很多细长微绒毛，密集成刷状。细胞间桥粒大、多，胞间及胞质内核周可见张力丝。绒毛的一个客观评定指标是长度和直径之比（length to diameter ratio，LDR），LDR >15是间皮瘤的特征性表现，而腺癌的LDR <10。

（三）诊断要点

1．临床表现

（1）可能有石棉接触史或其他致癌物接触史。

（2）胸痛、呼吸困难、胸壁肿块、大量胸液、胸膜增厚和结节。

（3）病理学上有恶性胸膜间皮细胞。

符合以上第（2）、第（3）项或还有一项者可诊断胸膜间皮瘤。

2．分期　目前，常用的分期方法为国际间皮瘤研究组织的TNM分期。

(1) 原发肿瘤 (T)

T_{1a}：肿瘤局限于同侧壁层胸膜，包括纵隔和膈胸膜，脏层胸膜未受累。

T_{1b}：肿瘤局限于同侧壁层胸膜，包括纵隔和膈胸膜，脏层胸膜有散在病灶。

T_2：肿瘤侵犯同侧各胸膜表面（壁层、纵隔、膈、脏层），并有以下至少一点：膈肌受累；或脏层胸膜有肿瘤融合（包括叶间裂）或脏层胸膜肿瘤扩展至其下肺实质。

T_3：局限的进展期肿瘤，但仍有可能切除。肿瘤侵犯整个同侧胸膜表面（壁层、纵隔、膈、脏层），并有以下至少一点：胸内筋膜受累；扩展至纵隔脂肪；或扩展至胸壁软组织，心包非跨壁受累。

T_4：局限的进展期肿瘤，不能手术切除。肿瘤侵犯整个同侧胸膜表面（壁层、纵隔、膈、脏层），并有以下至少一点：弥漫的或多发的胸壁肿瘤，有或无肋骨受累；肿瘤直接跨膈侵犯；直接扩展到对侧胸膜；直接扩展到一个或多个纵隔器官；直接扩展到脊柱；肿瘤侵犯心包内面，伴或不伴有心包积液；或肿瘤侵犯心肌。

(2) 淋巴结 (N)

N_x：局部淋巴结无法评价。

N_0：无局部淋巴结转移。

N_1：同侧支气管、肺或肺门淋巴结转移。

N_2：转移至隆突下或同侧纵隔淋巴结，包括同侧乳房内结节。

N_3：转移至对侧纵隔、对侧乳房内、同侧或对侧锁骨上淋巴结。

(3) 转移 (M)

M_x：有不能评价的远处转移。

M_0：没有远处转移。

M_1：有远处转移。

(4) 分期

Ⅰa期：$T_{1a}N_0M_0$。

Ⅰb期：$T_{1b}N_0M_0$。

Ⅱ期：$T_2N_0M_0$。

Ⅲ期：任何T_3M_0，任何N_1M_0和任何N_2M_0。

Ⅳ期：任何T_4、任何N_3和任何M_1。

国际抗癌联盟也有一个相似的TNM分期。治疗前的分期对确定治疗方案、观察疗效和判断预后均有重要意义。

(四) 鉴别诊断

1．胸腔积液和肺部阴影　间皮瘤在鉴别诊断方面首先遇到的问题是胸腔积液和肺部阴影。需要确定是否存在胸膜病变；肺部阴影来自肺内还是胸膜；胸腔积液的性质：

良性还是恶性胸腔积液；胸腔积液和胸膜结节或肿块的最终诊断。对于大部分胸腔积液和胸膜包块，临床上做出诊断并没有太大困难。然而，胸膜疾病，特别是胸腔积液的诊断对于呼吸科医师却依然是一个挑战。引起胸腔积液的原因非常之多。通常，通过诊断性胸腔积液检查，了解胸液为漏出液还是渗出液。如果胸腔积液为漏出液，应将重点治疗相应的全身疾病。如果为渗出液，应对胸腔积液进一步的分析，如pH、细胞分类、细胞病理学、葡萄糖、淀粉酶及病原学检查（结核杆菌和细菌等），下一步诊断措施应考虑胸膜活检。如果诊断还不清楚，应注意有无肺血栓栓塞症的可能。肺血栓栓塞症是胸腔积液鉴别诊断中常容易忽视的一个疾病。最后，可检查PPD皮肤试验和胸腔积液腺苷酶（adenosine deaminase，ADA），如果PPD阳性，ADA>45U／L，可考虑给予试验性抗结核治疗，否则可以随访观察。对于诊断确实困难者，应考虑胸腔镜检查。

2．结核性胸膜炎　在我国结核病是常见病。结核性胸膜炎是胸腔积液的常见原因之一。有不少间皮瘤患者被考虑为结核病而给予抗结核治疗。临床上出现以下情况时，需要对诊断重新评价。

(1) 抗结核治疗后患者一般情况未见好转反而恶化，乏力、消瘦明显，胸部出现疼痛。

(2) 胸腔穿刺多次，胸腔内注射药物后，胸痛不但不缓解，反而进行性加重，胸腔积液进行性增多。

(3) 胸腔穿刺处出现包块，有明显触痛。

3．间皮增生　间皮细胞的反应性增生有时与间皮瘤在形态上难以区分。间皮细胞增生可导致形态上的异常，如单一或复杂的乳头状突起，胸膜表面间皮细胞聚集，有时还有有丝分裂相、不典型细胞增生、成簇间皮细胞陷夹于纤维组织。事实上，可能与体内其他部位上皮的癌前病变相似，间皮的不典型增生或许代表了一种癌前病变。良性增生性间皮细胞与恶性间皮细胞可通过一些特殊染色帮助鉴别，如bcl-2、p53、P-170糖蛋白和PDGF-R的β链。其他方法，如染色体分析、DNA含量分析、核仁组织导体区域定量测定、增生细胞核抗原（proliferating cell nuclear antigen，PCNA）定量测定和核浆比分析等也有助于鉴别。对于良性间皮增生的病例，需要随访其变化。

4．与腺癌的鉴别诊断　间皮瘤与其他转移性恶性肿瘤常难区分。上皮型间皮瘤需要和胸膜转移性肺腺癌相区分。

(1) 光镜：间皮瘤可见到上皮样瘤细胞和梭形瘤细胞同时存在，如果发现这两种成分相互移行过渡现象，则有助于间皮瘤的诊断。腺癌无此特征。

(2) 组织化学：间皮瘤细胞能产生高酸性黏液物质如透明质酸，用奥辛兰及Hale胶体铁染色阳性；而65%～70%肺腺癌细胞内含有中性或弱酸性黏液物质，PAS及黏液卡红染色阳性。

(3) 免疫组织化学染色：有许多标记物被研究，单用一个指标并不可靠，需要多项指标同时检查。表6-3列出了上皮型间皮瘤和肺腺癌常用的鉴别诊断方法。上皮膜抗原（epithelialmembrane antigen，EMA）在间皮瘤和腺癌均为阳性，但在增生间皮为阴性。

表6–3上皮型间皮瘤和肺腺癌的鉴别诊断

上皮型间皮瘤	肺腺癌
细胞质含有糖原，没有淀粉酶抵抗的PAS阳性物质	糖原含量小，可包含淀粉酶抵抗的PAS阳性黏液
肿瘤细胞表面腺体奥辛兰阳性透明质酸	细胞内或细胞表面没有透明质酸
CEA、LeuM1、BetEp4和AuA1阴性	CEA、LeuM1、BetEp4和AuA1阳性
Calretinin（阳性核染色*），细胞角蛋白5/6和血栓调节素阳性	Calretinin（阴性核染色*），细胞角蛋白5/6和血栓调节素阴性

*Cahetinir染色对于间皮瘤和腺癌的胞质均为阳性

肉瘤型间皮瘤和肉瘤型癌的鉴别很困难。血管肉瘤可有血管标记物阳性，平滑肌肉瘤有一些肌肉标记物阳性（肌动蛋白）。通常肉瘤型癌的糖蛋白AB染色阴性。

（4）电镜：间皮瘤细胞表面有无数细长微绒毛，而腺癌细胞微绒毛少，且短、粗、直。

5．胸膜局限性纤维性瘤　过去被称为局限性或良性间皮瘤，临床上很少见。与石棉接触没有关系，手术切除后预后良好。肿瘤被浆膜很好地覆盖和局限。在显微镜下，可见低分化梭形细胞瘤。免疫细胞化学染色对波形蛋白和肌动蛋白阳性，但对细胞角蛋白和上皮膜抗原阴性。在80%的病例，CD_{34}阳性，在间皮瘤，CD_{34}仅局限于血管。

二、治疗

胸膜间皮瘤目前缺乏有效的治疗手段。现主张采用包括化疗、手术和放疗等多种方法的综合治疗。传统的化疗药物对间皮瘤的单药有效率为10%～20%，合并用药并未显著提高治疗有效率。一些新的化疗药物和方案正在研究之中，如吉西他滨（Gemcitabine）单用时无优势，但在与顺铂合用时具有协同作用，吉西他滨+顺铂作为间皮瘤新辅助化疗方案的研究也在进行之中，并初步取得了一些令人鼓舞的结果。

一些新研制的化疗药品如培美曲塞，在间皮瘤的治疗中也可能有一些很好的治疗效果，值得关注。生物免疫调节药，如IL–2和IFN–α，在临床上也很常用，但疗效有限。由于间皮瘤病例少、治疗效果差，建议在选择化疗方案时加入一种手术治疗方案。对于胸腔积液无法控制者，可采用胸膜固定或粘连术、胸腔镜下胸膜切除术等。其他治疗包括支持治疗和对症治疗等。

（一）用药原则

1．有胸痛者用罗通定、吲哚美辛、哌替啶等止痛。

2．多柔比星是治疗本病的有效药物，多与顺铂、丝裂霉素、环磷酰胺、氨甲蝶呤等联合使用。

3．γ-干扰素、白介素作为辅助治疗措施。

4．胸腔积液多者可用滑石粉、四环素等作胸膜粘连。

（二）预防

胸膜间皮瘤常与接触石棉有关，因此，注意劳动防护，减少或避免与石棉接触是预防本病的有效措施。局限型者多为良性，手术治疗效果好；即使是恶性弥漫型者，应用以多柔比星为主的化疗方案也可取得肯定的效果，可大大延长生存期。

三、病情观察

诊断不明确者，应建议行胸部X线片检查，以明确诊断。

诊断明确者，应密切注意观察患者胸痛、胸闷和呼吸困难的程度、持续时间，应注意患者临床征象的变化；应密切注意治疗的效果，患者的症状是否缓解。

四、病历记录

1．门、急诊病历　记录患者胸闷、气急、胸痛、呼吸困难、发热、盗汗、咳嗽、乏力和消瘦等的时间和程度，本次发作的诱发因素。既往史中记录有无慢性胸、肺疾病史等，如有，记录过去诊断和治疗情况。体检记录患者肺部体征，胸部扩张受到限制的患者可表现为呼吸困难，疾病进展时消瘦。有的患者可出现胸壁包块，可以发现杵状指（趾）。与肺癌不同，间皮瘤很少在就诊时出现颈部淋巴结肿大或远处转移相关的临床表现。辅助检查记录胸部X线片、超声检查、支气管镜检查、病理学检查、胸膜活检和胸腔镜检查、胸腔积液检查的结果。

2．住院病历　记录患者治疗后的反应，临床症状是否缓解；需行放疗或化疗者，应记录与患者及家属的谈话过程，并请家属签署知情同意书。

五、注意事项

（一）医患沟通

本病大多急性起病，若平素体健、年轻，患者可无症状；若年龄大且肺部有基础疾病时则病情较重，且有焦虑不安甚至濒死感，应耐心向患者解释清楚，消除其顾虑，并积极、有效处理。

（二）经验指导

1．间皮瘤主要表现为胸痛、呼吸困难和胸膜异常（胸腔积液和胸膜增厚）。临床上出现以下情况时需要注意间皮瘤的可能。

（1）胸腔积液伴有显著的胸痛症状，或骨关节疼痛、发热、低血糖症、贫血等。

（2）胸腔积液抽出后又迅速出现明显的胸膜增厚，穿刺部位出现皮下结节。

（3）胸部X线表现为胸膜孤立性肿块、胸膜多发性分叶状肿块，胸腔积液减少后出现显著的胸膜增厚，尤其是肺尖出现胸膜增厚。

(4) 持续的诊断不明的胸腔积液。

2. 虽然胸痛是一个常见症状，而且也很具有提示诊断价值，但有相当多的患者在出现胸腔积液时不伴有胸痛。有的报道中，高达1／3的患者没有胸痛症状。

3. 间皮瘤合并的胸腔积液通常为中到大量，单侧积液多，血性积液多，可呈草莓样，胸腔积液较为黏稠，抽液困难。

4. 对于任何怀疑间皮瘤的患者均需要仔细了解职业史，但对于无石棉接触史的患者，间皮瘤也需要考虑。在我国，很多间皮瘤患者并无明显的石棉接触史。在某医院最近的20例间皮瘤中，只有3例有石棉接触史。

5. 间皮瘤倾向于局部侵犯，而不是远处转移。在症状出现时，首先以远处转移为表现的少见。但在后期，远处转移并不少见。除非经过根治性手术，病情会呈持续性进展。

6. 如果胸腔积液细胞学或胸膜活检多次检查阴性，需要进一步检查，如B超或CT引导下行胸膜活检或胸腔镜检查。

7. 对于任何原因不明的胸腔积液，均需要CT检查。CT检查对于了解胸膜情况以及肺、纵隔和心包的病变均有重要价值。

8. 间皮瘤的诊断需要临床、影像学、病理学和免疫组织化学等多种手段的综合应用。根据经验，使用电镜做超微结构的检查对间皮瘤与腺癌的鉴别诊断很有帮助。

第四节　自发性气胸的护理

气体进入胸膜腔，造成积气状态，称为气胸（pneumothorax）。一般是由于脏层胸膜破裂，空气通过破裂孔进入胸膜腔，从而使胸腔内压力升高，常致负压变成正压，导致肺脏压缩，静脉回心血流受阻，可产生不同程度的肺、心功能障碍。临床上以自发性气胸最多见，主要表现有突然胸痛、胸部憋闷和气急。严重者可出现焦躁不安、极度呼吸困难、发绀，甚至意识障碍和休克。

一、诊断

（一）症状与体征

1. 症状　典型症状为突发性胸痛，继之有胸闷和呼吸困难，并可有刺激性咳嗽。这种胸痛常为针刺样或刀割样，持续时间很短暂。刺激性干咳因气体刺激胸膜所致。大多数起病急骤，气胸量大或伴肺部原有病变者，则气促明显。部分患者在气胸发生前有剧烈咳嗽、用力屏气大便或提重物等的诱因，但不少患者在正常活动或安静休息时发病。年轻健康人的少量气胸很少有不适，有时患者仅在体格检查或常规胸部透视时才被发现；而有肺气肿的老年人，即使肺压缩不到10%，亦可产生明显的呼吸困难。张力性气胸患者常表现精神高度紧张、恐惧、烦躁不安、气促、窒息感、发绀、出汗，并有脉搏细弱而快、血压下降、皮肤湿冷等休克状态，甚至出现意识不清、昏迷，若不及时抢救，往往引起死亡。

气胸患者一般无发热，白细胞数升高或血沉增快，若有这些表现，常提示原有的肺部感染（结核性或化脓性）活动或发生并发症（如渗出性胸膜炎或脓胸）。

2．体征　典型的体征可见患侧胸廓饱满，呼吸运动减弱，气管及心尖冲动向健侧移位，肋间隙增宽，叩诊鼓音，语颤及呼吸音减弱或消失。右侧气胸时肝浊音界下降，左侧气胸时心浊音界叩诊不清。如为液气胸，可有积液体征。

（二）辅助检查

1．X线检查　为诊断气胸最可靠的方法。可显示肺压缩的程度，肺部情况，有无胸膜粘连、胸腔积液以及纵隔移位等。典型X线表现为外凸弧形的细线条形阴影，系肺组织和胸膜腔内气体的交界线，线内为压缩的肺组织，线外见不到肺纹理，透亮度明显增加。气胸延及下部，则肋膈角显示锐利。少量气体往往局限于肺尖部，常被骨骼掩盖。深呼气时，使萎缩的肺更为缩小，密度增高，与外带积气区呈更鲜明对比，从而显示气胸带。局限性气胸在后前位X线检查时易遗漏，透视下转动体位方能见到气胸。大量气胸时，则见肺被压缩聚集在肺门区呈圆球形阴影。若肺内有病变或胸膜粘连时，则呈分叶状或不规则阴影。大量气胸或张力性气胸显示纵隔和心脏移向健侧。气胸并发胸腔积液时，则具液-气面。若围绕心缘旁有透光带，应考虑有纵隔气肿。胸部X线片，大致可计算气胸后肺脏受压萎陷的程度，这对临床处理有一定的意义。

2．CT检查　表现为胸膜腔内出现极低密度的气体影，伴有肺组织不同程度的压缩改变。一般应在低窗位的肺窗条件下观察，含极少量气体的气胸和主要位于前中胸膜腔的局限性气胸，X线片上可漏诊，而CT上则无影像重叠的缺点，诊断非常容易。多数学者认为，对创伤患者，尤其是进行机械呼吸器通气者，做CT扫描时，应对上腹部、下胸部的CT图像进行肺窗观察，以便发现隐匿型少量气胸；CT还可鉴别位于纵隔旁的气胸与纵隔气肿以及肺气囊，对有广泛皮下气肿存在的患者，CT检查常可发现X线片隐匿性的气胸存在。

3．胸膜腔内气体成分压力的测定　有助于鉴别破裂口是否闭合。通常抽出胸膜腔内气体做分析，若PO_2>6.67kPa（50mmHg），PCO_2<5.33kPa（40mmHg），应怀疑有持续存在的支气管胸膜瘘；反之，PO_2<5.33kPa（40mmHg）及PCO_2>6kPa（45mmHg），则提示支气管胸膜瘘大致已愈合。

4．胸腔镜检查　是诊治胸膜疾病的重要手段。为寻找自发性气胸的病因，指导选择合理的治疗方法，以胸腔镜检最为理想。

5．胸膜造影　是将造影剂注入胸膜腔，在X线下观察胸膜内解剖结构关系和相应肺脏病变部位的一项特殊诊断技术，有助于对胸膜病变的诊断和鉴别诊断。

（三）诊断要点

1．突然发生的呼吸困难、胸痛和刺激性咳嗽，体征可有叩诊鼓音，呼吸音明显减弱或消失。

2．胸部X线检查显示胸腔积气、肺萎陷。

3．排除医源性、创伤性及机械通气所致的肺实质和脏层胸膜破裂。

符合以上三项者可以诊断自发性气胸。根据临床症状、体征及影像学表现，气胸的诊断通常并不困难。X线或CT显示气胸是确诊的依据，若病情十分危重无法搬动做X线检查时，应当机立断在患侧胸部体征最明显处试验穿刺，如抽出气体，可证实气胸的诊断。

（四）鉴别诊断

1．支气管哮喘与阻塞性肺气肿　两者均有不同程度的气促及呼吸困难，体征亦与自发性气胸相似，但支气管哮喘常有反复哮喘发作史，阻塞性肺气肿的呼吸困难多呈长期、缓慢性、进行性加重。当哮喘及肺气肿患者突发严重呼吸困难、冷汗、烦躁时，支气管舒张药、抗感染药物等治疗效果不好，且症状加剧，应考虑并发气胸的可能，X线检查有助于鉴别。

2．急性心肌梗死　患者亦有突然胸痛、胸闷甚至呼吸困难、休克等临床表现，但常有高血压、动脉粥样硬化、冠状动脉样硬化性心脏病史。体征、心电图、X线检查、血清酶学检查有助于诊断。

3．肺血栓栓塞症　大面积肺栓塞也可突发起病，呼吸困难、胸痛、烦躁不安、惊恐甚至濒死感，临床上酷似自发性气胸。但患者可有咳血、低热和晕厥，并常有下肢或盆腔血栓性静脉炎、骨折、脑卒中、心房颤动等病史，或发生于长期卧床的老年患者。体检、胸部X线检查可鉴别。

4．肺大疱　位于肺周边的肺大疱，尤其是巨型肺大疱易被误认为气胸。肺大疱通常起病缓慢，呼吸困难并不严重，而气胸症状多突然发生。影像学上肺大疱气腔呈圆形或卵圆形，疱内有细小的条纹理，为肺小叶或血管的残遗物。肺大疱向周围膨胀，将肺压向肺尖区、肋膈角及心膈角。而胸则呈胸外侧的透光带，其中无肺纹理可见。从不同角度进行胸部透视，可见肺大疱为圆形透光区，在大疱的边缘看不到发丝状气胸线，肺大疱内压与大气压相仿，抽气后大疱容积无明显改变。如误对肺大疱抽气测压，极易引起气胸，需认真鉴别。

5．其他　消化性溃疡穿孔、胸膜炎、肺癌、膈疝等，偶可有急性胸痛、上腹痛及气促等，亦应注意与自发性气胸鉴别。

二、治疗

自发性气胸的治疗目的是促进患侧肺复张、消除病因及减少复发。治疗具体措施有非手术治疗、胸腔减压、经胸腔镜手术或开胸手术等。应根据气胸的类型与病因、发生频次、肺压缩程度、病情状态及有无并发症等适当选择。部分轻症者可经非手术治疗治愈，但多数需做胸腔减压以助患肺复张，少数患者（10%～20%）需手术治疗。

影响肺复张的因素包括患者年龄、基础肺疾病、气胸类型、肺萎陷时间长短以及治疗措施等。老年人肺复张时间通常较长；交通性气胸较闭合性气胸需时长；有基础肺疾病、肺萎陷时间长者肺复张时间亦长；单纯卧床休息肺复张时间，显然较胸闭式引流或胸腔穿刺抽气为长。有支气管胸膜瘘、脏层胸膜增厚、支气管阻塞者，均可妨碍肺复张，并易导致慢性持续性气胸。

（一）非手术治疗

主要适用于稳定型小量气胸，首次发生的症状较轻的闭合性气胸。应严格卧床休息，酌情给予镇静、镇痛等药物。由于胸腔内气体分压和肺毛细血管内气体分压存在压力差，每日可自行吸收胸腔内气体容积（胸部X线片的气胸面积）的1.25%～1.8%。高浓度吸氧可加快胸腔内气体的吸收。非手术治疗需密切监测病情改变，尤其在气胸发生后24～48小时。如患者年龄偏大并有肺基础疾病如肺气肿，其胸膜破裂口愈合慢，呼吸困难等症状严重，即使气胸量较小，原则上亦不主张采取非手术治疗。

此外，不可忽视肺基础疾病的治疗。如明确因肺结核并发气胸，应给予抗结核药物，由肺部肿瘤所致气胸者，可先做胸腔闭式引流，待明确肿瘤的病理学类型及有无转移等情况后，再进一步做针对性治疗。慢性阻塞性肺疾病（chronic obstructive pulmonary disease，COPD）并发气胸者应注意积极控制肺部感染，解除气管痉挛等。

（二）手术治疗

1．胸腔穿刺抽气　适用于小量气胸、呼吸困难较轻、心肺功能尚好的闭合性气胸患者。抽气可加速肺复张，迅速缓解症状。通常选择患侧胸部锁骨中线第2肋间为穿刺点，局限性气胸则要选择相应的穿刺部位。皮肤消毒后用气胸针或细导管直接穿刺入胸腔，随后连接于50mL或100mL注射器或气胸机抽气并测压，直到患者呼吸困难缓解为止。一次抽气量不宜超过1000mL，每日或隔日抽气1次。张力性气胸病情危急，应迅速解除胸腔内正压以避免发生严重的并发症，紧急时亦需立即胸腔穿刺排气，无其他抽气设备时，为了抢救患者生命，可用粗针头迅速刺入胸膜腔以达到暂时减压的目的。亦可用粗注射针头，在其尾部扎上橡皮指套，指套末端剪一小裂缝，插入胸腔进行临时排气，高压气体从小裂缝排出，待胸腔内压减至负压时套囊即塌陷，小裂缝关闭，外界空气即不能进入胸膜腔。

2．胸腔闭式引流　适用于不稳定型气胸、呼吸困难明显、肺压缩程度较重、交通性或张力性气胸、反复发生气胸的患者。无论其气胸容量多少，均应尽早行胸腔闭式引流。插管部位一般多取锁骨中线外侧第2肋间或腋前线第4～5肋间，如为局限性气胸或需引流胸腔积液，则应根据胸部X线片或在X线透视下选择适当部位进行插管排气引流。插管前，在选定部位先用气胸箱测压以了解气胸的类型，然后在局部麻醉下沿肋骨上缘平行做1.5～2cm皮肤切口，用套管针穿刺进入胸膜腔，拔去针芯，通过套管将灭菌胶管插入胸腔。亦可在切开皮肤后，经钝性分离肋间组织达胸膜，再穿破胸膜将导管直接送入胸膜腔。一般选用胸腔引流专用的硅胶管，或外科胸腔引流管。16～22F导管适用于大多数患者，如有支气管胸膜瘘或机械通气的患者，应选择24～28F大导管。导管固定后，另一端可连接Heim Lich单向活瓣，或置于水封瓶的水面下1～2cm，使胸膜腔内压力保持在0.098～0.196kPa（1～2cm H_2O）以下，插管成功则导管持续逸出气泡，呼吸困难迅速缓解，压缩的肺可在几小时至数日内复张。对肺压缩严重、时间较长的患者，插管后应夹住引流管分次引流，避免胸腔内压力骤降产生肺复张后肺水肿。如未见气泡溢出，1～2日，气急症状消失，可夹管24～48小时，复查胸部X线片，肺全部复张后可以拔除导管。有时虽未见气泡溢出，但患者症状缓解不明显，应考虑为导管不通畅或部分滑出胸膜腔，需及时更换导管或做其他处理。

原发性自发性气胸经导管引流后，即可使肺完全复张。继发性者常因气胸分隔，单导管引流效果不佳，有时需在患侧胸腔插入多根导管。两侧同时发生气胸者，可在双侧胸腔插管引流。若经水封瓶引流后未能使胸膜破口愈合，肺仍不能复张，可在引流管加用负压吸引装置。常用低负压可调节吸引机，如吸引机形成负压过大，可用调压瓶调节，一般负压为-0.981～1.96kPa（-10～-20cm H_2O），如果负压超过设置值，则空气由压力调节管进入调压瓶，因此胸腔所承受的吸引负压不会超过设置值，可避免过大的负压吸引对肺的损伤。

闭式负压吸引宜连续开动吸引机，如经12小时后肺仍未复张，应查找原因。如无气泡冒出，表示肺已复张、停止负压吸引，观察2～3日，经X线透视或胸部X线片证实气胸未再复发后，即可拔除引流管，用凡士林纱布覆盖手术切口。

水封瓶应放在低于患者胸部的地方（如患者床下），以免瓶内的水反流进入胸腔。应用各式插管引流排气过程中，应注意严格消毒，防止发生感染。

3. 化学性胸膜固定术　由于气胸复发率高，为了预防复发，可胸腔内注入硬化剂，产生无菌性胸膜炎症，使脏层和壁层胸膜粘连，从而消灭胸膜腔间隙。主要适用于拒绝手术的下列患者：①持续性或复发性气胸；②双侧气胸；③并发肺大疱；④肺功能不全，不能耐受手术。

4. 并发症的处理

（1）持续性和复发性气胸：1／3的自发性气胸2～3年常有复发，发作频繁或3周以上持续不愈合者可行胸膜粘连术。在局麻下经胸腔镜将滑石粉混悬液等注入胸膜内，再让患者多方转动体位让胸膜充分粘连胸腔闭锁。也可用硝酸银稀释液喷涂裂口，或用四环素、短小棒状杆菌菌苗等黏着剂经闭式引流管注入实行胸腔粘连术。

（2）脓气胸：多由金黄色葡萄球菌、肺炎杆菌、铜绿假单胞菌及厌氧菌引起的肺炎、肺脓肿而并发脓气胸。除应用有效、足量的抗生素外，因多有胸膜支气管瘘形成，故应酌情行外科治疗。

（3）血气胸：小量出血者经胸腔闭式引流肺复张后出血可自行停止和吸收；大量出血时应积极手术止血并及时、适量输血以防失血性休克的发生。

（4）纵隔气肿和皮下气肿：经胸腔闭式引流可随气胸好转、胸膜腔内压力减低而逐渐缓解和自行吸收。吸入高浓度氧气以加大纵隔内氧浓度，利于气体的消散。纵隔气肿张力过高而影响呼吸和循环时，可作胸骨上窝穿刺或切开排气。

三、病情观察

诊断不明确者，应建议行胸部X线片检查，以明确诊断。

诊断明确者，应密切注意观察患者胸痛、胸闷和呼吸困难的程度、持续时间，决定暂不抽气的，应注意患者临床征象的变化。如行抽气治疗，应密切注意治疗的效果，患者的症状是否缓解；如剧烈胸痛持续存在，患者有心动过速、气急不缓解，提示有血气胸可能，必须立即行胸腔闭式引流，进行生命体征监护，以便及时调整治疗用药。

四、病历记录

1．门、急诊病历　记录患者胸闷、气急、胸痛的时间和程度；本次发作的诱发因素；是否伴有呼吸困难等。既往史中记录有无慢性胸、肺疾病史等；有无气胸病史，如有，记录过去诊断和治疗情况。体检记录患者血压，是否有患侧胸廓饱满、肋间隙增宽、运动减弱、叩诊鼓音、呼吸音及语颤减弱或消失等体征。有无大汗、发绀、不能平卧等张力性气胸的表现。辅助检查记录胸部X线片或胸透结果，必要时记录血红蛋白的检测结果。

2．住院病历　记录患者对吸氧、抽气等治疗的反应，临床症状是否缓解；需行胸腔闭式引流的，应记录与患者及家属的谈话过程，并请家属签署知情同意书。如有血气胸可能，须密切观察记录患者的血压、心率、血红蛋白的变化及采用相应治疗措施后的治疗效果。

五、注意事项

（一）医患沟通

本病大多急性起病，若平素体健、年轻，患者可无症状；若年龄大且肺部有基础疾病时则病情较重，且有焦虑不安甚至濒死感，应耐心向患者解释清楚，消除其顾虑，并积极、有效处理。张力性气胸有时可出现皮下气肿，应给予积极治疗，有时可产生持续漏气，此时若病情无恶化，则可继续观察，并做好家属及患者思想工作。部分张力性气胸的处理较为困难，尤其是合并肺部感染时，大多预后不良，须及时与患者家属沟通。

（二）经验指导

1. 本病可有不同程度的胸闷、呼吸困难表现，其程度与患者原有的肺功能状况、气胸类型、肺被压缩的面积以及气胸发生的速度有关。基础肺功能较差的患者，即使肺被压缩面积在10%～20%，亦可见明显呼吸困难，甚至发生呼吸衰竭死亡。而慢性气胸患者，由于通气／血流比例调整和代偿，患者逐渐适应，胸痛和呼吸困难可不明显。

2. 根据患者的临床症状、体征与X线表现，气胸的诊断一般并不难。需注意的是胸部X线片显示“气胸线”是确诊本病的依据。部分患者病情重，无床边摄片，则须在有经验的医师指导下行诊断性穿刺，亦可帮助明确诊断。

3. 临床上需注意隐匿性气胸的处理，因有时肺部存在粘连带，胸部X线片不能发现气胸的存在，CT可以明确诊断。

4. 确定治疗方案时，应考虑患者的气胸类型、程度、发生速度、症状、体征、胸部X线片的变化、胸膜腔内压力、有无胸腔积液及原有肺功能状态、首次发病抑或复发以及患者年龄、一般状况、有无呼吸循环功能不全等并发症确定治疗方案。

5. 一般自发性气胸经抽气等非手术治疗，1～2周即可好转，若时间超过1周，且肺压缩明显，可行胸腔闭式引流，必要时负压吸引，但必须注意负压吸引装置的正确连接。若患者存在持续漏气，则须转外科手术治疗。当考虑有张力性气胸时，应紧急处理，予以胸腔抽气且置管引流，必要时请外科置大号管引流。

6. 一部分患者经过排气后，出现胸闷、气急加重、咳嗽明显，提示有复张后肺水肿，应积极处理，可给予高流量吸氧、糖皮质激素、利尿药等治疗，临床上给予患者排气治疗时一般宜缓慢排气，每次排气量一般不宜超过1000mL，以避免此种情况发生。

第七章　乳腺疾病护理

第一节　急性乳腺炎的护理

一、概述

急性乳腺炎是指乳房的急性化脓性感染，多发生在产后哺乳期妇女，以初产妇最为常见，好发于产后3～4周。致病菌主要为金黄色葡萄球菌，少数为链球菌。中医称之“乳痈”，是由热毒侵入乳房所引起的一种急性化脓性病证，其特点是乳房局部结块，红肿热痛，伴有全身发热，且容易“传囊”。

二、病因和病机

1．乳汁淤积。

2．细菌入侵。

三、临床表现

（一）症状体征

病人感觉乳房疼痛、局部红肿、发热。随着炎症的进展，可出现寒战、高热、脉搏加快，常有患侧淋巴结肿大、压痛，白细胞计数明显增高。

局部表现可有个体差异。一般起初呈蜂窝织炎样表现，数天后可形成脓肿，脓肿可以是单房也可以是多房性。脓肿可向外溃破，深部脓肿还可穿至乳房与胸肌间的疏松组织中，形成乳房后脓肿。感染严重者，可并发脓毒症。当局部有波动感或超声证明有脓肿形成时，应在压痛最明显的炎症区或超声定位下进行穿刺，抽到脓液表示脓肿已形成，脓液应作细菌培养及药物敏感试验。

（二）常见证型

1．气滞热壅　乳汁郁积结块，皮色不变或微红，皮肤不热或微热，脚掌疼痛，或伴有恶寒发热，头痛，全身感觉不适，口渴，便秘，苔薄，脉数。

2．热毒炽盛　患乳肿块不消或逐渐增大，乳房肿痛加重，皮肤焮红灼热，肿块变软，有应指感，或脓出不畅，红肿热痛不消，有“传囊”现象，壮热、口渴、便秘溲赤、舌红、苔黄腻、脉洪数。

3．正虚毒恋　溃脓后乳房肿痛虽轻，但疮口脓水不断，脓汁清稀，愈合缓慢或形成乳漏，全身乏力，面色少华，或低热不退，饮食少，舌淡，苔薄，脉弱无力。

四、诊断

1．实验室检查　血常规检查示血白细胞计数及中性粒细胞比例升高。

2．诊断性穿刺　在乳房肿块波动最明显的部位或压痛最明显的区域穿刺，抽到脓液表示脓肿已形成，脓液应作细菌培养及药物敏感试验。

3．鉴别诊断　急性乳腺炎与炎性乳癌两者均多发于妇女哺乳期，均可见乳房肿大，腋下可有核肿大。两者不同点见表7-1。

表7-1　急性乳腺炎与炎性乳癌的区别

病名	好发人群	主要症状	全身症状	转归
急性乳腺炎	哺乳期妇女	乳房红肿疼痛	恶寒发热、头痛、周身不适等	预后良好
炎性乳癌	妊娠期或哺乳期妇女	乳房逐渐增大，并波及对侧，局部皮肤呈暗红色或紫红色，毛孔深陷呈橘皮样改变，患乳迅速肿胀变硬，常累及整个乳房的1／3以上，有轻触痛	较轻	预后不良

五、常见并发症

1．脓毒血症和菌血症　病程进入急性化脓性乳腺炎阶段，病人可并发脓毒血症和菌血症。此时病人持续高热、面色潮红、谵妄，可出现转移性脓肿。

2．乳房瘘管　脓肿形成期，脓肿可向内或向外破溃，形成皮肤破口和乳腺瘘管。如处理不当可形成长期不愈的脓瘘或乳瘘管，临床可见从瘘管排出乳汁及脓液。

六、治疗原则

（一）西医治疗原则

消除感染、排空乳汁。一般不停止哺乳，因停止哺乳不仅影响婴儿喂养，且提供乳汁淤积的机会。但患乳应停止哺乳，以吸乳器吸尽乳汁，促使乳汁通畅排出。若感染严重或脓肿引流后并发乳腺炎，应停止哺乳。

（二）中医治疗原则

以疏肝清热、通乳散结为原则。强调及早处理，以消为贵。注重通络下乳，避免使用寒凉药物。“内吹乳痈”和“外吹乳痈”在治疗上需兼顾患者孕期和产后的不同体质。

七、护理评估

1．按中医整体观念运用望、闻、问、切的方法评估病证、舌象、脉象及情志状态。

2．肿痛程度、心理状态。

3．有无发热。

八、一般护理

1．按外科系统及本系统疾病一般护理常规执行。

2．保持病室的空气新鲜，环境安静整洁，光线柔和。

3．鼓励患者保持足够的休息和睡眠，避免劳累。

4．保持口腔、皮肤清洁，可用淡盐水或金银花煎水漱口，多食含纤维素较多的蔬菜，如芹菜、韭菜、菠菜、白菜等，食多汁水果，如西瓜、梨等。

5．密切观察疮形、肿势、色泽、脓液、疼痛和全身症状的变化，定时测量体温，做好记录，观察患者呼吸情况。

6．用药护理　服用中药断乳时，记录断乳时间。

7．保持心情舒畅，使肝气调达，避免精神过度紧张。

九、症状和证候施护

（一）气滞热壅

1．病室宜通风、凉爽，忌直接吹风。

2．饮食宜清淡、易消化，如蔬菜粥、鸡蛋羹等，忌油腻及刺激之品，如肥肉、葱蒜等。

（二）热毒炽盛

1．病室温度宜稍低。

2．饮食稍偏凉，多饮水。宜食清热生津之品，如蔬菜、瓜果、清凉饮料等。忌辛辣刺激之品，如葱、蒜、姜、花椒、烧烤等。

（三）正虚毒恋

1．宜多休息，无劳累，注意防寒保暖。

2．给予营养丰富之品补益身体。

十、健康教育

1．保持乳头、乳晕清洁　在孕期经常用肥皂及温水清洗两侧乳头，妊娠后期每日清洗1次；产后每次哺乳前、后均需清洗乳头，保持局部清洁和干净。

2．纠正乳头内陷　乳头内陷者于妊娠期经常挤捏、提拉乳头。

3．养成良好的哺乳习惯　定时哺乳，每次哺乳时应尽量让婴儿将乳汁吸净，如有乳汁淤积，应及时用吸乳器或手法按摩帮助排空乳汁。养成婴儿不含乳头睡眠的良好习惯。

4．保持婴儿口腔卫生　及时治疗婴儿口腔炎症。

5．及时处理乳头破损　乳头、乳晕处有破损或皲裂时暂停哺乳，每日定时用吸乳器吸出乳汁哺乳婴儿；局部用温水清洗后涂以抗菌药软膏，待愈合再行哺乳；症状严重时应及时就诊。

十一、药食疗方

1．蒲公英60g，金银花30g，粳米50～100g，先煎蒲公英、金银花，去渣取汁，再入粳米煮作粥。任意服食。

2．气滞热可用厚朴花3～5g泡水代茶饮以行气消肿止痛。热毒炽盛食疗可饮蒲公英茶，其制法是将干燥蒲公英75g洗净，放入锅中，加入1000mL水煎煮后，滤除茶渣，待凉后即可饮用，取其清热解毒、消肿散结之效。

第二节　乳腺囊性增生病的护理

一、概述

乳腺囊性增生病亦称乳腺病，常见于中年妇女。由于对本病的不同认识，有多种命名，如乳腺小叶增生症、乳腺纤维囊性病等。其病理形态呈多样性表现，增生可发生于腺管周围并伴有大小不等的囊肿形成，囊内含淡黄色或棕褐色液体；或腺管内表现为不同程度的乳头状增生，伴乳管囊性扩张，也有发生于小叶实质者，主要为乳管及腺泡上皮增生。中医称之为乳癖，是以乳房出现肿块，且肿块和疼痛与月经周期相关为主要表现的一种病证。

二、病因和病机

西医认为体内雌、孕激素比例失调，使乳腺实质增生过度和复旧不全；中医认为与肝郁气滞、冲任失调有关。

三、临床表现

（一）症状体征

一侧或双侧乳房胀痛和肿块是本病的主要表现，部分病人具有周期性。乳房胀痛一般于月经前明显，月经后减轻，严重者整个月经周期都有疼痛。体检发现一侧或双侧乳房内可有大小不一，质韧的单个或为多个的结节，可有触痛，与周围分界不清，亦可表现为弥漫性增厚。少数病人可有乳头溢液，多为浆液性或浆液血性液体。本病病程较长，发展缓慢。

（二）常见证型

1．肝郁痰凝　多见于青壮年妇女，乳房肿块质韧不坚，胀痛或刺痛，随喜怒消长，伴有胸闷胁胀，善郁易怒，失眠多梦，心烦口苦，苔薄黄，脉弦滑。

2．冲任失调　多见于中年妇女，乳房肿块月经前加重，月经后缓减，伴有腰酸乏力，神疲倦怠，月经失调，量少色淡，或闭经，舌淡，苔白，脉沉细为气血不足之象。

四、诊断

1．乳房肿痛以胀痛为主，也有刺痛或牵拉痛。乳房疼痛主要以乳房肿块处为甚，常涉及胸胁部或肩背部，少数患者可出现乳头溢液。

2．乳房肿块可发生于单侧或双侧，大多位于乳房的外上象限，也可见于其他象限。

3．好发年龄为20～45岁妇女。

4．鉴别诊断　本病与乳腺癌有同时存在的可能，应嘱病人每隔3～6个月复查。当局限性乳腺增生肿块明显时，尤其要加以区别。后者肿块更明确，质地坚硬，与周围乳腺有较明显区别，有时伴腋窝淋巴结肿大，钼靶和超声检查有助于两者的鉴别。

五、治疗原则

（一）西医治疗原则

1．非手术治疗　主要是观察和药物治疗。观察期间可用中医中药调理，或口服乳康片等；抗雌激素治疗仅在症状严重时采用，可口服他莫昔芬。由于本病有恶变可能，应嘱病人每隔2～3个月到医院复查，有对侧乳腺癌或有乳腺癌家族史者应密切随访。

2．手术治疗　若肿块周围乳腺组织局灶性增生较为明显，形成孤立肿块，或B超、钼靶X线摄片发现局部有沙粒样钙化灶者，应尽早手术切除肿块并作病理学检查。

（二）中医治疗原则

止痛与消块是治疗本病之要点。疏肝活血、消滞散结以治标，调摄冲任以治本，经前治标。对于长期服药而肿块不消反而增长，且质地较硬，边缘不清，疑有恶变者，应手术切除。

六、护理评估

1．按中医整体观念运用望、闻、问、切的方法评估病证、舌象、脉象及情志状态。

2．有无疼痛及疼痛程度、时间。

3．病人对疾病的认知程度。

七、一般护理

1．按外科系统及本系统疾病一般护理常规执行。

2．保持病室的空气新鲜，环境安静整洁，温湿度适宜。

3．起居有常，适当进行体育锻炼，以使气血条达，脏腑气机通畅。

4．给予清淡、低脂肪、低蛋白、易消化的饮食，多吃绿色蔬菜、水果。忌食咖啡、可可、巧克力等含黄嘌呤的食物及雌激素、催乳素含量较高之品。

5．病情观察　观察患者的乳房疼痛情况。乳房疼痛以胀痛为主，也有刺痛或牵拉痛，随情绪波动而变化；观察患者的乳房肿块情况；观察患者是否伴有月经不调、乳房溢液等症状。

6．用药护理　本病疗程较长，要督促患者按时服药；活血化瘀药物在月经期间暂停服用，月经后可继续服用。

7．本病与情志关系密切，情志抑郁不畅则会加重病情，不利于康复，因此应鼓励患者保持心情舒畅，避免精神过度紧张，使肝气条达。

八、证候施护

1．肝郁痰凝　疏肝解郁，化痰散结。

2．冲任失调　调摄冲任。

九、健康教育

1．起居有常，劳逸适度，调整生活节奏，避免压力过大。

2．调畅情志，保持心情舒畅，避免不良情绪的干扰。

3．注意防止乳房外伤。

4．养成低脂饮食的好习惯，忌烟酒。

5．应在专科医生指导下进行治疗，定期复查，病重者可考虑手术治疗。

6．指导患者经常自我检查乳房，宜选择在月经干净后、排卵前检查，以便早期诊治。

7．及时治疗月经失调等妇科疾病。

十、药膳食疗方

（一）食疗

1．肝郁痰凝　可用佛手3～5g泡水代茶饮，以理气化痰；亦可经常含服金橘饼（或九制陈皮），有疏肝理气作用。

2．冲任失调　可常食白菜、豆制品、海带、鱼类、乌鸡、黑豆、何首乌等补益肝肾、调补冲任之品；气血不足者可食大枣、瘦肉、牛奶等补益气血之品。

第三节　乳腺纤维腺瘤的护理

一、概述

乳腺纤维腺瘤是女性常见的良性肿瘤，发病率高，好发于20～25岁女性。乳中结核，形如丸卵，边界清楚，表面光滑，推之活动。历代文献将本病归属“乳痞”“乳中结核”的范畴。

二、病因和病机

1．情志内伤，肝气郁结，或忧思伤脾，运化失司，痰湿内生，气滞痰凝而成。

2．冲任失调，气滞血瘀痰凝，积聚乳房胃络而成。

三、临床表现

（一）症状体征

主要为乳房肿块。肿块好发于乳房外上象限，多为单发，约占75%，少数属多发。肿块增大缓慢，质地韧实，按之有硬皮球之弹性，表面光滑，易于推动。月经周期对肿块大小的影响不大。除肿块外，病人常无自觉症状，多为偶然扪及。

（二）中医证型

1．肝气郁结　乳房肿块较小，生长缓慢，不红不热，不觉肿痛，推之可移，伴胸闷叹息；舌质正常，苔薄白，脉弦。

2．瘀血痰凝　乳房肿块较大，坚硬木实，乳房重坠不适，伴胸闷牵痛，烦闷急躁或月经不调、痛经等。舌质黯红，苔薄腻，脉弦滑或弦细。

四、诊断

1．多发于20～25岁女性，其次是15～20岁和25～30岁年龄段者。

2．一般无乳房疼痛，少数可有轻微胀痛，但与月经无关。

3．肿块常为单发，也可见多个肿块在单侧或双侧乳房内同时或先后出现。形状呈圆形或椭圆形，直径大多在2～3cm，边界清楚，质地中等或偏硬，表面光滑，按之有硬橡皮球之弹性。

4．年轻病人首选B超检查。可见肿块边界清楚，有一层光滑完整的包膜，内部回声分布均匀，后方回声增强。40岁以上患者可考虑靶X线摄片，可见边缘整齐的圆形或椭圆形致密肿块影，边缘清楚，四周可见透亮带，偶见规整粗大的钙化点。本病与乳腺癌、乳腺增生症相鉴别。

五、治疗原则

（一）西医治疗原则

手术切除是首选的治疗方法，手术切除的肿块必须常规做病理学检查。

（二）中医治疗原则

对多发或复发者采用中药治疗，可起到控制肿瘤生长，减少肿痛复发，甚至消除肿块的作用。

六、护理评估

1．按中医整体观念运用望、闻、问、切的方法评估病证、舌象、脉象及情志状态。

2．病人对疾病的认知程度。

七、一般护理

1．按外科系统及本系统疾病一般护理常规执行。

2．保持室内空气新鲜，温湿度适宜。

3．饮食宜清淡、低脂肪、低蛋白、易消化。多吃绿色蔬菜、水果。忌食咖啡、可可、巧克力等含黄嘌呤的食物及雌激素、催乳素含量较高之品。

4．调摄情志，避免郁怒。

八、症状和证候施护

（一）肝郁痰凝

1．调畅情志，保持心情舒畅，避免不良情绪的干扰。

2．饮食宜清淡、低脂肪、低蛋白、易消化，多吃蔬菜、水果。

（二）冲任失调

1．可常食白菜、豆制品、海带、鱼类等补益肝肾、调补冲任之品。

2．起居有常，适当进行体育锻炼，以使气血条达，脏腑气机通畅。

九、健康教育

1．告之病人乳腺纤维瘤的病因及治疗方法。

2．行肿瘤切除术后，嘱病人保持切口敷料清洁干燥。

3．暂不手术者应密切观察肿块的变化，明显增大者应及时到医院诊治。

十、药膳食疗方

1．肝气郁结　逍遥散加减。柴胡、白芍、当归、白术、茯苓、炙草、生姜、薄荷等。乳房肿块日久者加石见穿、白芥子、全瓜、制半夏。

2．血瘀痰凝　逍遥散合桃红四物汤加减。常用柴胡、白芍、当归、白术、茯苓、炙草、生姜、桃仁、红花、熟地、川芎等。肿块质硬者加慈菇、海藻等；月经不调者加淫羊藿、仙茅等。

3．山药龙眼炖甲鱼　山药200g，龙眼肉25g，甲鱼1只（约重500g）。先将处理好的甲鱼洗净，切成1厘米见方的小块，备用。将山药放入清水中洗净，刨去薄层外表皮，剖开，切成薄片，与洗净的龙眼肉、甲鱼小方块一同放入炖盅内，加鸡汤（或鲜汤）适量，并加料酒、葱花、姜末，上笼，用大火炖至甲鱼肉熟烂如酥，取出，加精盐、味精、五香粉及麻油各适量，拌匀即成。佐餐当菜。吃甲鱼肉，饮汤汁，嚼食山药、龙眼肉。

第四节　乳管内乳头状瘤的护理

一、概述

乳管内乳头状瘤是发生于乳腺导管上皮的良性肿瘤。多见于经产妇，40～50岁为多。75%病例发生在大乳管近乳头的壶腹部，瘤体很小，带蒂而有绒毛，且有很多壁薄的血管，故易出血。发生于中小乳管的乳头状瘤常位于乳房周围区域。

二、病因和病机

本病的发生主要与雌激素水平增高或相对增高有关。

三、临床表现

一般无自觉症状，常因乳头溢液而引起注意。溢液可为血性、暗棕色或黄色液体，可在挤压乳房时出现，因瘤体小，常不能触及；偶可在乳晕区扪及直径为数毫米的小结节，多呈圆形，质软，可推动。轻按此肿块时，常可见乳头溢出血性液体。

四、诊断

1．乳腺导管造影　可明确乳管内肿瘤的大小和部位。

2．乳管内镜检查　即将一根内径小于1mm的光导管自乳头的溢液管口插入，通过内镜成像技术观察乳腺导管内的情况。

3．细胞学检查　乳头分泌物细胞学检查有助于明确诊断。

五、治疗原则

诊断明确者以手术治疗为主，切除病变乳管，并做病理学检查。若有癌变，应施行乳腺癌根治术。

六、护理评估

1．按中医整体观念，运用望、闻、问、切的方法评估病证、舌象、脉象及情志状态。

2．查看溢液颜色、性质、量。

3．查看有无肿块，肿块形状，是否可推动。

七、一般护理

1．按外科及本系统疾病一般护理常规执行。

2．保持病室环境干净、舒适、整洁、安静、温湿度适宜。

3．观察患者乳头溢液情况，告之病人乳头溢液的病因、手术治疗的必要性，解除病人的思想顾虑。

八、健康教育

1．告之病人乳头溢液的病因、手术治疗的必要性，解除病人的思想顾虑。

2．术后保持切口敷料清洁干燥，按时回院换药。

3．定期复查。

第五节　乳腺癌的护理

一、概述

乳腺癌是女性最常见的恶性肿瘤之一。在我国占全身各种恶性肿瘤的7%～10%，呈逐年上升趋势。部分大城市报告乳腺癌占女性恶性肿瘤之首位。中医称之为“乳岩”。

二、病因和病机

由六淫侵袭，肝脾气部，冲任不和，脏腑功能失调，以致气滞、血瘀、痰凝、邪毒结于乳络而成。

1．忧思郁怒，七情内伤，则肝脾气逆。肝郁则气血瘀滞，脾伤则痰浊内生，痰瘵互结，经络阻塞，结滞于乳房而成。

2．肝肾不足，冲任失调，脏腑及乳房的气血失和，气滞、痰凝、血瘀互结而发病。

3．六淫邪毒乘虚入侵，与痰、瘀互结，蕴阻于乳络而成。

4．肝肾阴虚，阴虚则火旺，火旺则灼津炼痰，痰毒淤血互结乳房而成。

5．手术或放疗、化疗在治疗疾病的同时，也会耗伤气血，或影响脏腑功能而导致痰浊淤血内生。若正气亏虚，或邪毒炽盛，四处旁窜，可产生多种变证。

三、临床表现

（一）症状体征

早期乳腺癌往往不具备典型的症状和体征，不易引起重视，常通过体检或乳腺癌筛查发现。以下为乳腺癌的典型体征。

1．乳腺肿块　80％的乳腺癌患者以乳腺肿块首诊。患者常无意中发现乳腺肿块，多为单发，质硬，边缘不规则，表面欠光滑。大多数乳腺癌为无痛性肿块，仅少数伴有不同程度的隐痛或刺痛。

2．乳头溢液　非妊娠期从乳头流出血液、浆液、乳汁、脓液，或停止哺乳半年以上仍有乳汁流出者，称为乳头溢液。引起乳头溢液的原因很多，常见的疾病有导管内乳头状帽、乳腺增生、乳腺导管扩张症和乳腺癌。单侧单孔的血性溢液应进一步检查，若伴有乳腺肿块更应重视。

3．皮肤改变　乳腺癌引起皮肤改变可出现多种体征，最常见的是肿瘤侵犯了连接乳腺皮肤和深层肌筋的cooper韧带，使其缩短并失去弹性，牵拉相应部位的皮肤，出现“酒窝”，即乳腺皮肤出现一个小凹陷，像小酒窝一样。若癌细胞阻塞了淋巴管，则会出现“橘皮样改变”，即乳腺皮肤出现许多小点状凹陷，就像橘子皮一样。乳腺癌晚期，癌细胞沿淋巴管、腺管或纤维组织浸润到皮内并生长，在原发癌灶周围的皮肤形成散在分布的质硬结节，即所谓“皮肤卫星结节”。

4．乳头、乳晕异常　肿瘤位于或接近乳头深部，可引起乳头回缩。肿瘤距乳头较远，乳腺内的大导管受到侵犯而短缩时，也可引起乳头回缩或抬高。乳头湿疹样癌，即乳腺Paget′s病，表现为乳头皮肤瘙痒、糜烂、破溃、结痂、脱屑伴灼痛，以致乳头回缩。

5．腋窝淋巴结肿大　医院收治的乳腺癌患者1／3以上有腋窝淋巴结转移。初期可出现同侧腋窝淋巴结肿大，肿大的淋巴结质硬、散在、可推动。随着病情发展，淋巴结逐渐融合，并与皮肤和周围组织粘连、固定。晚期可在锁骨上和对侧腋窝摸到转移的淋巴结。

（二）常见症型

1．肝郁痰凝　情志抑郁，或性情急躁，胸闷胁胀，或伴经前乳房作胀，或少腹作胀，乳房部肿块皮色不变，质硬而边界不清。舌苔薄，脉弦。

2．冲任失调　月经紊乱，素有经前期乳房胀痛，或婚后未育，或有多次流产史。乳房结块坚硬，或术后病人伴对侧乳房多枚质软片状结块。舌质淡，苔薄，脉弦细。

3．正虚毒炽　乳房肿块扩大，溃后愈坚，渗流血水，不痛或剧痛。精神萎靡，面色晦暗或苍白，纳食量少，心悸失眠。舌质紫或有瘀斑，苔黄，脉弱无力。

4．气血两亏　多见于晚期或手术，或放疗、化疗后，形体消瘦，面色萎黄或苍白，头晕目眩，神倦乏力，少气懒言，术后切口色黑或流脓，日久不愈。舌质淡，苔薄白，脉沉细。

5．脾胃虚弱　手术或放疗、化疗后，神疲肢软，食欲缺乏，恶心欲呕，肢肿倦怠。舌质淡，苔薄白或腻，脉细。

6．气阴两虚　多见于手术、放疗，或化疗后，形体消瘦，短气自汗或潮热盗汗，口干欲饮，纳谷不馨，夜寐易醒。舌红少苔，脉细或细数。

7．邪毒旁窜　多见于晚期或手术、放疗，或化疗后，形体消瘦，神疲乏力。局部或对侧乳房皮肤结节，质硬不移；或骨骼持续疼痛，如针扎锥刺，行动不便；或胸痛，咳嗽，痰中带血或咯血；或鼓胀，面目俱黄，胁痛腹胀，纳少呕恶，溲赤便结；或头痛，呕吐，神昏目糊，抽搐，甚者昏迷。

四、诊断

1．乳腺钼靶X线摄片　可作为乳腺癌的普查方法，是早期发现乳腺癌的最有效方法，可发现较小的肿块及细小钙化灶，还可显示腋窝淋巴结情况。

2．乳腺B超　能清楚显示乳腺各层次软组织结构及肿块的质地和形态，能显示直径在0.5cm以上的肿块，属无损伤性检查，主要用于鉴别囊性肿块与实质性肿块。

3．乳腺干板静电摄影　具有边缘效应，可产生较明显的浮雕感，增强影像的对比性。肿块边缘比乳腺钼靶X线摄片更清晰，同时设备简单，费用低廉，不需洗片，但细致结构有失真现象。两者可结合使用。

4．乳头溢液涂片细胞学检查。

5．乳腺肿物细针穿刺细胞学诊断。

6．活组织切片病理学检查有助于确诊。

五、常见并发症

1．患侧上肢肿胀　乳腺癌根治术后较常见。主要原因是患侧腋窝淋巴结切除、头静脉被结扎、腋静脉栓塞、局部积液或感染等因素导致上肢淋巴回流不畅、静脉回流障碍所致。

2．气胸　乳腺癌扩大根治术后有损伤胸膜的可能，术后应观察呼吸情况。病人若感胸闷、呼吸困难，应立即检查胸部，包括肺部听诊、叩诊和X线检查，以判断有无因胸膜损伤而引起的气胸。若并发气胸，应立即处理。

六、治疗原则

（一）西医治疗原则

主张以手术为主的综合治疗。对早期乳腺癌病人，手术治疗是首选。全身情况差、主要脏器有严重疾病、年老体弱不能耐受手术者属手术禁忌。

（二）中医治疗原则

宜中西医结合综合治疗。中医药治疗对手术后患者有良好的调治作用，对放疗、化疗有减毒增效作用，可提高病人生命质量，有助于控制转移或复发，或延长生存期。

七、护理评估

1．按中医整体观念，运用望、闻、问、切的方法评估病证、舌象、脉象及情志状态。

2．了解病人健康史、家族史。

3．体格检查　乳房肿块质地、大小、活动度，肿块与深部组织的关系，表面是否光滑、边界是否清楚；乳头和乳晕有无糜烂等。

4．了解患者对疾病的认知程度，心理和社会支持状况。

八、一般护理

1．按外科及本系统疾病一般护理常规执行。

2．保持病室内温湿度适宜。

3．术前护理

（1）做好病人的心理护理，使病人正确对待手术引起的自我形象改变。

（2）术前严格备皮，对手术范围大、需要植皮的病人，除常规备皮外，同时做好供皮区的皮肤准备。乳房皮肤溃疡者，术前每天换药至创面好转，乳头凹陷者应清洁局部。

4．术后护理

（1）病人术后麻醉清醒、血压平稳后取半卧位，以利于引流和改善呼吸功能。

（2）术后6小时如无麻醉反应可给予正常饮食，注意营养补充。术后应多食富含维生素A、维生素C的食物，并保证足够的热量，以利康复。

（3）术后密切观察病人生命体征的变化，乳腺癌扩大根治术应注意观察病人呼吸情况；观察患侧肢体远端的血液供应情况，伤口敷料渗血、渗液情况，以及引流液的量和性质，并予以记录。乳腺癌扩大根治术有损伤胸膜的可能，病人若感胸闷、呼吸困难，应及时报告医师，以便早期发现和处理肺部并发症，如气胸等。

（4）加强伤口护理：

1）手术部位用弹力绷带加压包扎，使皮瓣紧贴胸壁，防止积液、积气、皮瓣移动。包扎松紧度以能容纳一手指、能维持正常血运、不影响病人呼吸为宜。

2）观察皮瓣颜色及创面愈合情况，正常皮瓣的温度较健侧略低，颜色红润，并与胸壁紧贴。

3）观察患侧上肢远端血循环情况，若手指发麻、皮肤发绀、皮温下降，动脉搏动不能扪及，提示腋窝部血管受压，应及时调整压脉带的松紧度。

4）带加压包扎一般维持7～10日，包扎期间告知病人不能自行松解绷带，瘙痒时不能将手指伸入敷料下抓搔。

5）保持有效地负压吸引，妥善固定引流管，防止引流管受压和扭曲，观察引流液的颜色和量。

6）预防患侧上肢肿胀，勿在患侧上肢测量血压、抽血、静脉或皮下注射等，按摩患侧上肢或进行握拳，屈、伸肘运动，以促进淋巴回流。

九、证候施护

（一）肝郁痰凝

1．宜多吃水果如苹果、香蕉之类，忌食烟、酒、葱、椒、蟹、猪头肉等刺激性荤腥发物。

2．避免郁怒，保持精神愉快。

（二）冲任失调

多食滋阴类食物，如甲鱼、黑木耳等，忌食辛辣动火之品。

（三）正虚毒炽

可选新鲜水果、蔬菜、乳类、蛋类、瘦肉等，忌鱼腥、肥厚之品。

（四）气血两亏

补益气血，养心安神。

（五）脾胃虚弱

病室空气新鲜，注意保暖，以卧床静养为主。

（六）气阴两虚

疏导情志，消除悲观失望情绪，正确对待疾病。家人多陪伴，帮助病人树立战胜病魔信心。

（七）邪毒旁窜

晚期极度衰弱，随时有危症出现的可能，要注意仔细观察、及时反应和处理，做好记录。

十、健康教育

1．早期活动　是减少瘢痕牵拉、恢复患侧上肢功能的重要环节，术后近期应避免用患侧上肢搬动、提拉过重物体，注意患肢的功能锻炼及保护。

2．预防患侧上肢肿胀

（1）术后勿在患侧上肢测血压、抽血、静脉注射等。

（2）指导病人保护患侧上肢，平卧时抬高患侧上肢，下床活动应用吊带托付或用健侧手将患肢抬高于胸前，以利于静脉血、淋巴液回流，必要时给予按摩或使用弹力绷带包扎患肢。需他人扶持时只能扶健侧，以防腋窝皮瓣滑动而影响愈合，并避免患肢下垂过久。

(3) 按摩患侧上肢或进行适当的功能锻炼，如握拳，屈、伸肘运动，以促进淋巴回流，但应避免过劳。

(4) 肢体肿胀严重者，可戴弹力袖促进淋巴回流。

(5) 局部感染者，遵医嘱及时应用抗菌药治疗。

3．功能锻炼　对患侧上肢功能的恢复起着重要的作用，无特殊情况应早期进行功能锻炼，鼓励和协助病人进行患侧上肢的功能锻炼，可加强肩关节活动，以增强肌肉力量和预防粘连，最大限度地恢复肩关节的活动范围。

(1) 术后24小时内：开始活动手指及腕部，可做手指的主动和被动活动，握拳、屈腕等活动。

(2) 术后3天内：可进行上肢肌肉的等长收缩，以促进患侧上肢的血液、淋巴回流；可用健侧上肢或他人协助患侧上肢进行屈肘、伸臂等锻炼，逐渐过渡到肩关节的小范围前屈、后伸运动。

(3) 术后4～7天：鼓励病人用患侧上肢洗脸、刷牙、进食，并指导病人用患侧上肢触摸对侧肩部及同侧耳郭的锻炼。下床活动时患侧上肢用吊带托扶。

(4) 术后1周：待皮瓣基本愈合后可进行肩部运动，以肩部为中心，前后摆臂，并逐渐增加活动范围。

(5) 术后2周：皮瓣与胸壁黏附已较牢固，可循序渐进地做抬高患侧上肢、手指爬墙、画圈、滑轮运动、梳头等锻炼，直至患侧手指能高举过头顶，能自行梳理头发，并能触及对侧耳郭。

(6) 功能锻炼时应注意：①功能锻炼应循序渐进，根据自身的实际情况而定，一般3～4次、每次20～30分钟为宜。②不要以患侧肢体支撑身体，以防皮瓣移动而影响创面愈合。③活动的原则：上肢肩关节活动应在7天以后，7天以内勿上举，10天之内勿外展，且上肢负重不宜过大、过久（不应大于5kg）。

4．遵医嘱坚持放疗或化疗　化疗期间应定期复查血常规，一旦出现骨髓抑制现象（血白细胞计数$<4\times10^9/L$），应暂停化疗。放疗期间应注意保护皮肤，如出现皮肤红斑、灼痛及瘙痒等症状应及时就诊。放疗、化疗期间应加强营养，多食高蛋白、高热量、高维生素、低脂肪的清淡食物，以增强机体的抵抗力；应少到公共场所，以减少感染机会。

5．避孕　手术后5年之内应避免妊娠，以免促使乳腺癌复发。

6．义乳或假体　佩戴义乳和假体是病人改善自我形象的方法，应向病人介绍其作用和使用方法。病人出院时可暂佩戴无重量的义乳，有重量的义乳在治愈后佩戴，并避免衣着过度紧身。根治术后3个月可行乳房再造术，但有肿瘤转移或乳腺者，严禁假体植入。

7．乳房自我检查（breast self examination） 由于大部分乳腺癌是病人无意中发现的，且定期的乳房自查有助于及早发现乳房的病变，故应普及乳房自查技术，宜在月经后1～7天进行。乳腺术后病人应每年行钼靶X线摄片检查，以便及早发现乳腺癌的复发征象。乳腺癌患者的同胞姐妹和女儿是乳腺癌的高危人群，更要提高警惕。乳房的自查方法如下。

（1）视诊：脱去上衣，站在镜前以各种姿势（两臂放松垂于身体两侧，双手叉腰，向前弯腰或双手高举置于头后）观察双侧乳房的大小和外形是否对称、轮廓有无改变、有无乳头回缩或抬高、有无皮肤凹陷或皮肤橘皮样改变。

（2）触诊：于不同体位（平卧或侧卧位），肩下垫软薄枕，被查的手臂枕于头下，对侧手指平放于乳房上，从乳房外上象限开始检查。检查乳头、乳晕。检查患侧腋窝有无肿块。用拇指及食指轻轻挤压乳头，检查有无溢液。然后用同样的方法检查另一侧乳房。如发现肿块或乳头溢液，应及时到医院进一步检查，以便明确诊断。

十一、药膳食疗方

1．肝郁痰凝 瓜蒌皮散合开郁散加减。常用瓜蒌、当归、甘草、没药、乳香、柴胡、当归、白芍、白芥子、白术、金蝎、郁金、天葵子、炙甘草等。经前乳痛者加八月札、石见穿。

2．冲任失调 二仙汤合开郁散加减。常用仙茅、淫羊藿、黄柏、知母、柴胡、当归、白芍、白芥子、白术、全蝎、郁金、茯苓、香附、天葵子、炙甘草等。乳房结块坚硬者加山慈菇、制南星、鹿角片。

3．正虚毒炽 八珍汤加减。常用人参、白术、茯苓、甘草、当归、白芍、地黄、川芎、半枝莲、白花蛇舌草、石见穿、露蜂房等。

4．气血两亏 香贝养荣汤加减。常用香附、贝母、人参，茯苓、陈皮、熟地、川芎、当归、白芍、白术、桔梗、甘草、大枣等。切口色黄者加生黄芪、党参。

5．脾胃虚弱 参苓白术散加减。常用白扁豆、人参、白茯苓、炙甘草、山药、莲子肉、桔梗、薏苡仁、砂仁等。食欲缺乏者加炒麦芽、鸡内金、炒山楂；恶心呕吐者加姜半夏、姜竹茹、陈皮；口腔黏膜糜烂，牙龈出血等着加麦冬、知母、一支黄花。

6．气阴两虚 四君子汤合知柏地黄汤加减。常用党参、白术、茯苓、甘草、知母、黄柏、生地、怀山药、山萸肉、泽泻、茯苓、牡丹皮等。口干欲饮者加天花粉、天冬；纳谷不馨者加炒麦芽、鸡内金、炒山楂

7．邪毒旁窜 随证选用调元肾气丸加减；六味地黄汤合百合固金汤加减；茵陈嵩汤合归芍六君汤加减；羚羊钩藤饮加减。常用党参、当归、熟地、怀山药、山萸肉、泽泻、茯苓、牡丹皮、黄柏、知母等。常加半枝莲、蛇舌草、蛇六谷、龙葵、干蟾皮等。

8．气滞血淤 紫茄子瘦猪肉汤。紫茄子2个（切片），瘦猪肉60g，鸡蛋1个，盐、味精、植物油适量。将紫茄子与瘦猪肉放入锅中煎汤，然后将鸡蛋打入汤中调匀散开，

熟时加入盐、味精、植物油即可食用。

9．气血虚弱　莲子、薏苡仁炖牡蛎肉。将莲子20g（去芯）、薏苡仁20g、牡蛎肉100g，一起放入锅内，加适量水和少许姜丝、油、盐，煮沸后转文火炖50分钟，即可食用。

10．手术后饮食应以粥类为主。如排骨海带汤、乌鸡滋补粥、莲子百合桂圆粥、山药薏米红枣粥、红枣银耳羹。

第八章　新生儿疾病患儿护理

第一节　正常足月新生儿的护理

一、概述

正常足月新生儿（normal newborn infant）是指胎龄满37～42周，出生体重在2500g以上，无任何畸形和疾病的活产婴儿。

二、新生儿特点

（一）外观特点

正常足月新生儿出生体重在2500～3999g之间（平均为3000g），身长在47cm以上（平均50cm）。全身胎毛少，哭声响亮，肌肉有一定张力，四肢屈曲，皮肤红润，皮下脂肪丰富；头与全身的比例为1∶4，头发分条清楚；耳郭软骨发育好，耳舟清楚；乳晕清楚，乳头突起，乳房可触摸到结节；男婴睾丸降入阴囊，女婴大阴唇覆盖小阴唇；指甲达到或超过指尖；足底有较多的足纹。

（二）生理特点

1．神经系统与感觉器官　新生儿的脑相对较大，其重量占体重的10%～12%（成人仅占2%）。脑沟和脑回未完全形成，而脑干及脊髓的发育较完善，所以新生儿有不自主和不协调的动作。大脑皮层兴奋性低，易疲劳，觉醒时间一昼夜仅2～3小时，除吃奶、大小便外，都处于睡眠状况。

新生儿有特殊的神经反射，如觅食、吸吮、拥抱、握持等反射。新生儿期这些反射的消失，常提示严重疾病或颅内病变（如颅脑损伤、出血、水肿等）。此外，新生儿巴宾斯基（Babinski）征、克尼格（Kernnig）征、踝阵挛、面神经反射为阳性，腹壁反射和提睾反射在出生后头几个月不稳定。

新生儿神经反射的检查方法如下。

（1）觅食反射（rooting reflex）：触及新生儿的一侧面颊，其头即反射地转向该侧，若轻触其上唇，则出现觅食状噘嘴动作。

（2）吸吮反射（sucking reflex）：将手指伸入口中2～3cm或用物轻触婴儿唇部，

即可引起口部有节奏的吸吮动作。

(3) 拥抱反射 (Moro's reflex)：婴儿仰卧于检查台上，重击其头端任何一侧的台面，或让婴儿头颈伸在台外，由检查者双手托稳，然后突然放低婴儿头10°～15°，婴儿的两臂突然外展、伸直，继而屈曲、内收呈拥抱状。

(4) 握持反射 (grasping reflex)：用手指或木棍由尺侧触及婴儿手心时，引起手指屈曲抓握动作，握住不放。

(5) 交叉伸腿反射 (crossed extension reflex)：新生儿仰卧位，检查者按住婴儿一个膝关节，使该下肢伸直，此时如刺激该侧足底，则对侧下肢屈曲，然后伸直、内收。正常情况下，以上反射在出生后3～4个月随着神经系统发育成熟而逐渐消失。

新生儿的感觉器官和行为表现在五个方面：

(1) 视觉：出生后不久，当运动的物体在新生儿眼前20cm左右处移动时，即能引起眼球和（或）头部的转动。

(2) 听觉：出生后不久的新生儿，对不同频率的声音有不同的反应，而且对声音有定向能力。

(3) 嗅觉、味觉和触觉：均较敏感，出生后几日就能区别出自己母亲与其他乳奶的气味，对奶、糖水、清水有不同的吸吮力或不同的表情，哭闹的新生儿，如果握住其双手，或将其抱起，即可使其平静。

(4) 习惯形成：当新生儿接受一系列间隔几秒钟的刺激时，对刺激的反应逐渐减弱以至消失，这也是其对环境过多刺激的防御反应。

(5) 和成人相互作用：新生儿哭是引起成人反应的主要方式，大多数母亲能在2～3周后理解哭的原因，并给予适当的处理。

这些说明围产新生儿并不是只会吃和睡，在清醒期间他对周围环境刺激，特别是母亲给予的注视、抚爱和哺乳等很敏感，除能看、会听外，并有一定选择能力的心理活动。了解围产儿神经、行为的发育，对于早期开发智力，建立良好的心理状态，及早发现轻微脑损伤所致的神经行为异常，早期干预和防治，对幼儿智能的发育均会起重要促进作用。

2. 循环系统　胎儿血循环是指胎儿在母体内靠胎盘进行气体和营养物质的交换。来自母体氧合血经脐静脉进入胎儿体内，到肝脏下缘分成两支，一支入肝与门静脉吻合，另一支经静脉导管入下腔静脉，与来自下半身的静脉混合，共同流入右心房。这部分混合血（以动脉血为主）大部分经卵圆孔入左心房，再经左心室流入升主动脉，主要供应心脏、脑及上肢。来自上半身的上腔静脉还原血，入右心房后绝大部分流入右心室，再转向肺动脉。由于胎儿肺脏尚未膨胀，故肺动脉的血只有少量流入肺脏，经肺静脉回到左心房，大部分血则经动脉导管与来自升主动脉的血汇合，进入降主动脉（以静脉血为主），供应腹腔脏器及下肢，同时经过脐动脉回至胎盘，换取营养物质及氧气，可见胎儿期供应脑、心、肝及上肢的血，血氧含量远较下半身为高。

胎儿娩出后，肺部膨胀，脐循环中断，血循环发生了重大变化。肺血管阻力降低，左心房的进血量增多，压力增高，致使卵圆孔功能性关闭；同时由于肺动脉血氧含量升高，动脉导管收缩而功能性关闭，促使体循环与肺循环分开。一般脐血管在血流停止后6～8周完全闭合，动脉导管大多于出生后3个月左右解剖上闭合。

新生儿的心率较快，一般为120～140次／分钟，熟睡时可减至70次／分钟，哭闹时可达180次／分钟，均属正常范围。新生儿的血压，收缩压6.1～10.7kPa（46～80mmHg）。

3．呼吸系统　新生儿鼻腔发育尚未成熟，几乎无下鼻道。鼻黏膜富于血管及淋巴管，故轻微炎症时便使原已狭窄的鼻腔更狭窄，而引起呼吸困难、拒哺及烦躁。

胎儿娩出时，由于产道的挤压、缺氧、二氧化碳潴留和环境温度的改变等多种刺激，兴奋了呼吸中枢，引出呼吸动作。娩出后两肺逐渐膨胀，血氧饱和度在3小时内达到90%以上。由于新生儿胸廓几乎呈圆桶形，肋间肌较薄弱，呼吸运动主要靠膈肌的升降，所以呈腹膈式呼吸。加以呼吸中枢调节机能不够完善，新生儿的呼吸较表浅，节律不匀，频率较快（40～45次／分钟）。

早产儿呼吸中枢及呼吸肌发育更不完善，常出现呼吸暂停或吮奶后有暂时性发绀。咳嗽及吞咽反射差，呕吐时胃内容物易吸入气管内而引起呼吸道梗阻或肺不张。新生儿肺的顺应性与肺泡的成熟度主要与Ⅱ型肺泡细胞所产生的肺泡表面活性物质有关，早产儿肺泡表面活性物质少，肺泡壁黏着力大，有促使肺泡萎陷的倾向，易患呼吸窘迫综合征。

4．消化系统　新生儿的口腔黏膜柔嫩，唾液腺分泌量较少（一般出生后4个月才达成人水平），唾液中分泌型免疫球蛋白A（IgA）含量甚微。因此生后头3个月婴儿的口腔黏膜相当干燥，容易发生口腔炎与鹅口疮（白色念珠菌感染）。在齿龈切缘的黏膜上，有时可见到米粒样黄白色突起，这是上皮细胞堆积或黏液腺潴留肿胀所致，俗称“马牙”。可自行消失，切忌擦拭、挑割，以防糜烂、感染，甚至引起败血症。新生儿颊部皮下脂肪较面部其他部位发达，在颊肌表面和颊、嚼肌之间，有一团脂肪块，张大口时在颊黏膜处可见此颊脂垫，俗称“螳螂子”，是正常现象，同样切忌挑刺，以免引起面部感染等。

新生儿胃呈横位，肌层发育差，贲门较松弛，而幽门括约肌相对较发达，加之胃容量小（初生时30～35mL，2周龄时60～70mL，1月龄时为90～105mL），故易发生溢乳或呕吐。新生儿胃解脂酶含量较低，但母乳含有解脂酶；胃酸酸度较低，以适应酪蛋白消化，故新生儿对乳类特别是人乳消化良好。新生儿肠道的蠕动较快，下部尤甚。出生时咽下的空气2小时内就能在回肠见到，3～4小时到达直肠。其肠道相对地较成人长，与身长之比约为1∶6（成人为1∶4），肠系膜相对地也较长，肠壁肌层薄，易有蠕动功能紊乱而引起呕吐、腹胀，甚或发生肠扭转、肠套叠。

新生儿绝大多数出生后12小时内开始排出黏稠、黑色或墨绿色的胎便，系胎儿肠黏液腺的分泌物、脱落的上皮细胞、胆汁、吞入的羊水或产道的血液等的混合物。出生后3～4天转为黄色粪便。若生后24小时未排便，应检查有无消化道先天畸形。

5．泌尿系统　新生儿肾脏在出生时已具有与成人数量相同的肾单位，但组织学上还未成熟。肾小球立方上皮细胞较多，而血管较少，滤过面积不足，按体表面积计算仅为成人的1／4～1／2。肾小管短而发育不良，回吸收及分泌功能有限，一般仅能维持正常的代谢。由于尿浓缩功能差，排出同样溶质所需水分，新生儿比成人多2～3倍。

正常足月新生儿93%于出生后24小时内开始排尿，出生头数日，因液体摄入量少，每日排尿仅4～5次，1周以后，进水量增多，而膀胱容量小，每日排尿可达20次之多。

6．皮肤、黏膜的屏障功能　初生婴儿的皮肤上有一层灰白色的胎脂覆盖，是由皮脂腺的分泌物和脱落的表皮所组成，有保护皮肤的作用，出生后逐渐自行吸收，不应强行擦洗。新生儿皮肤角质层薄，黏膜柔嫩、富于血管，易于擦伤而招致细菌感染，严重者易扩散为败血症。

7．体温调节　新生儿的体温调节中枢功能不够完善，出生后环境温度低于子宫内温度，其体温可因热量的丧失而下降。一般1小时内可下降2℃～3℃，然后逐渐回升并在36℃～37.2℃之间波动。

新生儿对寒冷的反应与成人不同，受冷时不发生颤抖反应，而依赖棕色脂肪产热。棕色脂肪分布在中心动脉（主动脉弓、颈动脉）附近、两肩胛间、眼眶后及周围等。受冷时，通过去甲肾上腺素的调节，棕色脂肪细胞发挥直接产热的功能。

新生儿皮下脂肪薄弱，体表面积相对较大（新生儿体重为成人的1／20，体表面积为1／6），容易散热；另一方面新生儿汗腺发育不完善，体内水分不足时容易发热，因而应给新生儿合适的环境温度（即所谓中性温度）。在此环境温度中，机体只需最低的新陈代谢率，耗氧最少、蒸发散热量最少，而能维持正常的核心温度。不同出生体重、不同日龄的新生儿，其所需的适中温度是不同的。

8．免疫系统　胎儿可从母体通过胎盘得到免疫球蛋白G（IgG），因此对一些传染性疾病如麻疹有免疫力而不易感染；而免疫球蛋白A（IgA）和M（IgM）不能通过胎盘进入胎儿体内，因此新生儿易患呼吸道和消化道的感染性疾病。新生儿单核吞噬细胞系统和白细胞的吞噬作用较弱，血清补体又比成人低，白细胞对细菌的杀灭能力较低，这是新生儿易感染的另一原因。

9．能量、水和电解质需要量　在适中环境下，新生儿每日每千克体重需热量100～120kcal。新生儿体液总量占体重的65%～75%，其液体维持量第1天每千克体重为60～80mL，第2天80～100mL，第3天以后100～140mL。足月儿每日每千克体重钠需要量为1～2mmol，出生10天后钾每日每千克体重需要量为1～2mmol。

（三）几种特殊的生理状态

1．生理性体重下降　新生儿出生后2～4天，由于进入量少、不显性失水及大小便排出，体重可下降6% ～9%，属正常范围，多于1周内恢复。体重下降程度及恢复速度，与开始喂奶时间及进入量是否充足有关。若体重下降超过10% 或恢复过晚（超过7～10天），应考虑有母乳不足或其他病理因素。

2．脱水热　有的新生儿于出生后2～3天，由于母乳不足、进入液量又少，或因包裹过暖、用热水袋保暖过度，体温可突然上升达39℃～40℃。但一般情况尚好，去除热水袋，松解包裹，口服或静脉补液，体温立即下降，即为脱水热。

3．生理性黄疸　大部分足月儿出生后2～3天出现黄疸，5～7天最重，10～14天消退，早产儿可延迟至3～4周，一般情况良好。早产儿血清胆红素<257mmol／L（15mg／dL）作为生理性黄疸的上界目前认为欠妥，因较小的早产儿即使胆红素<171mmol／L（10mg／dL）也可能发生胆红素脑病。

4．乳腺肿大　无论男婴或女婴，有的于出生后数日内（多在出生后3～5天）出生蚕豆大到鸽蛋大小的乳腺肿大，不红、不痛，按压时可有少量乳汁样分泌物。为出生前受母体雌性激素的影响所致，可在2～3周内自行消退，无须治疗，切忌挤压以免感染。

5．阴道出血（假月经）　部分女婴于出生后5～7天，阴道有少量血样分泌物流出，无全身症状，持续1～2天可自止。这是妊娠后期母体雌性激素进入胎儿体内所致，一般不必处理。若与新生儿出血症同时存在，出血量可以增多，应按新生儿出血症立即静注或肌注维生素K_1治疗。

三、护理问题

（一）体温改变的危险

与体温调节中枢发育不完善，不能适应外界环境的变化有关。

（二）有窒息的危险

与新生儿溢奶、呕吐有关。

（三）有感染的危险

与新生儿免疫功能不足及皮肤黏膜屏障功能差有关。

（四）知识缺乏

与家长缺乏正确喂养及护理新生儿的知识有关。

四、护理目标

1．保持新生儿体温稳定。

2．新生儿不发生窒息。

3．新生儿不发生感染。

4．家长能说出喂养和护理新生儿的要点。

五、护理措施

（一）消毒隔离

儿科病房宜专门设立新生儿病室，室内应阳光充足、空气流通、清洁整齐，工作人员进入新生儿室必须戴口罩、帽子，护理或检查患儿应穿隔离衣、洗手，如患传染病应暂时调离，待康复后再返回科室。如患一般感冒，需戴双层口罩工作。室内宜用湿式法进行日常清洁，建立定期大扫除及消毒制度。一旦新生儿室发生流行性腹泻或金黄色葡萄球菌感染时，必须立即隔离，以免疾病蔓延。

（二）维持体温稳定

1．环境　新生儿应安置在阳光充足、空气流通的环境中，但应避免空气直接对流。适宜的环境温、湿度对维持正常体温非常重要，应将新生儿置于中性温度下，即新生儿在穿衣、盖被的情况下，室温维持在22℃～24℃、相对湿度在55%～65%。新生儿每张床位最好拥有2.5m^2的空间，床间距为60cm以上。

2．保暖　除保持理想室温外，新生儿娩出后应立即擦干皮肤，用温暖的毛巾包裹，以减少体热散失及对流，应用不同的保暖措施，如置于母体胸前，用母体的温度取暖、应用婴儿温箱、远红外线辐射床、添加包被、头戴绒布帽、应用热水袋等。接触新生儿的手、仪器、物品等均应预热。进行治疗和护理操作时注意保暖，不要过分暴露新生儿。

（三）保持呼吸道通畅

1．新生儿娩出后应立即清除口、鼻腔的黏液及羊水，保持呼吸道通畅，以免建立自主呼吸时引起吸入性肺炎或窒息。

2．保持新生儿合适的体位，如仰卧时避免颈部前屈或过度后仰，俯卧时头偏向一侧，并由专人看护。

3．经常检查鼻腔是否通畅，及时清理鼻腔的分泌物。避免物品阻挡新生儿口、鼻或压迫其胸部。

（四）预防感染

1．清洁环境卫生　建立消毒隔离制度和完善清洗设施，接触新生儿前要洗手或涂抹消毒液，避免交叉感染。室内应采用湿式法进行日常清洁，以免灰尘飞扬，最好给予净化。每月对空气、物品及工作人员的手进行检测。

2．工作人员个人卫生　严守无菌操作规程及消毒隔离制度。护理每个新生儿前、后都应洗手，患病或带菌者暂时调离新生儿室，工作时勿用手接触自己的鼻孔、面部及口腔，切记勿将身体倚靠在新生儿睡床、检查台上，或将检查用具、病历牌放在小床上。

3．新生儿个人卫生　新生儿衣服应柔软，棉布制作，宽松舒适，易穿易脱。有带的短衣带不可缚得过高、过紧，防割伤腋下皮肤。尿布可用清洁、吸水性强的软棉布，以防皮肤擦伤而感染。注意眼睛、鼻腔、外耳道、口腔的清洁护理。新生儿出生时皮肤胎脂不必擦去，有保护皮肤的作用，但皮肤皱褶处的胎脂可用消毒植物油或温开水轻轻拭去。体温稳定后，每日可以38℃～40℃温开水淋浴，以达到清洁皮肤和促进血液循环的目的，同时检查脐带、皮肤完整性及有无感染等。每次排便后及时更换尿布，同时用温开水冲洗臀部，拭干，必要时涂消毒植物油，以防尿布皮炎。

4．脐带护理　一般新生儿娩出后1～2分钟内无菌结扎脐带。脐带脱落前应注意脐部有无渗血，保持敷料干燥，避免被尿液污染；脐带脱落后应注意脐窝有无渗出物，可涂75%乙醇保持干燥；有脓性分泌物时，可先用3%过氧化氢溶液清洗，然后涂2%碘酊，若有肉芽形成，可用5%～10%硝酸银溶液点灼。

（五）合理喂养

正常足月新生儿出生后30分钟就可以开奶，尽早开奶可防止新生儿低血糖，且有利于维持体温，可刺激母乳分泌，促进母子感情交流，鼓励按需哺乳。喂奶前可试喂糖水，排除消化道畸形。喂奶后应竖抱新生儿轻拍背部，然后取右侧卧位，防止溢乳和呕吐引起窒息。人工喂养者，奶具专用并消毒，奶流速以连续滴入为宜。定时、定磅秤、定地点测量体重，每次测定前均要调好磅秤零位点，确保测得体重的精确性。

（六）日常观察

严密观察新生儿的面色、哭声、精神、皮肤、体温、呼吸、脉搏、吃奶、睡眠及尿便等，如发现异常，及时报告医生。

（七）预防接种

出生后3日接种卡介苗，出生后1日、1个月、6个月时，各注射乙肝疫苗1次，每次5～10μg。

第二节　早产儿护理

一、概述

早产儿是指胎龄超过28周而未满37周，出生体重低于2 500g的活产新生儿。由于早产儿胎龄不足，各器官发育尚未成熟，功能低下，对外界环境适应能力弱，生活能力差，抵抗力低，如果护理不当，很容易感染疾病，而且病情很快由轻转重，干预不及时常引起死亡。

二、早产儿特点

（一）外表

早产儿体重大多在2500g以下，身长不到47cm，哭声轻，颈肌软弱，四肢肌张力低下，皮肤红嫩，胎毛多，耳壳软，乳晕不清，足底纹少，男婴睾丸未降或未全降，女婴大阴唇不能盖住小阴唇。

（二）呼吸功能

早产儿呼吸中枢相对更不成熟，呼吸不规则，常发生呼吸暂停。呼吸暂停（apnea）指呼吸停止时间达15～20秒，或虽不到15秒，但伴有心率减慢（<100次／分钟）和出现发绀。早产儿肺发育不成熟，表面活性物质少，易发生肺透明膜病。有宫内窘迫史的早产儿，易发生吸入性肺炎。

（三）消化功能

早产儿吞咽反射弱，容易呛乳而发生乳汁吸入。胃贲门括约肌松弛、容量小，易引起溢乳。早产儿以母乳喂养为宜，但需及时增加蛋白质。早产儿易发生坏死性小肠炎，要注意乳汁的渗透压不可超过460mmol／L。早产儿肝脏发育不成熟，葡萄糖醛酸转换酶不足，生理性黄疸较重，持续时间长，易引起核黄疸。因肝功能不完善，肝内维生素K依赖凝血因子合成少，易发生出血症。

（四）神经功能

神经系统的功能和胎龄有密切关系，胎龄越小，神经系统发育越不成熟，反射越差。早产儿易发生缺氧，导致缺氧缺血性脑病。此外，由于早产儿脑室管膜下存在发达的胚胎生发层组织，因而易导致颅内出血。

（五）体温

体温调节功能更差，棕色脂肪少，基础代谢低，产热少，而体表面积相对大，皮下脂肪少，易散热，汗腺发育不成熟和缺乏寒冷发抖反应。因此，早产儿的体温易随环境温度变化而变化。

（六）其他

早产儿酸碱调节功能差，易发生水、电解质紊乱和低血糖（早产儿糖原储存少，又由于肾小管重吸收葡萄糖能力低下），此外，早产儿还易发生高血糖、贫血和严重感染。

三、护理问题

（一）体温过低

与体温调节功能差，产热贮备力不足有关。

（二）不能维持自主呼吸

与呼吸器官发育不成熟有关。

（三）营养失调

热能低于机体需要量，与摄入不足及消化吸收功能差有关。

（四）有感染危险

与免疫功能不足有关。

四、护理目标

1. 早产儿体温维持在正常范围。
2. 维持早产儿的自主呼吸。
3. 使早产儿获得充足营养及水分，使体重逐渐增加。
4. 早产儿不发生感染。
5. 早产儿不发生出血或发生时能及时处理。

五、护理措施

（一）早产儿室

除足月儿室条件外，还应配备婴儿培养箱、远红外辐射保暖床、微量输液泵、吸引器和复苏囊等设备。工作人员相对固定，为加强早产儿的护理管理，最好开展系统化整体护理。

（二）维持体温稳定

早产儿体温中枢发育不完善，体温升降不定，多为体温低下。因此早产儿室的温度应保持在24℃～26℃，晨间护理时提高到27℃～28℃，相对湿度55%～65%。应根据早产儿的体重、成熟度及病情，给予不同的保暖措施，加强体温监测，每日2～4次。一般体重小于2000g者，应尽早置婴儿培养箱保暖。体重大于2000g在箱外保暖者，但应给予戴绒布帽，以降低耗氧量和散热量，操作（如腹股沟采血等）须解包时，应在远红外辐射床保暖下进行，没有条件者，则因地制宜，采取简易保暖方法，并尽量缩短操作时间。

（三）合理喂养

早产儿各种消化酶不足，消化吸收能力差，但生长发育所需营养物质多。因此早产儿最好母乳喂养，无法母乳喂养者以早产儿配方乳为宜。喂乳量根据早产儿耐受力而定（表8-1），以不发生胃潴留及呕吐为原则。吸吮能力差者可用滴管、胃管喂养和补充静脉高营养液。每天详细记录出入量、准确称体重，以便分析、调整补充营养。早产儿易缺乏维生素K依赖凝血因子，出生后应补充维生素K_1，预防出血症。除此之外，还应补充维生素A、C、D、E和铁剂等物质。

表8-1 早产儿喂养

喂养项目	出生体重（g）			
	＜1000	～1500	～2000	～2500
开始量（mL）	1～2	3～4	5～10	10～15
每天隔次增加量（mL）	1	2	5～10	10～15
母乳间隔时间（h）	1	2	2～3	3

（四）预防感染

早产儿抵抗力比足月儿更低，消毒隔离要求更高。更应加强口腔、皮肤及脐部的护理，发现任何微小病灶都应及时处理。经常更换体位，以防发生肺炎。制定严密的消毒隔离制度，严禁非专室人员入内，严格控制参观和示教人数，超过人流量后应及时进行空气及有关用品消毒，确保空气及仪器物品洁净，防止交叉感染。

（五）维持有效呼吸

早产儿易发生缺氧和呼吸暂停。有缺氧症状者给予氧气吸入，吸入氧浓度及时间根据缺氧程度及用氧方法而定，若持续吸氧最好不超过3日，或在血气监测下指导用氧，以预防氧疗并发症。呼吸暂停者给予弹足底、托背、吸氧处理，条件允许放置水囊床垫，利用水振动减少呼吸暂停发生。

（六）密切观察病情

由于早产儿各系统器官发育不成熟，其功能不完善，护理人员应具备高度的责任感与娴熟的业务技能，加强巡视，密切观察病情变化。如发现体温不正常、呼吸不规则或呻吟、面部或全身发绀（或苍白）、烦躁不安或反应低下、惊厥、早期或重度黄疸、食欲差、呕吐、腹泻、腹胀，出生3天后仍有黑便、硬肿症、出血症状，24小时仍无大小便等情况，应及时报告医生，并协助查找原因，迅速处理。

第三节　新生儿黄疸

一、概述

新生儿黄疸（neonatal jaundice）是新生儿期常见的症状，它既可以是生理现象，又可以是多种疾病的重要表现。新生儿期引起黄疸的原因较其他年龄组复杂，其中未结合胆红素过高时可以引起胆红素脑病，多导致新生儿死亡，即使幸存者，也常留有严重后遗症。因此，临床医、护工作者应对新生儿黄疸引起高度重视，应尽快找出原因，及时处理。

二、病因

（一）生理性黄疸

有些胎儿在出生后第2～3天出现黄疸，第4～6天最重，随着肝脏功能的逐渐健全，黄疸通常在出生后的10～14天消退，个别有延误到20天以后者，属于生理现象。

（二）病理性黄疸

1．有的胎儿出生24小时以内出现黄疸，且持续不退。这种黄疸多是母婴血型不合造成的。当胎儿的血液是Rh因子阳性，而母亲的血液是Rh因子阴性时，新生儿易发生溶血而出现黄疸。此种黄疸较严重，一般不会自然消退，而需换血、光照疗法或输白蛋白治疗。

2．先天性胆管闭锁是一种少见的先天性畸形，黄疸是因胚胎发育异常造成的胆管闭锁或狭窄，胆汁不能排泄或排泄不畅所致。黄疸的特点是出生不久即发生，呈进行性加重，全身皮肤深橘黄色，尿布被尿液染黄后用清水常冲洗不掉。此病预后不佳，应早期手术。

3．新生儿在出生1个月内出现黄疸、精神不振、咳嗽、肝脾肿大、消化不良和生长停滞等，应考虑全身性巨细胞性包涵体病，本病病源是细胞巨病毒，由无症状的带病毒孕妇通过胎盘感染胎儿。

4．新生儿因免疫功能不健全抵抗力低下，易患脐带感染而发生败血症，败血症可并发中毒性肝炎或肝脓肿而出现黄疸。新生儿黄疸如超过1个月不消退，则应到医院就诊，以便正确判断和及时处理。

三、临床特点

（一）生理性黄疸

1．多在出生后2～3天出现。

2．足月儿血清胆红素峰值<221μmol／L（12.9mg／dL），早产儿< 257μmol／L（15mg／dL）。

3．足月儿出生后10～14天，早产儿延至3～4周可消退。

4．不伴随其他症状。

5．以未结合胆红素为主。结合胆红素不超过26μmol／L（1.5mg／dL）。

（二）病理性黄疸

1．黄疸出现时间早，常在出生24小时内出现。

2．黄疸程度重或黄疸进展快、持续时间长，常退而复现。足月儿血清胆红素>221μmol／L （12.9mg／dL），早产儿>257μmol／L （15mg／dL），或每日上升超过85μmol／L （5mg／dL）。

3．常伴随其他病状。

4．结合胆红素浓度超过26μmol／L （1.5mg／dL）。

四、护理问题

（一）皮肤黄染

与血清胆红素浓度升高有关。

（二）潜在并发症

多发胆红素脑病，与中枢神经系统受损有关。

（三）知识缺乏

与家长缺乏新生儿黄疸的知识有关。

五、护理目标

1．患儿黄疸消退。

2．不发生胆红素脑病。

3．患儿家长掌握新生儿黄疸的观察及护理方法。

六、护理措施

1．密切观察患儿神志、肌张力及进奶量的动态变化，发现异常及时通知医生。

2．注意患儿皮肤、巩膜、大小便的色泽变化，观察黄疸的进展及消退。

3．遵医嘱给予肝酶诱导剂和白蛋白。

4．近年有护理学者研究后认为，抚触有明显降低黄疸指数及新生儿高胆红素血症的作用，其方法为每日2次，每次15分钟，均在婴儿进食1小时后进行，连续5天。

5．做好光疗和换血疗法的准备及护理工作。

6．加强喂养，指导家长正确喂养，有利于肠道正常菌群的建立。

7．加强健康教育，向家长提供黄疸的相关知识，确认家长学会黄疸的观察，确认家长了解正确喂养对于减少肠肝循环的重要性。

第四节　新生儿硬肿症

一、概述

新生儿硬肿症（neonatal scleredema）是指新生儿期由多种原因引起皮肤和皮下组织水肿、变硬，同时伴有低体温及多器官功能受损，也称为新生儿寒冷损伤综合征，（neonatal cold injure syndrome）简称新生儿冷伤。

二、病因与发病机制

（一）病因

寒冷、早产儿、低体重儿、感染、窒息、产伤及由于其他疾病引起热量摄入不足的新生儿多见。

（二）发病机制

1. 新生儿体温调节中枢发育不成熟，体表面积相对较大，皮肤薄，血管丰富，易于散热。新生儿能量储备少，产热不足。出生后早期主要以棕色脂肪组织的化学性产热为主，缺乏寒战的物理产热机制以及产热代谢的内分泌调节功能低下，尤以早产儿、低体重儿和小于胎龄儿更为明显。

2. 新生儿缺乏使饱和脂肪酸变为不饱和脂肪酸的酶，皮下脂肪中饱和脂肪酸含量比不饱和脂肪酸多，当体温降低时，前者更易凝固硬化。

3. 低温使末梢血管收缩，去甲肾上腺素分泌增多，致棕色脂肪分解，增加产热以维持体温，长时间处于低温环境，新生儿储备的去甲肾上腺素耗尽，棕色脂肪耗竭，化学产热能力剧降，导致新生儿寒冷损伤，发生心肺功能抑制的恶性循环。

4. 新生儿红细胞及血红蛋白含量高，血液黏稠，血流缓慢，易引起微循环障碍而损伤毛细血管，使其渗透性增加而水肿，严重者可导致弥散性血管内凝血（disseminate intravascular coagulation，DIC）。

5. 早产儿热量摄入不足，加之新生儿糖原储存少，产热来源受限。

6. 当缺氧、酸中毒、休克时抑制了神经反射调节及棕色脂肪产热。

三、临床特点

（一）典型表现

反应低下，不吃、不哭，有皮下脂肪聚集的部位可见皮肤发硬、发韧，甚至呈板状，紧贴于皮下组织，不能用手捏起，伴有凹陷性水肿。

（二）常见部位

大腿外侧、两颊、臀部、双肩胛和三角区、四肢躯干。

（三）皮肤色泽

轻症无改变，重症呈暗红色如熟虾样，严重时因循环障碍呈苍灰或发绀，伴黄疸则呈现蜡黄色。

四、护理问题

（一）体温过低

与新生儿体温调节功能不足、寒冷、早产、感染和窒息等因素有关。

（二）皮肤硬肿

与皮肤硬化、水肿及局部血液供应不良有关。

（三）营养失调

低于机体需要量，与硬肿使吸吮无力、摄入不足有关。

（四）有感染的危险

与机体抵抗力低下、机体代谢低、营养不良、皮肤黏膜不良反应、屏障功能低下有关。

（五）潜在并发症

肺出血、DIC，与低体温使血细胞比容升高、血浆容量下降、血小板和白细胞下降、凝血酶时间延长、纤溶活性升高引起凝血障碍有关。

五、护理目标

1．12～24小时使体温恢复正常。

2．患儿皮肤硬肿逐渐消失。

3．每日供给所需热量和水分，体重开始增长。

4．患儿住院期间不发生继发感染。

5．患儿不发生并发症或发生时能及时发现。

六、护理措施

（一）积极复温

1．逐步复温，循序渐进　低体温持续时间长，病情易恶化，所以首要的措施是积极复温。复温时，机体需要一个适应的过程，如体表温度上升过快，可使外周血管扩张、有效循环量迅速减少、脑及内脏供血不足、重要器官缺血缺氧可导致死亡。但复温也不宜过缓，长时间的低体温状态将促使或加重微循环障碍，同样会产生DIC及肺出血。入院后先用体温计（可用水温表代替）正确测量肛温，做好记录。然后根据不同体温给予处理。

2．复温方法　中度低体温（30℃～34℃，肛-腋温差为正值）的患儿，可用温暖的棉被包裹，置于25℃～26℃环境中，加用热水袋保暖促使体温恢复。也可将更换好温暖棉毛衣的患儿直接置于30℃的温箱内，每小时监测肛温1次，根据患儿体温恢复情况调节温箱温度在30℃～34℃范围内，使患儿6～12小时恢复正常体温，当肛温升至35℃～36℃后，温箱温度调至适中温度。

重度低体温（低于30℃，肛-腋温差为负值）的患儿，先将患儿置于比其体温高1℃～2℃的温箱中，开始复温，以后每小时监测肛温、腋温1次，同时提高箱温0.5℃～1.0℃，不超过34℃，使患儿体温12～24小时恢复正常，并保持温箱在适中温度。如无条件者，在家可用包裹温暖小棉被，外置热水袋，从40℃增至60℃，并提高室温至24℃～26℃，或用电热毯、母亲怀抱等保暖复温，要注意温度，防止烫伤。

3．供氧　吸入的氧气必须加温、加湿。因新生儿棕色脂肪产热需要氧的参与，所以吸氧能使棕色脂肪分解产热，有助于体温恢复正常。

4．体温监测　复温过程中每间隔2小时用体温计测肛温1次，体温正常6小时后间隔改为4小时，并做好记录。随时观察患儿生命体征、尿量、温箱的温度及湿度，并监测血糖、电解质及肾功能等。

（二）消除硬肿

除积极复温外，还可用温阳祛寒、活血化瘀中药，如静脉滴注丹参或用中药配成“硬肿软膏”加温后外敷硬肿处，使硬肿消散。维生素E对维持酶的活性、防止不饱和脂肪酸过度氧化、维持组织正常新生代谢有一定效果，可每日口服或肌注5～10mg，连用3～5天。

（三）保证热量供给

喂养时要细心，少量多次，能吸吮者可经口喂养。面颊硬肿吸吮无力者可用鼻饲或静脉输液，热能开始每日每千克体重应达到50kcal（水分50mL），随体温上升增至每日100kcal（水分100mL）。重者可输入全血及血浆，也可静脉高营养液。有明显心、肾功能损害者，应严格控制速度及液量，静脉滴入的液体应加温至35℃左右。

（四）预防感染

1．做好消毒隔离，硬肿症患儿应与感染者分开，防止交叉感染。

2．应用抗生素预防和治疗感染。使用抗生素时应注意剂量、用法和不良反应。

3．加强皮肤护理，使用柔软床垫，勤翻身，避免皮肤受压、拖拉等防止皮肤破损。及时更换尿布，用软毛巾擦洗臀部。经常更换体位，防止体位性水肿和坠积性肺炎。尽量避免肌内注射，以免由于吸收不良或皮肤破损而引起感染。

(五) 严密观察病情

注意体温、脉搏、呼吸、硬肿范围及程度、尿量、有无出血征象等，如面色突然发绀、呼吸增快、肺部啰音增多，要考虑肺出血，应立即将患儿头偏向一侧，及时吸出呼吸道分泌物，保持呼吸道通畅，详细记录护理记录单，备好抢救药物和设备，并及时与医生联系进行救治。

第五节　新生儿窒息

一、概述

新生儿窒息是指胎儿娩出后1分钟，仅有心跳而无呼吸或未建立规律呼吸的缺氧状态。为新生儿死亡的主要原因之一，是出生后常见的一种紧急情况，必须积极抢救和正确处理，以降低新生儿死亡率及预防智力异常等远期后遗症。

二、病因

凡能使血氧浓度降低的任何因素都可以引起窒息。新生儿窒息与胎儿在子宫内环境及分娩过程密切有关。如果缺氧发生在产程中，胎儿血液中的二氧化碳刺激呼吸中枢，以致早期发生强烈呼吸动作，喉括约肌失去屏障功能而吸入大量羊水，致使产时窒息或转为娩出后的新生儿窒息。如胎儿呼吸中枢已告麻痹，则娩出的新生儿即无呼吸。引起新生儿窒息的母体因素有妊娠高血压综合征、先兆子痫、急性失血、严重贫血、心脏病、急性传染病、肺结核等使母亲血液含氧量减低而影响胎儿，多胎、羊水过多使子宫过度膨胀或胎盘早期剥离、前置胎盘、胎盘功能不足等均影响胎盘间的血循环，脐带绕颈、打结或脱垂可使脐带血流中断，产程延长、产力异常、羊膜早破、头盆不称、各种手术产（如产钳、内回转术处理不当）以及应用麻醉、镇痛、催产药物不妥等都可引起新生儿窒息，新生儿呼吸道阻塞、颅内出血、肺发育不成熟、严重的中枢神经系统、心血管系统畸形和膈疝等也可导致出生后的新生儿窒息。

三、临床特点

根据窒息的程度，可分为轻度和重度两个阶段，两个阶段可以相互转化。轻、重度的评估往往采用Apgar的评分，对新生儿五项观察指标，即出生5分钟评分，有助于诊断及判断预后。

轻度窒息又称发绀窒息，Apgar评分为4～7分。全身皮肤呈发绀色，呼吸表浅或不规律，心跳规则，强而有力，心率常减慢（80～120次／分钟），肌肉有强度，对外界刺激有反应，喉反射存在，若不及时治疗，可转变为重度窒息。

重度窒息又称苍白窒息，评分为0～3分，皮肤苍白厥冷，指（趾）端及口唇暗紫，无呼吸或仅有喘息样微弱呼吸，心跳不规则，心音弱，心率少于80次／分钟，喉反射消失，肌肉张力松弛，对外界刺激无反应，如不及时抢救可致死亡。

四、护理问题

（一）新生儿

1．清理呼吸道无效　与呼吸道中吸入羊水黏液有关。

2．体液不足　与有效体液量丧失，调节机制无效有关。

3．有感染的危险　与新生儿抵抗力下降有关。

4．有受伤的危险　与生产与抢救有关。

（二）母亲

1．恐惧　与孩子的生命受到威胁有关。

2．预感性悲哀　与现实的或预感的丧失新生儿及可能留有的后遗症有关。

五、护理目标

1．新生儿呼吸道分泌物能清理干净，恢复自主呼吸，抢救成功。

2．母亲恐惧消失，并配合医生、护理人员，护理好婴儿。

3．新生儿出院时体温、血常规正常。

4．母亲没有发生并发症。

六、护理措施

1．凡估计胎儿出生后可能发生新生儿窒息者，分娩前做好抢救准备工作，氧气、保暖、急救药品及器械等。抢救必须及时、迅速、轻巧，避免发生损伤。

2．胎头娩出后及时用吸引管或手挤压法清除鼻咽部分泌物、羊水等，胎儿娩出后，取头低位，在抢救台继续用吸痰管清理呼吸道的黏痰和羊水。如效果不佳，可配合医生采取气管内插管吸取。动作轻柔，避免负压过大损伤咽部黏膜不良反应。

3．保暖，吸氧，必要时行人工呼吸。

4．卧位姿势按具体情况而定，若无产伤，新生儿娩出后以右侧卧位为主。

5．按医嘱纠正酸中毒，每千克体重给予5%碳酸氢钠3～5mL加25%葡萄糖10mL脐静脉缓慢注入。必要时重复给药。

6．体外心脏按压方法是新生儿仰卧，用食、中两指有节奏地按压胸骨中段，每分钟100次左右，每次按压后放松，使胸骨变位，心脏扩张，按压与放松时间大致相同。

7．复苏注意保暖，保持呼吸道通畅，吸氧，注意患儿面色、呼吸、心率、体温、出入量变化。

8．适当延迟哺乳，必要时遵医嘱给予静脉补液以维持营养及抗生素预防感染等。

9．产妇做好心理护理，在适当的时间告诉产妇新生儿的情况，争取产妇合作。

第六节 新生儿肺炎

一、概念

新生儿肺炎（neonatal pneumonia）是一种常见病，可分为吸入性肺炎和感染性肺炎两大类，本病死亡率较高。

二、病因

（一）吸入性肺炎

吸入性肺炎包括羊水、胎粪、乳汁等吸入。主要因缺氧刺激胎儿呼吸而使胎儿吸入羊水、胎粪引起吸入性肺炎；乳汁吸入常见于吞咽功能不全、吮乳后呕吐、食管闭锁和唇裂、腭裂等。其中以胎粪吸入性肺炎最为严重。

（二）感染性肺炎

细菌、病毒、衣原体等都可引起新生儿肺炎。病原体的侵入可发生在宫内、出生时及出生后。宫内感染和出生时感染以巨细胞病毒、大肠埃希菌、B组溶血性链球菌、衣原体等为主。出生后感染以葡萄球菌为常见。

三、临床特点

（一）吸入性肺炎

羊水、胎粪吸入者多有窒息史，在复苏或出生后出现呼吸急促或呼吸困难伴发绀、呻吟。胎粪吸入者病情往往较重，可引起呼吸衰竭、肺不张、肺气肿、肺动脉高压及缺氧缺血性脑病的中枢神经系统表现。一旦并发气胸、纵隔气肿，病情突变甚至死亡。乳汁吸入者常有喂乳呛咳，乳汁从口、鼻流出，伴气急、发绀等，严重者可导致窒息。

（二）感染性肺炎

宫内感染发病早，产后感染发病较晚。临床症状往往不典型，主要表现为一般情况差，呼吸浅促、鼻翼扇动、点头呼吸、口吐白沫、发绀、食欲差、体温异常。病情严重者可出现呼吸困难、呼吸暂停、吸气三凹征，甚至呼吸衰竭和心力衰竭。

四、护理问题

（一）清理呼吸道无效

与呼吸急促，患儿咳嗽反射功能不良有关。

（二）气体交换受损

与肺部炎症有关。

（三）有体温改变的危险

与感染、环境温度变化有关。

（四）潜在并发症

心力衰竭，与严重缺氧、酸中毒有关。

五、护理目标

维持正常体温，及时清除痰液，保持呼吸道通畅，预防并发症发生。

六、护理措施

（一）胸部物理治疗

1．翻身能预防肺内分泌物堆积和改善受压部位肺扩张。

2．拍击背部由下而上，由外周向肺门拍击，使小气管分泌物松动易于进入较大气管，有利于吸痰和促进肺循环。

3．吸痰，及时有效的清除呼吸道分泌物，分泌物黏稠者应采用雾化吸入以湿化气管，促进分泌物排出。

（二）合理用氧改善呼吸功能

保持室内安静，空气新鲜，温、湿度适宜。选择与病情相适应的用氧方式，维持有效吸氧。

（三）维持正常体温

体温过高时给予降温，体温过低时给予保暖。

（四）密切观察病情

准确无误地执行医嘱，保证抗生素及其他药物有效进入体内。尤其注意并发症先驱症状，注意药物毒副反应，发现异常及时与医生取得联系。当患儿烦躁不安、心率加快、呼吸急促，肝在短时间内显著增大时，提示并发心力衰竭，应给予吸氧、控制补液量和速度、使用强心药等。当患儿突然气促、呼吸困难、发绀明显加重时，可能合并气胸或纵隔气肿，应做好胸腔闭式引流的准备，配合医生穿刺，做好胸腔引流护理。

第七节　新生儿溶血病

一、概述

新生儿溶血病（hemolytic disease of newborn）是指母婴血型不合，母亲的血型抗体（IgG）通过胎盘进入胎儿血循环，引起胎儿或新生儿发生同族免疫反应而引起的溶血。以Rh及ABO血型系统不合引起的溶血为多见。

二、病因与发病机制

虽然人类血型抗原多达160种以上，但新生儿溶血病以ABO系统血型不合最为常见，其次是Rh系统血型不合。

（一）ABO血型不合

母亲多为O型，婴儿为A型或B型。这是因为O型血产妇的“天然”抗A、抗B抗体IgG能通过胎盘屏障，而A型或B型产妇的抗B或抗A“天然”抗体IgM不能通过胎盘屏障。

（二）Rh血型不合

由于Rh抗原强弱次序为D>E>C>c>e>d，故RhD溶血症最为多见，其次是RhE溶血症。Rh血型不合引起的同种免疫性溶血的机制如下（以抗D为例）。

（1）母为Rh阴性；

（2）胎儿为Rh阳性；

（3）胎儿红细胞经胎盘进入母体循环；

（4）母体被胎儿红细胞的D抗原致敏；

（5）母体产生抗D抗原进入胎儿循环；

（6）母体的抗D抗原使胎儿的红细胞被致敏；

（7）致敏的胎儿红细胞被破坏。

一般认为，初发这种免疫反应发展缓慢，常历时2个月以上甚至长达6个月，且所产生的抗体常较弱，IgM不通过胎盘，因此第一胎发生Rh溶血的可能性很低。

三、临床特点

Rh溶血病症状较ABO溶血病者严重。其主要临床特点有下面几点。

（一）胎儿水肿

见于病情严重者，甚至可为死胎。

（二）黄疸

Rh溶血病在出生后24小时内出现黄疸，而ABO溶血病则于出生后2～3天出现黄疸。大多数患儿黄疸迅速加重。

（三）贫血

贫血程度依病情和出生后时间不同而不同，轻症者血红蛋白可>140g／L，重症者常<80g／L，甚至低于30g／L，同时Rh溶血病多有肝脾肿大，而ABO溶血病肝脾肿大较少、较轻。

（四）胆红素脑病（核黄疸）

一般发生在出生后2～7天，早产儿多见。患儿首先出现嗜睡、喂养困难、吸吮无力、拥抱反射减弱、肌张力低等，半天至1天后很快出现双眼凝视、肌张力增高、角弓反张、前囟隆起、呕吐、哭叫、惊厥，常伴有发热，如不及时治疗，1／3～1／2患儿死亡，幸存者常留有手足徐动症、听力下降、牙釉质发育不全、眼球运动障碍及智力落后等后遗症。

四、护理问题

（一）潜在胆红素脑病的危险

与间接胆红素透过血脑屏障与神经细胞结合有关。

（二）心力衰竭

与贫血有关。

五、护理目标

1．血清胆红素降至正常范围。

2．患儿生命体征稳定，贫血得以纠正。

六、护理措施

1．与感染性疾病患儿分开，防止交叉感染。

2．给予充足的热量及水分，不能进食者可鼻饲。

3．保持皮肤及臀部清洁，避免感染。

4．观察病情　注意黄疸出现及加重的时间，观察皮肤及巩膜的颜色。观察大便颜色、次数、性质，做好记录。黄疸加重的同时常伴有嗜睡、吸吮反射减弱、肌张力减退，应及时告知医生，做好换血及抢救准备。保持室内安静，密切观察体温、呼吸、眼神等变化。体温过低可给予热水袋保暖。出现角弓反张、两手握拳、前臂内旋、尖叫等，及时给氧吸入，必要时给予镇静剂，并告知医生。随时了解贫血程度、肝脏大小及有无心力衰竭等情况。出现心力衰竭表现应及时给予洋地黄制剂。输液应注意控制输液速度。

第八节　新生儿败血症

一、概述

新生儿败血症（neonatal septicemia）指细菌侵入血循环并生长繁殖，产生毒素而造成的全身感染。

二、病因和发病机制

（一）自身因素

新生儿免疫系统功能不完善，皮肤黏膜屏障功能差、血中补体少，白细胞在应激状态下杀菌力下降、T细胞对特异抗原反应差，细菌一旦侵入易致全身感染。

（二）病原菌

随地区不同而不同，我国仍以葡萄球菌、大肠埃希菌为主。近年由于极低体重儿的存活率提高和各种导管、气管插管技术的广泛应用，表皮葡萄球菌、克雷白杆菌、铜绿假单胞菌（绿脓杆菌）等条件致病菌败血症增多。

（三）感染途径

新生儿败血症可以发生在产前、产时或产后。产前感染与孕妇有明显的感染有关，尤其是羊膜腔的感染更易引起发病；产时感染与胎儿通过产道时被细菌感染有关，如胎膜早破、产程延长等；产后感染往往与细菌从脐部、皮肤黏膜损伤处及呼吸道、消化道等侵入有关。近年来医源性感染有增多趋势。

三、临床特点

无特征性表现。产前、产时感染一般发生在出生后3天内，产后感染发生在出生后3天后。早期表现为精神食欲不佳、哭声弱、体温异常等，转而发展为精神萎靡、嗜睡、不吃、不哭、不动，面色欠佳和出现病理性黄疸、呼吸异常。严重者很快发展到循环衰竭、呼吸衰竭、DIC、中毒性肠麻痹、酸碱平衡紊乱和核黄疸。血培养、直接涂片找细菌、检测细菌抗原、外周血检测、急相蛋白、C反应蛋白和血沉检查有助于明确诊断。

四、护理问题

（一）有体温改变的危险

与感染有关。

（二）皮肤完整性受损

与脐炎、脓疱疮有关。

（三）营养失调

低于机体需要量，与吸吮无力、摄入量不足有关。

五、护理目标

1. 体温维持在正常范围。
2. 逐渐恢复体温。
3. 无并发症发生、皮肤完全性无受损。

六、护理措施

（一）维持体温稳定

患儿体温易波动，除感染因素外，易受环境因素影响。当体温偏低或体温不升时，及时予保暖措施；当体温过高时，给予物理降温及多喂水。

（二）抗生素的应用

保证抗生素有效进入体内。用氨基糖苷类药物，注意药物稀释浓度及对肾、听力的影响，按时检查尿液。

（三）消除局部病灶

如脐炎、鹅口疮、脓疱疮、皮肤破损等。促进皮肤病灶早日痊愈，防止感染继续蔓延扩散。

（四）保证营养

供给除经口喂养外，结合病情考虑静脉内营养。

（五）严密观察病情变化

加强巡视，严重者需专人护理，发现异常及时与医生取得联系，给予对症护理，观察内容见临床特点。

（六）做好家属的心理护理

讲解与败血症有关的护理知识，如接触患儿前洗手，保持皮肤清洁卫生及脐部护理等。

第九节　新生儿破伤风

一、概念

新生儿破伤风（neonatal tetanus）是因破伤风梭状杆菌经脐部侵入引起的一种急性严重感染，常在出生后7天左右发病。临床上以全身骨骼肌强直性痉挛和牙关紧闭为特征，故有“脐风”“七日风”“锁口风”之称。中华人民共和国成立前发病率、死亡率高，中华人民共和国成立后由于无菌接生的推广和医疗护理质量提高，其发病率和死亡率明显下降，但尚未完全消灭。

二、病因和发病机制

破伤风梭状杆菌为革兰阳性厌氧菌，广泛分布于土壤、尘埃和人畜粪便中。其芽胞抵抗力极强，能耐煮沸15～60分钟，需高压消毒、碘酊或双氧乙烷才能将其杀灭。

接生时用未消毒的剪刀、线绳来断脐，结扎或包裹脐端时消毒不严，使破伤风梭状杆菌侵入脐部。坏死的脐残端及其覆盖物可使该处氧化还原电势降低，有利于该菌繁殖并产生破伤风痉挛毒素。此毒素沿神经轴逆行至脊髓前角细胞和脑干运动神经核，也可经淋巴、血液至中枢神经系统，与神经苷脂结合，使后者不能释放甘氨酸等抑制性传递介质，导致肌肉痉挛。此外，毒素也可兴奋交感神经。

三、临床特点

潜伏期大多为4～8（2～21）天，发病越早，发作期越短，预后越差。起病时，咀嚼肌受累，患儿往往哭吵不安，想吃，但口张不大，吸吮困难，随后牙关紧闭、面肌痉挛，出现苦笑面容；双拳紧握、上肢过度屈曲、下肢伸直，呈角弓反张。强直性痉挛阵阵发作，间歇期肌强直继续存在，轻微刺激可引起痉挛发作。咽肌痉挛使唾液充满口腔；呼吸肌、喉肌痉挛引起呼吸困难、发绀、窒息；膀胱、直肠括约肌痉挛导致尿潴留和便秘。患儿神志清醒，早期多不发热，以后发热因肌肉痉挛或肺部继发感染所致。

四、护理问题

（一）有窒息的危险

与喉肌痉挛有关。

（二）有受伤的危险

与反复抽搐有关。

（三）清理呼吸道无效

与不能咳出分泌物有关。

（四）吞咽障碍

与咽肌痉挛有关。

（五）知识缺乏（家长）

与家长缺乏正规生产知识有关。

五、护理目标

1．及时消除痰液，保持呼吸道通畅。

2．患儿住院期间无窒息、受伤情况出现。

3．家长了解疾病相关知识，能够正确认识该疾病，积极配合医护人员。

六、护理措施

（一）控制痉挛

1．注射破伤风抗毒素（tetanus antitoxin, tat，TAT）中和未与神经组织结合的毒素。

2．建立静脉通路　最好穿刺留置套管针，避免反复穿刺给患儿造成不良刺激，保证抗生素和止痉药物顺利进入体内。严禁药液外渗，尤其止痉剂如地西泮（安定），以免造成局部组织坏死。

3．环境要求　应单独放置、专人看护、房间要求避光、隔音。如条件不允许，应将患儿置于相对安静处，戴避光眼镜。禁止不必要的刺激，必要的操作最好在使用止痉剂后有条理地集中完成。

4．处理脐部　用消毒剪刀剪去残留脐带的远端并重新结扎，近端用3%过氧化氢溶液或1∶4000高锰酸钾液清洗后涂以2%碘酊。保持脐部清洁、干燥。

5．保持患儿皮肤清洁干燥　由于患儿处于骨骼肌痉挛状态，易发热、出汗，因此应适当松包降温、及时擦干汗渍、保持患儿皮肤清洁干燥。

（二）密切观察病情变化

除专人守护外，应使用监护仪监测心率、呼吸、血氧饱和度等；详细记录病情变化，尤其是用止痉药后首次抽搐发生时间、强度大小、抽搐发生持续时间和间隔时间，以及抽搐发作时患儿面色、心率、呼吸及血氧饱和度改变。一旦发现异常，及时处理患儿，通知医生组织抢救。

（三）保持呼吸道通畅

1．准备　及时擦去外溢分泌物，使用止痉剂后，清除呼吸道分泌物。由于破伤风患儿的主要临床症状是骨骼肌痉挛，抽搐发作频繁。治疗过程中，止痉药使用剂量较大，且有些药物易在体内积蓄，引起呼吸停止，抢救不及时而导致患儿死亡。因此，应备有足够的抢救物品，如氧源、复苏囊、吸引器、气管插管或气管切开用物。

2.氧气吸入　避免用鼻导管给氧、（鼻导管的插入和氧气直接刺激鼻黏膜可使患儿不断受到不良刺激，从而加剧骨骼肌痉挛），建议选用头罩给氧，氧流量至少5L／min，以免流量过低而引起二氧化碳潴留，氧浓度应结合头罩上的调节孔来调节。当病情好转、缺氧改善后应及时停止供氧，以防引起氧疗并发症。

（四）保证营养

患儿早期吞咽功能障碍，应给予静脉营养以保证热能供给。病情允许的情况下，给予鼻饲管喂养，根据胃的耐受情况，逐渐增加胃管喂养量。病情好转后，可以奶头喂养来训练患儿吸吮力及吞咽功能，最后撤离鼻饲管。同时，做好口腔护理，尤其在疾病早期，患儿往往处于禁食或鼻饲管喂养期，口唇常干裂，应涂液状石蜡等保持滋润。

（五）对患儿家长讲授有关育儿知识

宣传优生优育好处，推广无菌接生法，定期预防接种。

第十节　新生儿缺氧缺血性脑病

一、概述

新生儿缺氧缺血性脑病（hypoxie-ischemic encephalopathy，HIE）是新生儿窒息后的严重并发症，是指在围生期窒息而导致的脑缺氧缺血性损伤。脑组织以水肿、软化、坏死和出血为主要病变。病情重，死亡率高，并可产生永久性神经功能缺陷，如智力低下、癫痫和脑瘫等。

二、病因与发病机制

（一）病因

HIE的发生主要与新生儿围生期窒息有关，凡是造成母体和胎儿血液循环和气体交换障碍引起血氧浓度降低的因素均可引起HIE。

（二）发病机制

缺血缺氧性脑损伤的机制十分复杂，主要与以下因素有关。

1.脑血流变化　一般发生于窒息开始，循环方面的改变主要有三点。

（1）血液的再分布，大量的血流入脑。

（2）全脑和脑的局部血流增加。

（3）脑血管的自身调节丧失，随着窒息的进展将会出现心排血量下降，体循环低血压，以及由此引起的脑血流减少。

2．脑代谢的变化　脑所需的能量来源于葡萄糖氧化，缺氧时无氧糖酵解使糖消耗增加，易导致低血糖和代谢性酸中毒；由于ATP减少，细胞膜上的钠-钙泵功能不足导致钙平衡紊乱，Na^{+}、Ca^{2+}和水进入细胞内，使细胞发生水肿，引起细胞不可逆性损伤；缺氧时脑血流再灌注损伤可产生大量氧自由基，从而引起细胞膜裂解、血脑屏障破坏和脑水肿形成，使脑损害加重；缺氧时一些兴奋性氨基酸（如谷氨酸、天冬氨酸等）在脑脊液中浓度增高，可导致神经元死亡。

三、临床特点

（一）一般表现

1．宫内窘迫史或出生后窒息史。

2．出生后24小时内出现神经系统症状。

（二）临床特点

出生后12小时内出现异常神经系统症状，严重者出现过度兴奋，如肢体颤抖、睁眼时间长、凝视、惊厥等，或嗜睡、昏睡甚至昏迷。根据临床特点，将本病分为三度。

1．轻度　兴奋，拥抱反射稍活跃。

2．中度　嗜睡、迟钝，肌张力减低，拥抱反射、吸吮反射减弱，常伴惊厥，可有轻度中枢性呼吸衰竭，瞳孔缩小，前囟紧张或稍膨隆。

3．重度　昏迷，松软，拥抱反射、吸吮反射消失，惊厥常见或持续性，常有中枢性呼吸衰竭，瞳孔不对称扩大，对光反应消失，前囟膨隆、紧张。

四、护理问题

（一）潜在并发症

惊厥、颅内高压，与脑水肿引起中枢神经系统神经元过度去极化引起放电有关。

（二）营养失调

低于机体需要量，与意识障碍及呕吐时摄入量减少、消耗量增加有关。

（三）废用综合征

与神经系统受损有关。

五、护理目标

1．及时、有效地控制惊厥，恢复颅内压。

2．每日供给所需热量和水分。

3．脑损伤减低到最低程度，不发生神经系统后遗症。

六、护理措施

（一）控制惊厥，恢复意识

1．保证安全，预防自伤和窒息　保持呼吸道通畅，平卧位，头偏向一侧。头肩部垫高2～3cm，在上下齿之间垫上牙垫防唇舌咬伤，及时清除呼吸道分泌物和呕吐物。准备好急救用品等。

2．保持安静，室内空气新鲜流通　医护操作集中进行，禁止一切不必要刺激。

3．一旦发生惊厥，必须在最短时间内将其控制　惊厥患儿应维持正常的通气、换气功能，保持静脉通道以备静脉给药。新生儿期抗惊厥药物首选苯巴比妥，出生后最初几日，首次先给10mg／kg，负荷量为20mg／kg，2～3分钟内静脉推注，15～20分钟后以同样剂量重复1次。在无静脉通道时苯巴比妥可肌内注射，疗效及血药浓度与静脉注射基本相同。若经苯巴比妥足量应用后，惊厥仍未被控制，换苯妥英钠或者苯巴比妥与地西泮合用。静脉注射苯妥英钠剂量过多或速度过快时可诱发心律失常，必须在严密监护下给药，保证安全。苯巴比妥与地西泮合用时，易引起呼吸衰竭和循环衰竭，新生儿应用地西泮必须谨慎，密切监护。

4．针刺疗法 取穴人中、合谷、百会、涌泉，高热者配曲池、十宣。

5．供氧　选用鼻导管、面罩、头罩给氧。保持PaO_2在6.65～9.31kPa（50～70mmHg），$PaCO_2$ 5.32kPa（40mmHg）以下，但要防止$PaCO_2$过高或PaO_2过低。通过血气分析和血氧饱和度的监测使血氧饱和度保持在97%以上。吸入氧必须经湿化，加温至32℃～34℃可增加氧分子的弥散能力，提高氧疗效果。对重度窒息新生儿紧急复苏后用高频喷射通气（high frequency jetventilation，HFJV）治疗效果显著。

（二）降低颅内压

1．脱水疗法护理　缺氧缺血性脑病颅内压增高症状除前囟张力增高外，缺乏其他特异性症状，症状最早在出生后4小时出现。治疗首选甘露醇，合并颅内出血患儿，通常在24小时后开始应用。前囟张力至第6天仍不见下降，多见于重度缺氧缺血性脑病，继续用甘露醇需谨慎。甘露醇定量每次1～2g／kg，足月儿每次0.5g／kg，早产儿0.25g／kg，30分钟内滴完，可反复使用，一般每6小时使用1次，注意观察前囟张力及尿量。如观察到患儿第1次排尿时间延迟，或出生后第1日内持续8h尿量≤2mL／h，可遵医嘱用呋塞米。新生儿剂量为每次1.0mg／kg，静注或肌注。

2．防止液体摄入过多　缺氧缺血性脑病患儿出生后最初3日内液体摄入量应控制在60～80mL／（kg·d），用输液泵控制滴速，防止输入速度过快。准确记录24小时出入量。

3．应用糖皮质激素时注意滴入速度不宜过快。出生后48小时内应用地塞米松0.5～1.0mg／kg，连用2～3次。

（三）减低脑损伤，消除脑干症状

幼儿病情变化大，应密切观察患儿体温、脉搏、呼吸、血压、瞳孔、神志、肌张力改变。如果患儿出现呼吸深慢或节律改变，瞳孔忽大忽小，对光反射迟钝，频繁呕吐，烦躁不安或脑性尖叫，说明有脑疝和呼吸衰竭，应及时协助医生抢救。

重度缺血缺氧性脑病患儿应用纳洛酮可明显降低其死亡率，对控制惊厥发作有明显疗效。护理人员应在明确其药理作用的前提下，协助医生把握应用纳洛酮的时机并观察其疗效。纳洛酮使冠状动脉血流和心肌供氧量得到改善，并使缺氧后的脑血流量重新分布，保证脑、肾等重要部位的血流供应，减轻脑水肿，缓解瘫痪、昏迷等症状。

应用纳洛酮的指征：①中枢性呼吸衰竭明显；②瞳孔缩小或扩大，对光反射消失或有频繁的眼球震颤；③末梢循环差，前臂内侧皮肤毛细血管再充盈时间≥3秒；④心律减慢和心音低钝；⑤频繁惊厥，难以用镇静剂控制；⑥胃肠功能紊乱。

（四）供给足够的营养和热卡，维持水、电解质平衡

频繁惊厥和颅内出血时喂奶时间延至症状得到控制后或出生后72小时，禁食期间按所需热量计算后酌情以10%葡萄糖液静脉补给。开奶后不能抱喂，吸吮力差者鼻饲牛乳，注意食物的温度，注入速度要缓慢，防止发生呕吐。注意喂奶前抽胃液，观察胃管是否脱出，喂奶后用少量温水冲胃管，每周换胃管1次，换于对侧鼻孔。有呕吐物或喂养困难者应静脉补液以保证热量供给。

（五）防治和早期干预后遗症

1．早期干预是促进康复的关键，研究已表明生长发育具有“关键期”，在“关键期”内脑在结构和功能上都具有很强的适应和重组的能力，因此目前对高危儿的干预主张从新生儿开始。

2．国外对早产儿进行早期干预的研究结果表明，应根据患儿的情况选择在家庭和康复中心进行的干预相结合的形式。

3．指导家长学会按摩，如肢体按摩、被动运动等，加强功能训练。

4．预防感染发生，做好基础护理。缺血缺氧性患儿应与感染患儿分开护理，限制探视，医护人员接触患儿前做好清洁消毒工作。加强口腔、脐部、臀部护理，恢复期定时翻身，避免坠积性肺炎和褥疮的发生，必要时使用抗生素。

5．应用促进神经细胞代谢和改善脑血流药物，可反复应用2～3个疗程或一直用至产后28天。

6．新生儿窒息复苏一旦成功，在常规治疗的基础上，及时给予高压氧治疗，迅速纠正缺氧，有助于预防脑细胞功能损伤，有效地防止新生儿窒息进一步发展为HIE。高压氧（hyperbaric oxygen，HBO）治疗缺血缺氧性脑病的指征，国内未有统一意见，一般认为中、重度HIE病情稳定，且除外禁忌证后，应尽早给予高压氧治疗。高压氧舱专

职护士应严格遵守婴儿高压氧舱安全使用规则和婴儿高压氧治疗操作流程。

第十一节　新生儿肺透明膜病

一、概述

新生儿肺透明膜病又称为新生儿呼吸窘迫综合征（neonatal respiratory distress syndrome，NRDS）。病因与肺泡表面活性物质缺乏有关，多发生在早产儿，临床特点为在出生后不久出现进行性气促、呼吸困难、呼气性呻吟、发绀，最后因呼吸衰竭而死亡。病理以肺泡壁及细支气管壁上附有嗜伊红性透明膜和肺不张为特征。

二、病因与发病机制

（一）病因

本病是因为缺乏由Ⅱ型肺泡细胞产生的表面活性物质（pulmonary surfactant，PS）所造成，表面活性物质的80%以上由磷脂（phospholipid，PL）组成，在胎龄20～24周时出现，35周后迅速增加，故本病多见于早产儿，胎龄越小，发病率越高。PS缺乏的原因如下。

1．早产　小于35周的早产儿Ⅱ型细胞发育未成熟，PS生成不足。

2．缺氧、酸中毒、低温　均能抑制早产儿生后PS的合成。

3．糖尿病　孕妇患糖尿病，其所产胎儿胰岛细胞增生，而胰岛素具有拮抗肾上腺皮质激素的作用，延迟胎肺成熟。

4．剖宫产　因其缺乏正常子宫收缩，刺激肾上腺皮质激素增加，促进肺成熟，PS相对较少。

5．通气失常　可影响PS的合成。

6．肺部感染　Ⅱ型细胞遭破坏，PS产量减少。

（二）发病机制

表面活性物质通过降低肺泡壁与肺泡内气体交界处的表面张力，使肺泡张开，其半衰期短而需要不断补充。表面活性物质缺乏时，肺泡表面张力增高，按照公式P（肺泡回缩率）=2t（表面张力）／R（肺泡半径），呼气时半径最小的肺泡就最先萎陷，于是发生进行性肺不张，导致临床上呼吸困难和发绀等症状进行性加重。其过程如下：肺泡表面活性物质不足→肺泡壁表面张力增高（肺泡回缩力增高）→半径最小肺泡最先萎陷→进行性肺不张→缺氧、酸中毒→肺小动脉痉挛→肺动脉压力增高→卵圆孔及动脉导管开放→右向左分流（持续胎儿循环）→肺灌流量下降→肺组织缺氧更重→毛细血管通透性增高→纤维蛋白沉着→透明膜形成→缺氧、酸中毒更加严重，造成恶性循环。

三、临床特点

1．新生儿出生时或出生后不久（4～6小时内）出现呼吸困难，呈进行性加重。

2．鼻翼扇动、发绀、呼吸暂停甚至衰竭。

3．呼气时呻吟、吸气时胸廓凹陷。

四、护理问题

（一）不能维持自主呼吸

与缺乏表面活性物质导致进行性肺不张有关。

（二）气体交换受损

与肺泡缺乏表面活性物质导致肺透明膜形成有关。

（三）营养失调

低于机体需要量，与摄入量不足有关。

五、护理目标

1．维持自主呼吸。

2．保证正常的气体交换。

3．体重维持在正常范围。

六、护理措施

1．按新生儿一般护理常规。

2．保暖　根据患儿情况置于温度适中的保暖箱（开放暖箱或闭式暖箱）中，在抢救过程中注意保暖，使皮肤温度保持在36℃～37℃。

3．重症患儿遵医嘱禁食补液，以免呛奶造成窒息。

4．保持呼吸道通畅　呼吸困难给予温湿化吸入，注意给氧浓度。按血气分析调整氧流量，避免氧浓度过高对眼及肺的损害。根据病情按医嘱选用头罩给氧、鼻塞持续气道正压给氧或气管插管呼吸机正压给氧。保持PaO_2在50～90mmHg，开始使用呼吸机的常用参数，吸气压力20cmH_2O左右、呼气末正压3～5cmH_2O、吸气时间／呼气时间（inspiratory to expiratory，I／E）为1：1或1：1.5、呼吸频率30次／分钟、吸入气氧浓度（fractional concentration of inspired oxygen，FiO_2）为60%、吸气时间约1秒，半小时后根据血气分析结果调整以上数据。

5．密切观察病情变化　必要时进行心电监护。出现呼吸困难加重、烦躁不安、呼吸节律不规则等及时报告医生，采取有效措施，详细记录病情变化。

七、健康指导

满月后复查眼底、听力，加强营养，预防感染，按时预防接种。

第十二节　新生儿颅内出血

一、概述

新生儿颅内出血是指新生儿出生前后因缺氧或产伤引起的颅内出血性病变。早产儿、低体重儿尤为多见，是新生儿早期死亡的主要原因之一。由缺氧所致者多见于早产儿、低体重儿，由产伤所致者多见于足月儿及异常分娩的新生儿。

二、病因与发病机制

（一）病因

1．缺氧　产前、产时及产后引起的胎儿或新生儿缺氧、缺血的因素，如孕母有严重贫血、脐带绕颈、妊娠高血压或出生时使用吗啡类药等都可导致颅内出血。早产儿特别是胎龄不足32周的早产儿对缺氧、酸中毒极为敏感，所以缺氧引起的颅内出血以早产儿多见。

2．产伤　头部受挤压是产伤性颅内出血的重要原因，足月儿多见。常因胎头过大、产道过小、急产、臀位产、高位产钳或吸引器助产等。

3．其他　新生儿肝功能不成熟，凝血因子不足，当快输入高渗液体、机械通气不当、惊厥时，脑血管内压增高增加血管破裂出血的风险。此外，一些出血性疾病也可引新生儿的颅内出血。

（二）发病机制

缺氧及缺血可直接损伤脑毛细血管内皮细胞，使其通透性增高或脑血管破裂；缺氧可使脑血管的自主调节功能受影响，脑血管呈被动扩张状态，导致毛细血管破裂或使脑血流量减少而致缺血性改变；缺氧还可引起脑室管膜下组织坏死、分解引起出血。

产伤使产道阻力过大导致头部受挤压变形引起出血，当凝血因子不足、出血性疾病存在的情况下，血管压力的增高直接导致脑血管破裂出血。

三、临床特点

颅内出血的症状和体征与出血量、出血部位、出血时间有关。症状多出现在出生后数小时至1周左右。以中枢神经兴奋及抑制状态的相继出现及呼吸改变为特征。

（一）意识改变

激惹、过度兴奋或表情淡漠、嗜睡、昏迷等。

（二）眼症状

双目凝视、斜视，眼球上转困难，眼震颤等。

（三）颅内高压

呕吐、前囟隆起、脑性尖叫、骨缝张开、惊厥等。

（四）呼吸改变

呼吸增快、减慢、不规则或暂停等。

（五）肌张力改变

早期增高，以后降低。

（六）瞳孔

双侧不等大，对光反射迟钝。

（七）其他

贫血和黄疸。

四、护理问题

（一）潜在并发症

颅内压增高，与颅内出血导致脑容积和重量增加有关。

（二）低效性呼吸形态

与呼吸中枢受抑制使呼吸不规则、呼吸暂停、发绀有关。

（三）营养失调

低于机体需要量，与摄入量减少和呕吐有关。

（四）体温调节无效

与感染、体温调节中枢受损有关。

五、护理目标

1．患儿前囟平坦，生命体征稳定，颅内压降至正常。
2．患儿呼吸平稳，无缺氧及呼吸暂停现象。
3．患儿能得到每日所需的营养及水分。
4．患儿不发生感染，体温正常稳定。

六、护理措施

（一）严密观察病情，降低颅内压

1．绝对卧床休息　患儿绝对静卧直至病情稳定，为防止出血加重和减轻脑水肿，应将患儿头肩部抬高15°～30°，有利于头部血液回流，从而降低颅内压。不要随意搬动头部，需头偏向一侧时，整个身躯也应取同侧位，以保持头呈正中位，以免颈动脉受压，利于头部血液回流，从而降低颅内压，同时侧卧位还可避免呕吐时发生窒息。尽量减少搬动患儿，喂奶时不能抱喂，以免加重出血。

2．避免一切（包括声、光等）刺激　室内保持安静，尽量减少对患儿的移动和刺激，除臀部护理外，严禁沐浴，将护理和治疗集中进行，动作做到轻、稳、准，避免引起患儿烦躁而加重缺氧和出血。静脉穿刺最好用留置针，减少反复穿刺刺激。面罩加压给氧、气管插管等操作时，动作要轻柔，以防引起皮下出血。

3．按医嘱正确使用药物　注意药物的配伍禁忌和观察药物疗效，使用镇静药时，要注意观察疗效及有无呼吸抑制。

4．严密观察病情　观察患儿呼吸、心率、体温等生命体征变化。观察神志与反射，有无烦躁、兴奋或昏迷，有无抽搐。观察吸吮、觅食、握持反射情况。注意双侧瞳孔大小是否对称，对光反射是否消失。观察囟门紧张度、肌张力异常等。定期测量头围，及时记录阳性体征并与医生取得联系。

（二）保持呼吸道通畅，维持正常呼吸

1．及时清除呼吸道分泌物　避免因奶瓶、被子压迫或遮盖患儿口鼻，引起窒息。

2．合理给氧　根据患儿病情选择合适的给氧方式，以降低颅内压。采取面罩吸氧、鼻塞或头罩吸氧时，PaO_2维持在7.9～10.6kPa（60～80mmHg）。呼吸暂停时应刺激患儿皮肤及采取人工辅助呼吸，病情好转及时停止吸氧。

3．观察并记录患儿呼吸次数、频率、类型、给氧效果。

（三）供给足够的能量和水分

病情较重者延迟喂奶时间至出生后72小时，禁食期间按医嘱静脉补充营养，液体量每日60～80mL／kg，输液速度宜慢，并将日总补液量于24小时均匀输入，避免因快速扩容增加脑血管压力，使缺氧状态下扩张的血管破裂而加重出血。吸吮力差者可用滴管喂养，病情稳定后先喂糖水，然后喂奶，奶孔注意不能太小，以免吃奶费力、疲劳加重出血。

（四）维持体温稳定

保持房间空气新鲜，温湿度适宜，定期消毒，严格无菌操作。做好皮肤护理以防褥疮发生。体温过高时给予物理降温，体温过低时注意保暖，保持体温稳定。遵医嘱应用抗生素。

第十三节　新生儿坏死性小肠结肠炎

一、概述

新生儿坏死性小肠结肠炎（neonatal necrotizing enterocolitis，NEC）是新生儿期常见的严重疾病，死亡率高。常发生在出生后2周的新生儿，以早产儿、低体重儿发病率高。以胃肠道缺血性坏死，常并发肠穿孔为其特征，以腹胀、呕吐、腹泻、便血为主要临床特点。

二、病因与发病机制

（一）肠黏膜受损发生缺血性坏死的病因

新生儿窒息、严重败血症、肺透明膜病、休克、低血压、肺动脉高压等可引起机体防御性反射，为保证心、脑重要器官的血流供应，肠系膜血管强烈收缩，血流重新分配，以减少肠管血流量，使胃肠缺氧缺血。新生儿红细胞增多症可因血液黏稠度增高而致肠黏膜损伤。使用高渗奶、高渗药物或经肠道营养的液量过多、输入速度过快等因素也可引起NEC。

（二）肠道内细菌的作用

肺炎、腹泻等感染及医院环境或广谱抗生素的应用等，造成肠道菌群失调。

（三）肠功能失调

早产儿、低体重儿肠管壁神经、肌肉发育欠成熟，肠管运动力弱，可导致功能性肠梗阻，引起肠管扩张，肠腔压力增高，使肠壁血流量减少导致肠黏膜发生缺血性损害。

三、临床特点

多见于早产儿、低体重儿，男婴较女婴多见。在出生后2～3周内发病，大都发生于出生后2～12天。

（一）腹胀

常为首发症状，先有胃排空延迟、胃潴留，后全腹胀，肠鸣音减弱或消失，当肠坏死或穿孔时，腹壁可出现局部红肿、发硬。

（二）呕吐

呕吐物带有胆汁或呈咖啡样。

（三）腹泻、便血

多先有腹泻，排水样便，每日5～10次。1～2天后可为果酱样或黑便，亦可为便中带血。

（四）全身症状

精神萎靡、反应低下、四肢冷、面色苍灰、呼吸暂停、心率减慢等。并发腹膜炎时，腹膨隆严重，腹壁发红、发硬或发亮、水肿，如发生肠穿孔则有气腹。

四、护理问题

（一）舒适的改变

与肠道功能不健全，引起呕吐、腹胀、腹泻有关。

（二）营养失调

低于机体需要量，与呕吐、长时间禁食有关。

（三）体液不足

与呕吐、腹泻、持续胃肠减压，长时间禁食，引起液体丢失过多及补充不足有关。

（四）潜在并发症

肠穿孔、腹膜炎、休克等，与肠壁缺血坏死、肠蠕动、肠胀气有关。

五、护理目标

1．使患儿舒适，缓解呕吐、腹胀、腹泻。

2．禁食期间，患儿能维持营养平衡。

3．患儿不发生水、电解质紊乱。

4．患儿不发生肠穿孔、休克、腹膜炎等。

六、护理措施

（一）缓解腹胀，控制腹泻

1．立即禁食，一般7～14天，至腹胀消失、大便隐血转阴，临床症状好转后尝试性进食。

2．胃肠减压，改善胃肠道血液供应。减压时保持引流管通畅，每2小时用生理盐水冲管1次，严格记录引流物的量、颜色、性质，做好口腔护理。

3．遵医嘱给予抗生素控制感染，最好使用留置针。

4．保持安静舒适环境，给予安慰等支持性护理。

（二）禁食期间由静脉保证液体量

禁食期间注意补液，以保证液体、营养的需要，维持水、电解质平衡。大便潜血试验阴性患儿可逐步恢复进食，从水开始，再用稀释奶，逐渐增加奶量和浓度。

（三）保持静脉管道通畅

按医嘱按时完成静脉补液，准确记录24小时出入液量。

（四）密切观察病情

1．注意患儿面色、呼吸、心率、体温、腹部等情况。发现全身情况及腹胀无好转，有肠梗阻或腹膜炎体征应立即报告医生。

2．仔细观察、记录大便的次数、性质、颜色及量，了解大便变化过程，及时、正确留取大便标本送检。每次便后用温水清洗臀部并涂油膏，减少大便对皮肤刺激，保持臀部皮肤的完整性。

3．观察呕吐情况，患儿取右侧卧位或将头偏向一侧，及时清除呕吐物，保持皮肤及床单清洁，记录呕吐时间以及呕吐物的颜色、质和量。

4．加强保护性隔离，避免交叉感染。

（五）加强健康教育

向家长讲解饮食控制、皮肤和口腔的护理知识，并使家长理解和配合。

第十四节　新生儿低血糖症

一、概述

新生儿低血糖症指血糖值低于正常同龄婴儿，是新生儿期常见病。持续低血糖或反复发作低血糖惊厥可引起严重的中枢神经损害，导致智力低下、脑瘫等神经系统后遗症。

全血血糖测定，足月儿最初3天内血糖<1.7mmol／L（30mg／dL），3天后血糖<2.2mmol／L（40mg／dL），小于胎龄儿和早产儿出生后3天内血糖<1.1mmol／L（20mg／dL），3天后血糖<2.2mmol／L，均称为低血糖症。

二、病因与发病机制

（一）糖原储存过少

胎儿肝脏糖原的储备主要发生在胎龄最后4～8周，低体重儿糖原储存量少，出生后代谢所需能量相对高，特别是脑组织中糖利用较多，而糖原合成酶系统活性较低，糖原生成障碍，易发生低血糖。

（二）需糖量增加

新生儿窒息、硬肿症及败血症等易发生低血糖，感染儿的糖消耗率比正常儿增加3倍。缺氧时无氧代谢耗氧量增加，加上去甲肾上腺素释放使糖消耗量增加。

（三）高胰岛素血症

孕妇患糖尿病，胎儿血糖随之增高，引起胰岛细胞代偿性增生，血中胰岛素水平增高。出生后来自母亲的糖中断，可致低血糖。严重溶血病的胎儿由于红细胞破坏，红细胞内谷胱甘肽游离在血浆中对抗胰岛素作用，也可使胎儿胰岛细胞代偿性增生，发生高胰岛素血症。

（四）其他

内分泌、代谢及遗传性疾病，如肾上腺皮质功能低下、垂体功能低下、半乳糖血症、果糖不耐受等也会出现低血糖症。

三、临床特点

新生儿低血糖症常缺乏特异表现，无症状性低血糖比症状性低血糖多10～20倍，主要见于早产儿。临床症状多发生在出生后数小时至1周内，常见症状、体征有淡漠、嗜睡、喂养困难、震颤或惊跳、兴奋、呼吸暂停、发绀、肌张力低下、多汗、苍白、低体温、惊厥等。经补充葡萄糖后症状消失、血糖恢复正常。新生儿期一过性低血糖症多见，如反复发作需考虑先天性内分泌疾病和代谢缺陷引起。

四、护理问题

1．营养失调　低于机体需要量，与摄入不足、消耗增加有关。

2．潜在并发症　呼吸暂停，与低血糖有关。

五、护理目标

1．患儿获得足够的营养。

2．患儿不发生呼吸暂停或发生后得到及时处理。

六、护理措施

（一）保证能量供给

1．预防比治疗更重要，对可能发生低血糖的患儿于出生后每小时给予10%葡萄糖液1次，3～4次后喂奶。早产儿或患儿尽快建立静脉通道，保证葡萄糖输入。

2．定期监测血糖，及时调整葡萄糖的输注量和速度。

（二）密切观察病情

除生命体征外，随时观察患儿反应，注意有无震颤、多汗、呼吸暂停等，并与输注葡萄糖以后的状况做比较。对呼吸暂停者立即进行刺激皮肤、托背、吸氧等处理。

第十五节 新生儿高血糖症

一、概述

新生儿全血血糖浓度>7.0mmol/L（125mg/dl）可诊断为新生儿高血糖症（neonatalhypeglycemia）。

二、病因与发病机制

（一）医源性高血糖

多见于早产儿、极低体重儿，由于输注葡萄糖过多，速度过快，以及婴儿在产房复苏时应用高渗葡萄糖、肾上腺素及长期应用糖皮质激素等药物所致。

（二）疾病影响

窒息、感染、休克、颅内出血或保暖不良的新生儿，由于儿茶酚胺分泌增加，皮质激素分泌增多导致糖原分解加快，糖原异生作用增强以及胰岛素分泌减少或胰岛素受体敏感性下降而导致高血糖。

（三）抑制糖原合成

呼吸暂停新生儿，使用氨茶碱治疗时，能激活肝糖原分解，抑制糖原合成。

（四）糖尿病

新生儿少见。

二、临床特点

轻症无临床特点。血糖显著增高者可发生高渗血症、高渗性利尿，出现脱水、多尿、口渴、烦躁、体重下降、惊厥等。早产儿可因脑血管发育较差，出现严重高渗血症、脑血管扩张，发生颅内出血。

四、护理问题

（一）有体液不足的危险

与多尿引起患儿体液减少、电解质紊乱有关。

（二）有皮肤感染的危险

与多尿、尿布潮湿刺激皮肤，引起皮肤破损而感染。

五、护理目标

1．保证患儿体液充足、电解质稳定。

2．患儿皮肤无破损发生。

六、护理措施

（一）维持血糖稳定

1．减慢葡萄糖输注速度，通常为每分钟4～6mg／kg或更低。严格控制输液速度，24小时均匀输入，监测血糖变化。

2．观察病情，注意有无口渴、体重和尿量等变化。遵医嘱及时补充电解质，纠正电解质紊乱。

（二）做好皮肤护理

保持衣服、床单的清洁干燥，勤换尿布，保持会阴部清洁，严格观察患儿全身皮肤情况，如有皮肤破损给予相应处理。

（三）健康教育

向患儿家长介绍本病的有关知识，取得患儿家长的理解，指导育儿知识。

第十六节　新生儿低钙血症

一、概述

新生儿低钙血症是新生儿惊厥的常见原因，分早期和晚期两种。早期低钙血症发生在出生后3天以内，晚期发生于3天以后。

二、病因与发病机制

（一）早期低血钙

早期低血钙指出生后3天内出现低钙血症，多在出生后24～48小时内发生。多见于早产儿、各种难产儿、败血症、窒息、颅内出血、低血糖等患儿，或母亲有糖尿病、妊娠高血压综合征及甲状旁腺功能亢进等情况的患儿。早产儿与维生素D代谢异常与肾排磷减少有关，各种新生儿缺氧疾病因组织缺氧、磷释放增加，血磷增高，血钙水平相应低下。孕妇患糖尿病，婴儿从母体经胎盘转运来的钙量增加，其甲状旁腺受抑制，出生后头几日血中降钙素高，使出生后的新生儿约一半伴低钙血症。

（二）晚期低血钙

晚期低血钙指出生后3天至3周末发生的低血钙，多为足月儿、人工喂养儿，因牛乳、代乳品及谷类食物中含磷高，且钙磷比例不合理，一方面影响钙的吸收，另一方面高磷酸盐血症使血钙降低。

（三）其他低血钙

多见于维生素D缺乏或先天性甲状旁腺功能低下的婴儿。孕妇患甲状旁腺功能亢进症，由于母亲血钙高，胎儿甲状腺受抑制，出生后可呈顽固性低血钙抽搐。暂时性先天性特发性甲状旁腺功能不全属自限性疾病，永久性甲状旁腺功能不全较少见，为X连锁隐性遗传。

三、临床特点

症状轻重不一，主要表现为易激惹、抖动、惊厥，重者喉痉挛和呼吸暂停，少数有水肿，颅内压增高。

足月儿血钙<2mmol/L（8mg/dL），游离钙<1mmol/L（4mg/dL）。早产儿血钙<1.75mmol/L（7.0mg/dL），游离钙<0.9mmol/L（3.5mg/dL）。心电图示Q-T间期延长（足月儿>0.19秒，早产儿>0.20秒）。血磷可升高。

四、护理问题

（一）有窒息的危险

与血钙造成的喉痉挛有关。

（二）婴儿行为紊乱

与神经、肌肉兴奋性增高有关。

（三）有受伤的危险

与抽搐有关。

五、护理目标

1. 患儿不发生窒息。
2. 患儿神经、肌肉兴奋性恢复正常。
3. 患儿不发生创伤，皮肤、黏膜无破损。

六、护理措施

（一）降低神经、肌肉兴奋性，防止窒息的发生

1. 保持室内安静，避免家长大声呼叫，减少刺激。惊厥发作时，将患儿头转向侧位，以免误吸分泌物或呕吐物造成窒息。

2. 按医嘱及时补充钙剂。10%葡萄糖酸钙静注或静滴时均需用5%～10%葡萄糖液

稀释至少1倍，稀释后药液推注速度≤1mL／min，并有专人监护心率，以免注入过快引起循环衰竭和呕吐等毒性反应，当患儿的心率低于80次／分钟时，应立即停用。同时，严禁药液外渗，以免造成组织坏死。一旦发现药液外渗应立即拔针停止注射，局部用25%～50%硫酸镁湿敷。口服补钙应注意在两次喂奶间给药，乳类及茶水可影响钙吸收。

3．强调母乳喂养或用母乳化配方奶喂养。

4．加强巡视，备好抢救药品及器械，如氧气、吸引器、气管插管、呼吸机等。一旦发生喉痉挛应立即将患儿舌尖拉出口外，进行人工呼吸或加压给氧，必要时进行气管插管。

（二）预防创伤的发生

1．抽搐发作时应就地抢救，避免家长将患儿紧抱、摇晃，以免创伤或加重抽搐。

2．剪短患儿指甲或戴手套。患儿抽搐时，应立即轻轻将患儿平放床上，以免摔伤，头下垫以柔软物品，不要对患儿肢体加以约束。

3．按医嘱尽快给予抗惊厥药物。

（三）加强健康教育

1．向家长解释病因及预后，以取得合作和理解。

2．介绍育儿知识，提倡母乳喂养。无法母乳喂养者，提供可选择的几种配方奶。

3．指导服用钙剂和维生素D的方法，坚持户外活动，多晒太阳。

第十七节　新生儿低镁血症

一、概述

新生儿低镁血症也是新生儿惊厥的常见原因，临床上可出现类似低钙性惊厥，主要见于3月龄以下牛乳喂养的婴儿，尤其是新生儿。

二、病因与发病机制

（一）先天储备不足

各种原因导致宫内发育不良、多胎，母亲患低镁血症或服用影响镁代谢的药物。

（二）镁丢失增加

患儿腹泻、肠瘘、用枸橼酸换血后及尿毒症时体内磷排出增多。

（三）镁摄入减少

患肝病或肠道疾病及各种肠切除术后的吸收不良。

（四）磷镁比例失调

母乳中磷镁比例1.9：1，而牛乳高达7.5：1，磷可影响镁、钙的吸收，故牛乳喂养儿的血钙和血镁均较母乳喂养儿低。甲状旁腺功能低下时血磷高，也影响血中镁的浓度。

三、临床特点

无特异性，有烦躁、惊厥、抽搐或眼角、面肌小抽动，四肢强直及两眼凝视，与低钙血症难以区分，且2／3的患儿低镁血症伴发低钙血症，需结合血钙镁值方可诊断。

血镁<0.6mmol／L（1.6mg／dl）即可确诊。24小时尿镁低值或镁负荷试验只保留40%更能反映实际情况。与低钙血症不同，低镁患儿心电图（electrocardiogram，ECG）的Q-T间期正常。

四、护理问题

（一）有窒息的危险

与低镁引起惊厥有关。

（二）婴儿行为紊乱

与神经、肌肉兴奋性增高有关。

五、护理目标

1．患儿无窒息发生。

2．患儿不发生惊厥、抽搐。

六、护理措施

（一）防止窒息，降低神经、肌肉兴奋性

1．手足抽搐时立即肌注25%硫酸镁0.2～0.4mL／kg，或静脉注射2.5%硫酸镁2～4mL／kg，以每分钟不超过1mL的速度缓慢输入。早产儿不能肌内注射，因注射过浅可导致局部坏死。

2．伴有低钙的低镁血症，用钙剂及维生素D治疗多数无效，应用镁治疗。

3．用硫酸镁治疗过程中，每日应做血镁浓度测定，尤其在静脉给药时，如出现肌张力低下、膝腱反射消失或呼吸停止等血镁过高的表现，立即静脉注射10%葡萄糖酸钙2mL／kg。

（二）采取合理体位，防止呕吐、窒息

最好取侧卧位，严密观察病情，加强巡视，备好各种抢救器械和药物。

七、健康教育

介绍育儿知识及本病的病因等，取得家长的理解。

第九章　损伤的护理

第一节　创伤护理

由机械性致伤因素所致的损伤称创伤，为暴力作用造成组织结构的破坏和功能障碍。创伤（traum a）在临床上很常见，多由交通或工伤事故、斗殴、自然灾害和战伤所致。其发病率、致残率均较高。创伤引起局部组织破坏、功能障碍、创伤性炎症反应，还可致全身神经、内分泌系统活动及物质代谢的变化。

一、概述

（一）创伤分类

临床上有多种分类法。

1．按致伤原因分类　利于评估伤后的病理变化。如锐器可致刺伤、切割伤、穿透伤等；钝性动力可致挫伤、挤压伤等；切线动力可致擦伤、撕裂伤等；枪弹可致火器伤等。

2．按解剖部位分类　利于判断伤处重要脏器的损害和功能紊乱。常以局部解剖部位分为颅脑、胸腔、腹腔、盆腔、肢体伤等，利于进一步判断该处可能发生的软组织、骨骼、内脏创伤的具体部位。若同时发生多部位或脏器创伤，则称为多发性创伤。

3．按皮肤完整性分类　利于了解创伤后有无污染。分两类，皮肤黏膜尚保持完整者为闭合性创伤；有破损者为开放性创伤。

4．按受伤程度分类　利于评估对生命和全身的影响。如头颅、胸内、腹内脏器受伤，可致神经、呼吸、循环等功能障碍，应属重型、严重型创伤。现代创伤学已制订多种评分法，依据呼吸、血压、微血管充盈度及神志、语言、运动反应等项，予以计分量化，进行创伤分度，以供临床参考。

（二）创伤分度

根据创伤对组织损害的程度，将创伤的严重程度分为三度。

1．轻度创伤　组织损伤微小，引起的反应轻微而短暂，一般无须特殊治疗，可以自行修复。

2．中度创伤　致伤因素的强度较大，组织创伤较大，机体对创伤的反应较重，需经及时治疗后，组织器官功能才能恢复。

3．重度创伤　是指创伤强度大，对组织损伤程度严重，常合并多种并发症，必须经过积极而正确地处理，才能挽救伤病员的生命，恢复组织器官的功能，有时虽然患者的生命得到保障，但组织器官的功能却难以恢复。

（三）创伤的病理变化

创伤的病理变化有局部与全身反应两方面，创伤造成组织的破坏与功能障碍，所引起的炎症反应与全身应激改变均属于防御性反应，为组织修复及内环境稳定提供条件，但这些反应亦有不利于机体的因素，因此可出现临床症状。较轻的创伤主要引起局部改变，较重的创伤除了局部病变外，尚可发生严重的全身反应。

1．创伤性炎症反应　人体有复杂而完善的自我保护防御功能。但任何创伤，都会激发最基本的生理反应——炎症反应。组织受伤后，会产生血管反应，微血管首先短暂收缩，继而扩张、充血，血管通透性增高，水分、电解质、血浆蛋白渗入组织间隙，与此同时中性粒细胞、巨噬细胞也自血管内逸出，吞噬破坏外来物。受伤的局部出现红、肿、热、痛等表现。

创伤性炎症的机制至今不明。在炎症反应中细胞、组织释放的炎症介质，如组胺、5-羟色胺、补体、前列腺素等物质均介入血管及白细胞的变化，对这些介质形成有抑制作用的药物，如肾上腺皮质激素、吲哚美辛、阿司匹林等则具有抗感染作用。

创伤后的炎症是一种保护性反应，有利于创伤修复，如渗入组织间隙的纤维蛋白原转化为纤维蛋白，可促进组织修复；白细胞、巨噬细胞对抗入侵细菌及吞噬异物亦有助于创口的愈合；但过分强烈与广泛的炎症反应，如局部过度肿胀，引起血循环障碍等情况，亦对创伤治愈不利。

2．创伤后的全身反应　主要发生在创伤较重或严重时，由于机体受刺激出现的应激反应，加以有炎症介质和细胞因子的大量释放可造成全身性病理反应。

（1）体温反应：伤后发热为部分炎症介质如白介素（interleukin，IL）、肿瘤坏死因子（tumor necrosis factor，TNF）等作用于下丘脑体温调节中枢所致。并发感染时体温明显升高；并发休克时炎症反应受抑制体温过低；体温中枢受累严重时可发生高热或体温过低。

（2）神经内分泌系统的变化：创伤后由于疼痛、精神紧张、失血、失液等因素的综合作用，下丘脑-垂体轴和交感神经-肾上腺轴发生应激反应，引发神经-内分泌系统的代偿性变化。前者释放促肾上腺皮质激素（adrenocorticotropic hormone，ACTH）、抗利尿激素（antidiuretic hormone，ADH）、生长激素（growth hormone，GH）等增多；后者释放肾上腺素、去甲肾上腺素等儿茶酚胺类物质增多，以保证心、肺、脑、肾等重要脏器的血液灌注。但是机体维持有效循环血量的能力是有限的，如创伤严重、大量失血、抢救不及时等，就会失去短暂的代偿时机而进入休克，并发展为多器官功能障碍综合征（multiple organ dysfunction syndrome，MODS），甚至死亡。

（3）代谢变化：严重创伤后人体静息能量消耗增加，在多种内分泌激素，如肾上腺皮质激素、胰高血糖素、甲状腺激素等调节下，糖原、蛋白质、脂肪分解代谢增强。一方面提供能量和修复创伤所需的蛋白质；另一方面可导致人体细胞群减缩，表现为体重下降、肌无力、反应迟钝等。

（4）免疫功能变化：较重和严重的创伤可使人体免疫功能降低。一方面应激性内源性皮质激素可降低中性粒细胞、巨噬细胞的功能；儿茶酚胺可影响淋巴细胞的功能，另一方面创伤处还可产生抑制免疫功能的前列腺素E_2等，均增加伤后继发感染的发生率。

3. 创伤后主要脏器的功能变化

（1）心血管：创伤后出现血容量减少，儿茶酚胺分泌增多，后者通过减少皮肤、肌肉等处的血流量来维持生命器官的血液灌流。待病情稳定后，心血管功能可自行调整，增加心搏出量和末梢血流，以弥补早期组织缺血。如血容量减少1000mL以上，可发生休克，原有心脏病或动脉硬化的患者代偿能力低，易引起心律失常以致心力衰竭。

（2）肺：伤后因能量需要或失血、感染等原因，常出现呼吸增强，如胸腹部损伤和疼痛等原因影响换气时，可发生换气障碍。换气抑制能引起低氧血症和高碳酸血症，即呼吸性酸中毒；换气过度则导致低碳酸血症，即呼吸性碱中毒。肺挫伤和胸部严重损伤、休克、大量输血输液等情况下可发生急性呼吸窘迫综合征（acute respiratory distress syndrome，ARDS）或急性肺损伤（acute lung injury，ALI）。

（3）肾：失血、失液导致肾血流量减少，经垂体抗利尿激素和醛固酮的作用，加强排钾保钠和肾小管对水分的再吸收，有助于体液保留。如伤后血红蛋白、肌红蛋白游离分解产生卟啉类和其他组织损伤崩解产物，可损伤肾小管，导致急性肾衰。

（4）肝：严重创伤后肝血流量减少，血清胆红素和转氨酶增多，蛋白代谢和解毒作用增强。

（5）胃肠：大面积烧伤、颅脑伤或腹部大手术后可发生应激性溃疡，表现为胃肠黏膜急性出血、糜烂和坏死，是上消化道出血常见的病因之一（占11%～36%），发病原因除应激外，还与再灌注后胃酸增多、胃黏膜缺血和黏膜屏障破坏有关。

（6）脑：体温中枢受损时可出现体温过高或过低；脑血流不足可发生低氧血症，进而诱发脑水肿。颅脑创伤后还可发生躁动或嗜睡以至昏迷。

4. 创伤的并发症　常见的并发症是感染。开放性创伤一般都带有细菌污染，如果细菌数量较多，加之免疫功能降低，就容易发生感染。闭合性创伤如果累及消化道、呼吸道等，也容易发生感染。为此，处理创伤必须着重预防感染。

另一并发症是休克，原因有失血过多、神经系统受强烈刺激或感染严重（重症脓毒症）。休克过程中，全身的大部分组织器官都处于血液低灌流或缺血状态，功能发生障碍而危及生命。休克复苏后，组织器官恢复了血循环，但可能有一部分发生缺血–再灌注损害，一部分组织发生细胞凋亡；严重时可导致MODS。为此，处理创伤必须重视休克的预防和治疗。

（四）创伤的修复

修复是指组织缺损由周围健康组织再生来修补、恢复的过程。再生可分为两类：再生组织的结构与功能和原组织相同，称完全再生；缺损的组织不能完全由结构和功能相同的组织来修补，而由肉芽组织代替，形成瘢痕，称不完全再生，也叫瘢痕修复。表皮、黏膜、骨、肝细胞、腺上皮的再生能力较强，一般能完全再生；平滑肌、横纹肌再生能力较弱；心肌再生能力更弱，基本上为瘢痕修复；神经细胞缺乏再生能力。

1．创伤的修复过程　可分纤维蛋白充填、细胞增生和组织塑形3个阶段。

（1）纤维蛋白充填：创伤后伤口裂隙先为血凝块所充填，血小板与胶原接触，血小板积聚和血管收缩使出血停止，修复即开始。毛细血管短暂收缩后出现扩张。由于组胺类物质的作用，内皮细胞间出现间隙，水、电解质、血浆蛋白、抗体、补体漏入其间，此时开始的伤口局部变化过程，又称炎症期，一般在伤后72小时达高峰。在炎症期不断有纤维蛋白加入伤口裂隙，充填伤口，封闭创面，减轻创伤。

（2）细胞增生：伤后6小时，成纤维细胞即沿网架增生。24～48小时，内皮细胞亦然，而后又形成新生毛细血管，三者构成肉芽组织。5～6天起，成纤维细胞合成的胶原纤维开始增多并呈有序排列，伤口强度逐渐增大。伤后10天成纤维细胞，构成伤口内主要组织。缝合的伤口创缘2～3天即可被增生的上皮覆盖，1周左右达一期愈合。而肉芽创面，至少需1～2周，新生上皮开始由创缘向中心生长，逐渐覆盖全部，达临床愈合。随着胶原纤维的增多，伤后3～5周伤口强度迅速增大至3个月稳定，此为瘢痕愈合。

（3）组织塑形：为适应伤处功能的代偿，瘢痕愈合的基质——胶原纤维又可被转化和吸收，并可改变排列顺序，使瘢痕软化。另外还有一种肌成纤维细胞，它能使伤口收缩，进而使伤口外观和对功能的影响得以改善。

2．不利于创伤愈合的因素

（1）年龄：老年人皮肤萎缩、末梢循环差、巨噬细胞功能及蛋白合成减弱等而影响愈合。小儿及青年人合成代谢旺盛，愈合迅速。

（2）慢性疾病：原有的慢性疾病，如糖尿病等，可成为感染的诱因。消耗性疾病、免疫力低下将直接影响愈合。

（3）伤口特点：穿透性伤口，有时仅皮肤愈合，而深层组织可因缺损或感染而延迟愈合。深而大的伤口愈合时间亦较长。血运良好的部位愈合快。关节处伤口，若制动不严，可致新生组织再度损伤而影响愈合。

（4）感染和异物：各种致病菌可损害组织细胞和基质，导致化脓性感染并抑制愈合。存留在伤口内的异物或坏死组织可引起异物反应和局部感染，使伤口不愈。

(5) 营养状况：营养不良、低蛋白血症者的创面往往愈合不良且强度低，伤口易裂开。肥胖者可因脂肪出织血液灌注差，愈合较慢而强度差。维生素及铁、锌等微量元素缺乏，影响合成代谢与细胞呼吸，使创口愈合延迟。

(6) 类固醇类激素：糖皮质激素抑制炎症渗出、成纤维细胞和胶原蛋白合成，分解胶原纤维，妨碍愈合；修复期，可使瘢痕停止增生并软化。

(7) 缝合技术和材料：缝合张力过大、过紧，可致创缘血运不良，不利愈合。而缝合过松、对合不良亦不利愈合。通常，缝合线的种类对胶原蛋白合成和愈合影响不大。

(8) 心理压力：创伤不可避免地会对伤员造成心理刺激，形成心理压力。长期处于不良环境中的伤员愈合能力差。

3. 创伤愈合类型

(1) 一期愈合：又称原发愈合。创伤内组织修复以原来的细胞组织层次为主，连接处仅有少量纤维组织。伤口边缘整齐、严密、平滑，呈线状。

(2) 二期愈合：又称瘢痕愈合。创伤致组织缺损多或发生化脓性感染，需肉芽组织填充伤口，纤维组织大量增殖，周围上皮逐渐覆盖或植皮后才能愈合。修复时间长，遗有明显的瘢痕挛痕增生，影响外观和功能。

(五) 创伤的检查与诊断

对于较重的创伤，首先要求尽快做出紧急诊断，尤其有休克、大出血、窒息、脑疝、心肺损伤等，应一边抢救，一边做出全面诊断。在急诊抢救过程中，往往是边治疗，边诊断或者先治疗后诊断。只有这样才能争取时间，挽救伤员生命。

(六) 创伤的处理

创伤处理总目标是恢复机体结构和功能的完整性，首要是维持患者的生命，在保障生命安全的前提下，方可施行其他治疗措施。治疗创伤时，应从生理功能方面考虑修复组织结构的方法，以补偿生理缺陷为主，减轻伤后残疾程度。在急救创伤中，以抢救生命和恢复生理功能为主是处理创伤的基本原则。

1. 现场救护与转运

(1) 病史与体检：有经验的医护人员通常能依据受伤史预测潜在的伤害，因此，应详细询问病史，初步估计病情。着重注意致伤力的性质、程度、作用方式和伤员姿势，以及伤员原有主要疾病。应先行抢救心血管损伤或呼吸障碍的伤员。体格检查按系统或按解剖区域进行，现场体检要求较正确的估计损伤和复苏时需要的监护。

(2) 创伤的处理次序：现场急救的首要目的是抢救生命，其次是恢复功能。有时由于伤员伤情太重或精神紧张而不能合作、不能精确判别伤情，应从最坏处着想，以抢救生命为中心。现场急救的重点分为三类。

1) 最优先处理的损伤：①颈椎损伤；②呼吸功能减弱；③心血管功能不全；④严

重外出血。

2）较优先处理的损伤：①腹腔内损伤；②腹膜后损伤；③脑和脊髓损伤；④严重烧伤和广泛软组织损伤。

3）次要处理的损伤：①低位泌尿生殖道损伤；②周围血管、神经和肌腱损伤；③骨折、脱位；④面部和软组织损伤。

（3）现场急救：创伤发生后，急救越快越好。首先是现场急救，如发生窒息、大出血、呼吸困难等症状，必须立即着手抢救，没条件也要就地取材进行救治，否则伤员短时间内就可死亡。即使心搏呼吸停止，只要可能抢救，就应立即施行复苏术以挽救患者生命。

1）一般急救措施：创伤发生后，要迅速进行伤口止血、包扎、固定，尽快将伤员送往医院。这阶段主要是保护性措施，有下列注意事项。

①伤口止血：有多种方法，应根据出血性质和伤口形状选择。常用填塞压迫止血，四肢可用止血带止血，但应注明时间，20分钟要进行松放1次，防止止血肢体远端因缺氧而坏死。

②现场急救：包扎伤口要用无菌敷料，缺少敷料时选用清洁织物。包扎伤口要适当，防止移位，对伤口脱出的肠管等，原则上不应在现场还纳，先覆盖或包扎好，待清创时处理。

③创面部位的制动：骨折和其他创伤常需要固定，这样可减轻疼痛刺激，防止再出血损伤。可选用夹板、健肢、单架等进行固定。

④对严重创伤患者，特别是大出血、多处创伤、断肢等，应从现场直接进入手术室，迅速抢救处理。断离肢体应回收，并送往医院，进行再植。

2）循环功能的维护：循环功能的维护主要是制止出血、补充血容量、调整心血管功能。

①大出血必须抓紧时间制止，保血就是保命。对开放性创伤体腔内大出血患者应立即手术。手术中先用手指和无损伤器械控制大血管血流，视血管损伤情况给予缝合、吻合或移植修复。闭合性创伤后体腔内出血，先做穿刺，置管引流以估计出血量和出血速度，需要时应立即开胸、开腹进行手术。

②扩充血容量一般先输入等渗盐水或平衡液，需要时可再输晶体、白蛋白、血浆。

③创伤性休克有时需血管活性药如多巴胺类，这类药应在血容量基本充足时使用，否则有加重微循环障碍的作用。

④明显的酸中毒（pH低于7.2）或碱中毒（pH高于7.6）可加重或引起心血管功能失常，故应纠正，心功能不全者可用速效的强心苷。

3）呼吸功能的维护：若创伤后呼吸功能受到阻塞或困难，应按以下步骤进行。

①首先清除呼吸道阻塞物，保障呼吸道畅通，维护肺的换气功能。

②昏迷伤员应置入导管或气管切开，无自主呼吸者使用人工呼吸机。

③外伤性气胸，若属开放性的，应在现场堵塞胸壁伤口，使之变为闭合性气胸，随即清创缝合伤口，穿刺排气，需要时可做闭式引流。

④多处、多根肋骨骨折，可引起纵隔肌左右摆动，造成明显呼吸循环障碍，可先用加垫包扎法固定部分胸壁活动，再进行肋骨固定术。

⑤外伤性膈疝时腹腔器官进入胸腔，若呼吸困难，先插气管导管施行人工呼吸，再行手术整复。

4）心肺复苏：当严重创伤或大出血引起心搏、呼吸停止时，需立即进行复苏术，主要措施：①胸外心脏按压，心腔内药物注射；②清理口腔、咽喉，口对口人工呼吸；③迅速输入平衡液等；④插入气管内囊导管，接呼吸机人工呼吸；⑤开胸行心脏按压；⑥若出现心室纤颤，施行电除颤，配合药物注射。

2．治疗

（1）伤口处理：对清洁伤口，可直接缝合达到一期愈合；第二类是污染伤口，有一定数量细菌进入伤口，但尚未造成感染，也可能轻度炎症达到一期愈合。手术时应特别注意清创。第三类感染伤口，一般要经引流，直至肉芽形成，逐步达到瘢痕愈合。伤后已感染的伤口能否顺利愈合，取决于伤口自然因素和治疗是否适宜。

1）受伤至伤口处理时间是选择清创术的一个指示，曾定为6小时、8小时、12小时或更长时间。事实上，有的清创术在伤口后24小时进行，伤口愈合仍很顺利，伤口清创一般规律是愈快愈少污染。

2）清创术，顾名思义，清除伤口细菌异物和失活组织是关键步骤，特别是污染创口要彻底清创。

3）伤口止血要彻底，以免术后继续出血，又形成血肿影响愈合。

4）清创术的后阶段工作是修复伤口。各种器官修复方法不一：骨折用钢丝、钢板、钢针固定；血管损伤则用吻合式修补方法，修补时应注意分清组织层次，所缝组织有一定的张力和强度，缝合组织不应残留无效腔。

5）为预防和减轻感染，一部分清创术完成时可施行伤口缝合加引流或延期缝合。

（2）抗生素应用：抗生素应用应和临床清创术结合起来，任何抗生素也不能代替清创处理，单纯用抗生素而忽视伤口处理，并不能防止感染发生。应用抗生素的目的是预防感染，对污染较重或有可能感染的伤口及创伤，应给予较为适宜的抗生素预防感染；二是在创伤感染的情况下，对症应用抗生素消灭病原菌。给予抗生素应注意药量要足，服药时间要控制。有条件时，可作为药敏试验，有针对性地应用。

（3）水、电解质和酸碱度的调整：创伤后脱水多系等渗性，表现为口渴、尿少等，有的可有血浓缩。一般给予等渗盐水、平衡液、葡萄糖等便可使脱水缓解。失血过多的给予血浆、全血静输，输液时应注意监测血清钠、氯等。伤后血清钾浓度常有高低波动，血清中增多的钾可能来自细胞内或来自输血，如肾功能好，这类高血钾持续时间不会过长。高血钾持续时间过长可能引起心搏骤停。血钾浓度过低可出现肌无力、腹胀、腱反射减弱等，应及时补钾。伤后酸碱失衡有多方面原因，过度换气可引起呼吸性碱中毒，通气或换气不良可引起呼吸性酸中毒。对于较重的创伤，一般酸中毒比碱中毒常见或持续时间较长，因为低灌流缺氧，分解代谢加速等，加以临床上常用平衡液加碳酸氢钠调整创伤后体液酸碱度。应当维持正常的呼吸循环功能和胃功能，另一方面应适当应用碱性或酸性药物。

(4) 营养供给：一般较轻创伤病员应较早恢复饮食，进食易消化、有营养的食物。严重创伤者的分解代谢加速，且肠胃功能低下，营养补给更应注意。

(5) 休克和器官衰竭的预防：伤后休克是创伤常见的并发症之一，创伤后可发生急性肾功能衰竭、应激性反应、成人呼吸窘迫综合征。器官衰竭与死亡率有着密切的关系。创伤性休克，与创伤刺激和失血相关，后期继发病多为脓毒症。休克的治疗，主要是解除致病原因，如减少伤后刺激，及时止血和补充血容量，解除呼吸道堵塞，使用镇痛药。

二、病情评估

(一) 受伤史

创伤常由锐器、钝性暴力、切线动力、子弹、弹片、炸药或高压、高气浪等所致。致伤的原因不同，造成的损伤类型和程度也不同。如一般钝性暴力，所致损伤处的皮肤或黏膜完整性仍保持良好，即形成闭合性损伤；如果受伤部位皮肤或黏膜完整性遭到破坏，深部组织经伤口与外界相通，就称为开放性损伤，特点是伤口污染，易继发感染。

(二) 临床表现

1. 局部症状

(1) 疼痛：创伤后均有疼痛，与受伤部位的神经分布、损伤轻重、炎症反应强弱等因素有关，但要注意严重损伤并发休克时，伤员常不诉疼痛。一般疼痛在伤后2～3日逐渐减轻，疼痛持续或加重提示可能并发感染。

(2) 肿胀：与局部出血以及炎性渗出有关。受伤部位较浅肿胀处可有触痛，如出现波动感且色呈青紫，则为血肿的表现。严重肿胀，常致创伤局部或远端肢体压迫性血供障碍。

(3) 功能障碍：因解剖结构的破坏可直接造成功能障碍。如骨折与脱位可造成肢体运动障碍；气胸可引起呼吸障碍等。

(4) 伤口或创面：是创伤所特有征象，开放性创伤均有伤口，其形状、大小、深浅不一，可有出血及血块。出血多少与受伤血管大小、受损血管为动脉或静脉等因素有关。开放性创口常有外源性异物残留。

根据创口的局部改变与污染的情况，可将创口分成三种类型。

（1）清洁伤口：没有污染的伤口，如切割伤。无菌手术切口属此类。

（2）污染伤口：此类伤口沾有细菌，但尚未发生感染。

（3）感染伤口：是指损伤时间较长，已发生化脓感染的伤口。

2．全身表现

（1）一般症状：轻伤全身症状不显著。严重创伤按伤后代谢变化的规律，一般分为三期，见表9－1。

表9-1 创伤分期表

分期	临床表现	代谢变化	内分泌变化
第一期 急性损伤期（伤后1～4日，垂体－肾上腺功能亢进）	精神及食欲差，不愿活动，尿量少，有发热，脉搏快	氮质负平衡，尿氮、钾排出增多，血钾稍高，钠水潴留，以补充血容量；糖、蛋白质、脂肪分解增加，体重减轻	血、尿中肾上腺激素增加，嗜酸性粒细胞减少或消失
第二期 损伤好转期（伤好5～8日，垂体－肾上腺功能开始恢复）	一般情况仍较差，但活动可增多，食欲好转，胃肠功能开始恢复，尿量增加，体温脉搏恢复正常	氮负平衡减轻。钾排出减少，呈正平衡；钠排出增加，呈负平衡，血钾，血钠正常	血、尿中肾上腺激素下降至正常；嗜酸性粒细胞升高
第三期 损伤恢复期（伤后9～30日，垂体－肾上腺恢复正常）	食欲、大小便均正常，体力恢复，体重渐增，达到或超过伤前	氮、钠、钾的代谢均呈正平衡，脂肪合成增加	逐渐恢复正常

（2）休克：严重创伤时，可并发创伤性休克。主要由于组织的严重损害和大量失血、失液所致。可有面色苍白、四肢湿冷、血压降低、脉搏快而细弱、尿少以及意识障碍等休克的临床表现。

（3）急性肾衰竭：严重创伤，尤其伤及肌肉丰富的部位，如大腿、臀部及躯干等处的广泛挤压伤，受损肌肉释放出大量的肌红蛋白，并堵塞肾小管引起急性肾衰竭，称为挤压综合征。主要表现为少尿或无尿、代谢性酸中毒、氮质血症、高钾血症、尿毒症的症状。

（4）其他表现：可有发热，这是局部残留液或组织坏死分解产物被吸收所致，又称吸收热，通常在38℃左右。若热度过高则提示有继发感染的可能。可有缺水、消化功能减退、肺活量减少、呼吸加快、支气管分泌物增多以及全身乏力等。

（三）实验室及其他检查

1．实验室检查　如血常规和血细胞比容可提示出血、血液浓缩或感染；尿常规可提示泌尿系统损伤。

2．穿刺检查　如胸腔穿刺可发现气胸、血胸，腹腔穿刺可发现内脏破裂、出血。

3．影像学检查　如X线拍片可证实气胸、血胸、气腹、骨折等。CT检查可帮助诊断颅脑损伤和某些腹部实质脏器，腹膜后损伤。B超可发现胸、腹腔积血和肝、脾包膜内破裂。

三、处理

（一）伤口处理

对清洁伤口，可直接缝合达到一期愈合；第二类是污染伤口，有一定数量细菌进入伤口，但尚未造成感染，也可能轻度炎症达到一期愈合。手术时应特别注意清创。第三类感染伤口，一般要经引流，直至肉芽形成，逐步达到瘢痕愈合。伤后已感染的伤口能否顺利愈合，取决于伤口自然因素和治疗是否适宜。

（1）受伤至伤口处理时间是选择清创术的一个指示，曾定为6小时、8小时、12小时或更长时间。事实上，有的清创术在伤口后24小时进行，伤口愈合仍很顺利，伤口清创一般规律是愈快愈少污染。

（2）清创术，顾名思义，清除伤口细菌异物和失活组织是关键步骤，特别是污染创口要彻底清创。

（3）伤口止血要彻底，以免术后继续出血，又形成血肿影响愈合。

（4）清创术的后阶段工作是修复伤口。各种器官修复方法不一：骨折用钢丝、钢板、钢针固定；血管损伤则用吻合式修补方法，修补时应注意分清组织层次，所缝组织有一定的张力和强度，缝合组织不应残留无效腔。

（5）为预防和减轻感染，一部分清创术完成时可施行伤口缝合加引流或延期缝合。

（二）抗生素应用

抗生素应用应和临床清创术结合起来，任何抗生素也不能代替清创处理，单纯用抗生素而忽视伤口处理，并不能防止感染发生。应用抗生素的目的如下。

1．预防感染，对污染较重或有可能感染的伤口及创伤，应给予较为适宜的抗生素预防感染。

2．在创伤感染的情况下，对症应用抗生素消灭病原菌。给予抗生素应注意药量要足，服药时间要控制。有条件时，可作为药敏试验，有针对性地应用。

（三）水、电解质和酸碱度的调整

创伤后脱水多系等渗性，表现为口渴、尿少等，有的可有血浓缩。一般给予等渗盐水、平衡液、葡萄糖等便可使脱水缓解。失血过多的给予血浆、全血静输，输液时应注意监测血清钠、氯等。伤后血清钾浓度常有高低波动，血清中增多的钾可能来自细胞内或来自输血，如肾功能好，这类高血钾持续时间不会过长。高血钾持续时间过长可能引起心搏骤停。血钾浓度过低可出现肌无力、腹胀、腱反射减弱等，应及时补钾。伤后酸碱失衡有多方面原因，过度换气可引起呼吸性碱中毒，通气或换气不良可引起呼吸性酸中毒。对于较重的创伤，一般酸中毒比碱中毒常见或持续时间较长，因为低灌流缺氧，分解代谢加速等，加以临床上常用平衡液加碳酸氢钠调整创伤后体液酸碱度。应当维持正常的呼吸循环功能和胃功能，另一方面应适当应用碱性或酸性药物。

（四）营养供给

一般较轻创伤病员应较早恢复饮食，进食易消化、有营养的食物。严重创伤者的分解代谢加速，且肠胃功能低下，营养补给更应注意。

（五）休克和器官衰竭的预防

伤后休克是创伤常见的并发症之一，创伤后可发生急性肾衰竭、应激性反应、成人呼吸窘迫综合征。器官衰竭与死亡率有着密切的关系。创伤性休克，与创伤刺激和失血相关，后期继发病多为脓毒症。休克的治疗，主要是解除致病原因，如减少伤后刺激，及时止血和补充血容量，解除呼吸道堵塞，使用镇痛药。

四、护理要点

（一）一般护理

1．体位和制动　体位应利于呼吸和静脉回流。多取平卧位，体位变化宜慢。制动可用绷带、石膏、夹板、支架等。

2．防治感染　对伤口施行无菌术处理。抗生素在伤后4～6小时内应开始使用。开放性创伤应给予破伤风抗毒素。

3．镇静、止痛　未确诊前慎用。给予一般药物和心理治疗，对多数伤口的疼痛有效。使用麻醉镇痛药时，应防止呼吸抑制和（或）成瘾性的不良反应。

4．禁饮食或置鼻胃管减压。

5．维持体液平衡和营养　酌情选用肠内或肠外营养支持。

6．病室要保持清洁、舒适　一般温度在20℃左右，湿度在60%左右。做好基础护理。

7．防止压疮　每隔3～4小时应翻身或调整体位1次，骨突出处适当加以按摩并垫海绵、纱布等软物加以保护。同时做好口腔、大小便的护理，预防感染，减少肺部并发症的发生。

（二）病情观察与护理

1．现场救护　应根据不同的伤情将伤员分为轻、中、重、危，并对受伤部位做出鲜明的标志，途中应严密观察体温、脉搏、呼吸、血压、尿量、神志、末梢循环及缺氧情况等变化。对大出血、呼吸道阻塞、内脏穿孔、骨折等危及生命的伤情，应在运送伤员前紧急处理，以保证安全转送到医院。颅脑损伤及昏迷患者，应将头转向一侧，防止舌后坠分泌物阻塞气道，必要时将舌牵出，恶心呕吐者，应取侧卧位，防止误吸。使用止血带的伤员，应每隔1～2小时松解1次，每次5～10分钟，松解止血带时可用力按压住出血的伤口，以防发生大出血。带有输液管、气管插管及引流管的伤员，还须专人观察及保护，保证管道通畅。为防止压伤和压疮发生，每隔3～4小时翻身或调整体位1次，骨突出处适当加以按摩并垫海绵、纱布等软物加以保护。注意防雨、防暑、防寒等。

2．伤员入院后　护士应和医生一起问病查体，了解伤情。正确记录出入量，保持出入液体平衡，并准确恰当、系统、内容完整地做好监护记录，以利于分析伤情，同时也为护理工作的总结提供珍贵的资料。此外，要遵医嘱掌握正确的给药时间和方法，了解各种药物的配伍禁忌、作用、不良反应，观察各种用药的疗效及反应。

3．遵医嘱及时采集标本送检　如血、尿、粪常规，肝、肾功能，电解质等，并及时了解结果。

4．对危重伤病员要做好心电图、中心静脉压、呼吸、尿量等监测，发现异常及时报告医生处理。

5．对重症伤员放置的各种引流管如导尿管、胃管、胸腔引流管等，要保持通畅，并注意观察引流液有无质、量、颜色的改变。

6．保持呼吸道通畅，防止窒息及缺氧　如固定好人工气管插管，注意位置深浅，以保证充足的通气量。及时清除气道内分泌物，定期气道内湿化。气管切开者，还应定时消毒、更换气管套管。

（三）心理护理

给伤员、家属以精神和心理支持。对突发性的意外创伤，不论伤情轻重，都需要对可能需立即手术或预测会发生死亡的伤员，应给予家属精神支持的机会。伤员入手术室或ICU监护前，应陪同伤员并提供完整的书面记录，包括与家属谈话的情况和他们所了解的有关资料。若有必要，代为保管伤员的衣服和贵重物品，存单上要有两人以上的签名。可能与违法犯罪有关的物品应妥善保存并记录。帮助清醒患者增强战胜伤痛的信心。

（四）功能锻炼

治疗创伤不仅要求修复损伤的组织器官，而且要尽可能恢复其生理功能。因此，在促进组织修复的前提下，应积极进行身体各部位功能锻炼，防止因制动引起关节僵硬、肌肉萎缩等并发症。向患者讲解创伤的病理、伤口修复的影响因素、各项治疗措施的必要性，鼓励其加强营养，以积极的心态配合治疗，促进康复。

（五）健康教育

教育患者及社区人群应注意交通安全及劳动保护，要善于调节良好的心境，善于处理人际关系，遵守社会公德，避免损伤的发生。指导患者加强营养，以促使组织修复和脏器功能恢复。根据病情，指导进行功能锻炼的方法，以促使患部功能得到最大程度恢复。

第二节　颅脑损伤护理

颅脑损伤是一种常见的创伤，无论在和平时期或战争时期发生率都仅次于四肢，而致残率和死亡率均高于其他各部位的创伤。随着现代化的交通工具和机械化生产的发展，颅脑损伤的发生率仍在继续上升。

一、分类

（一）按损伤组织层次分类

1. 头皮损伤。
2. 颅骨损伤。
3. 脑损伤。

受伤者可以仅有一种，也可以同时发生两种或全部损伤。

（二）按颅腔是否与外界沟通分类

1. 开放性颅脑损伤　指头皮、颅骨和硬脑膜三层均已破损，颅腔与外界相沟通。
2. 闭合性颅脑损伤　指硬脑膜仍完整，颅腔和外界没有直接相通。

（三）按脑组织损伤的类型分类

1. 原发性颅脑损伤　暴力作用头时立即发生的脑损伤，主要有脑震荡、脑挫裂伤及原发生性脑干损伤。
2. 继发性颅脑损伤　受伤一定时间后出现的脑受损病变，如脑水肿和颅内血肿。

二、病因和发病机制

颅脑创伤多由暴力直接作用于头部或通过躯体传递间接作用于头部引起。平时多为交通事故、高处坠落、挤压伤、刀刃伤、拳击伤等。战时多为火器伤或爆炸性武器引起的冲击波所致。颅脑损伤的方式和机制有下列几种。

（一）直接损伤

1. 加速性损伤　为运动中的物体撞击于静止的头部，使头部沿外力方向作加速运动发生的脑损伤。
2. 减速性损伤　为运动的头部撞击于静止的物体而突然减速时发生的脑损伤。
3. 挤压性脑损伤　为头部两侧同时受硬物体挤压所发生的脑损伤。

一般加速性损伤常较轻，脑损伤通常仅发生在受力侧；而减速性损伤常较重，受力侧和对侧均可发生脑损伤，往往以对侧损伤较重。

（二）间接损伤

1. 传递性损伤　如坠落时臀部或双足着地，外力沿脊柱传递到头部所致。

2. 挥鞭式损伤　外力作用于躯体使之急骤运动时，静止的头部由于惯性被甩动致伤。

3. 胸腹挤压伤　骤升的胸膜腔内压或腹内压沿血流冲击脑部致伤。

4. 爆炸气浪伤。

（三）旋转损伤

外力使头部沿某一轴心做旋转运动时，除上面提到的一些因素外，高低不平的颅底、具有锐利游离缘的大脑镰和小脑镰，均对脑在颅内做旋转运动时产生障碍，并形成剪力（切应力），从而使脑的相应部位因受摩擦、牵扯、撞击、切割等机械作用而受损。

关于颅脑损伤的病理生理的变化是多方面的，复杂的。早期对颅脑损伤的临床表现和病情发展机制的理解，是以外伤的局部机械作用的因素为基础的，随着对颅脑损伤患者的治疗和观察，发现患者多有脑缺氧的现象，继之出现脑水肿、脑肿胀等一系列症状，又提出了物理化学变化的理论。近年来，一些学者在临床工作和实验工作中，证明颅脑损伤的急性期或于危笃状态时，周围血流速度明显降低，脑血流有明显障碍，继之出现脑血管痉挛、脑水肿，故又提出了血流动力学理论和血管运动的理论。更有人注意到重症颅脑创伤患者，在出现意识、体温、呼吸、血压等明显改变的同时，心、肺、胃肠、泌尿系统等常发生严重并发症，认为这些变化是垂体-下丘脑的功能紊乱，引起神经体液营养障碍的结果，故主张努力改善自主神经的功能，以降低颅脑损伤的死亡率和提高其治愈率。

三、颅脑损伤的分级

分级的目的是便于制定诊疗常规、评价疗效和预后，并对伤情进行鉴定。

（一）按伤情轻重分级

1. 轻型（Ⅰ级）　主要指单纯脑震荡，有或无颅骨骨折，昏迷在20分钟以内，有轻度头痛、头晕等自觉症状，神经系统和脑脊液检查无明显改变。

2. 中型（Ⅱ级）　主要指轻度脑挫裂伤或颅内小血肿，有或无颅骨骨折及蛛网膜下隙出血，无脑受压征，昏迷在6小时以内，有轻度的神经系统阳性体征，有轻度生命体征改变。

3. 重型（Ⅲ级）　主要指广泛颅骨骨折，广泛脑挫裂伤、脑干损伤或颅内血肿，昏迷在6小时以上，意识障碍逐渐加重或出现再昏迷，有明显的神经系统阳性体征，有明显生命体征改变。

（二）按格拉斯哥昏迷评分法（Glasgow Coma Scale，GCS）

将意识障碍处于13～15分者定为轻度，9～12分为中度，3～8分为重度。具体评分方法见表9-2。

表9-2 Glasgow昏迷评分法

睁眼反应		语言反应		运动反应	
自动睁眼	4	回答正确	5	遵嘱活动	6
呼唤睁眼	3	回答错误	4	刺痛定位	5
刺痛睁眼	2	言语混乱	3	刺痛回缩	4
不能睁眼	1	只能发音	2	刺痛屈曲	3
		没有发音	1	刺痛过伸	2
				无反应	1

四、头部外伤预后

（一）GCS

GCS能基本反映颅脑损伤的严重程度，治疗前后动态变化也有助于评价患者预后，入院时GCS 3～5分者，死亡率可达80%以上。随治疗后GCS升高，死亡率将下降；入院时GCS为9分以上者死亡率很低。此类患者的死亡原因多为未能及时清除血肿、高龄或并发症。

（二）脑干功能异常

原发性脑干损伤多伴有去脑僵直或屈曲反应，这本身即为预后不良的体征。单侧瞳孔扩大，无光反应者死亡率为50%；双侧瞳孔扩大无光反应者死亡率达90%。但没有瞳孔及头眼反射异常也并不能保证完全恢复。

（三）年龄

对预后影响较大。

（四）生命体征

主要是休克及缺氧的影响，血压低于100mmHg（13.32kPa），PaO_2<65mmHg（8.67kPa）和GCS≤7分者预后不良。颅内压（intracranial pressure，ICP）>4.0kPa死亡率几乎100%。

呼吸异常在脑外伤中较常见，虽处理复杂，但对预后判断价值不大。

徐脉（心率<50次／分钟）者死亡及严重病残增加4倍。

（五）损伤类型

如初入院时神经系统症状相同，有占位病变需手术者较弥散性损伤不宜手术者预后不良。

（六）CT

中线移位超过10mm、CT上见到深部挫伤，如深部灰质、胼胝体、内囊的出血，是预后不良的征象。此外，脑室缩小消失以及基底池消失也是预后不良征象。

（七）其他

ICP>4.0kPa。

五、病情评估

（一）受伤史

详细了解受伤过程，如暴力大小、方向、性质、速度，患者当时有无意识障碍，其程度及持续时间，有无中间清醒期、逆行性遗忘，受伤当时有无口鼻、外耳道出血或脑脊液漏发生，是否出现头痛、恶心、呕吐等情况；初步判断是颅伤、脑伤或是复合损伤；同时应了解现场急救情况，了解患者既往健康状况。

（二）临床表现

1. 头皮损伤

(1) 头皮挫伤：损伤累及皮下组织。临床可见头皮肿胀、瘀血。

(2) 头皮血肿：多为钝力直接损伤所致。可分为皮下血肿、帽状腱膜下血肿及骨膜下血肿三种，有时也可同时发生，混杂存在。

1) 皮下血肿：皮下层与表皮层和帽状腱膜层在组织结构上连接甚紧，使损伤后的出血受到限制，因此血肿通常较局限，血肿一般不大，半球形，触之较硬，胀痛。触诊时中央有凹陷的感觉，容易误诊为颅骨凹陷性骨折，此时常要X线摄片方能断定是否合并有颅骨骨折。

2) 帽状腱膜下血肿：外力作用于头皮时，头皮移动，帽状腱膜下层受撕拉，血管断裂，形成血肿，其范围可涉及整个腱膜下层。临床上较皮下血肿为大，其范围越过中线或骨缝是诊断要点。血肿中心有波动，周边有血液渗入，但组织尚未完全剥离，所以触之较硬而凸起，与中心比较宛如一凹陷骨折。

3) 骨膜下血肿：出血发生在某一颅骨的骨膜下，由于骨膜在骨的边缘是愈合的，所以血肿不超过该颅骨的范围。常见于有产伤史的新生儿，即所谓“头颅血肿”。

(3) 头皮裂伤：裂伤发生在外力作用部。外力的形式不同，边缘亦异。锐性外力，创缘较整齐；钝性外力，创缘常有挫伤。裂伤的程度不等。如帽状腱膜横向（与其纤维垂直）断裂，由于两端肌肉收缩，伤口便开大。由于头皮血管丰富，出血很多，严重时可引起休克。

(4) 头皮撕脱伤：为头皮受到强烈的牵扯，如因发辫卷入转动的机器中，使头皮由帽状腱膜下方部分或全部撕脱，伤者常因大量失血和创口疼痛发生休克。

2．颅骨骨折　外伤后患者出现头皮局部肿胀，或有擦伤、挫伤等，有时头皮肿胀，头颅变形易误诊为凹陷骨折。

(1) 颅盖骨折：发生率较高，可分线形骨折和粉碎凹陷骨折。线形骨折伤处头皮可有压痛、肿胀或血肿。粉碎凹陷骨折在伤处可触及骨质凹陷，但局部有头皮血肿时，不易鉴别。

(2) 颅底骨折：分颅前窝、颅中窝和颅后窝骨折3种，以颅中窝骨折为最多见，颅前窝骨折次之，颅后窝骨折较少见。

1) 颅前窝骨折：可见有鼻出血或脑脊液鼻漏，多见于额窦后壁及筛板骨折。此外尚有嗅觉丧失，眶周皮下及球结膜下瘀血，似熊猫样外观。视神经管受累时可引起视力丧失。

2) 颅中窝骨折：在咽部黏膜下和乳突部皮下出现瘀血斑。如鼓膜及脑脊膜均有破损时，血液、脑脊液可自耳道流出，成为脑脊液耳漏；合并面神经、听神经损伤，引起周围性面瘫、听力障碍、耳鸣等症状。

3) 颅后窝骨折：乳突后、枕下区皮下可出现瘀血斑，偶有第Ⅸ、Ⅹ、Ⅺ、Ⅻ对颅神经损伤而引起的症状。

(3) 鞍区骨折：损伤颈内动脉或海绵窦时，血液经蝶窦流入鼻咽腔，出现口鼻剧烈出血，甚至血流因流入气管发生窒息。

颅底骨折时，因硬脑膜损伤，血液可流入蛛网膜下隙，引起头痛、烦躁、恶心、呕吐等症状。检查颈部有抵抗感，克氏征阳性；并发脑和脑干损伤时，可有意识障碍等脑损伤症状，病情危重。

3．脑震荡　是指头部受外力打击后，由于脑干网状结构受损而立即发生的一时性广泛的脑功能障碍。伤后立即出现短暂的意识障碍，其时间由数秒钟到数分钟，一般不超过半小时。在意识障碍的同时，可有皮肤苍白、出汗、瞳孔或大或小、血压下降、心动徐缓、呼吸减慢、肌张力降低，各种生理反射迟钝或消失等“脑性休克”表现，但很快随着意识的恢复而消失。醒后常有头痛、头昏、恶心、呕吐等症状。患者对受伤当时，乃至受伤前一段时间的情况不能回忆，称之为“逆行性遗忘”。通常在1周内逐渐好转。神经系统检查无阳性体征可见，脑脊液化验亦属正常。

4．颅内血肿

(1) 硬膜外血肿：占颅脑损伤的1%～3%。多见于穹窿部线形骨折处，更多见于颞部。常因颅骨骨折跨越脑膜中动脉骨管沟，或当颅骨变形，硬膜与之突然分离时，使穿行在颅骨骨管沟中的脑膜中动脉撕裂，形成急性硬膜外血肿。也可能是线形骨折处板障静脉破裂或颅骨变形时硬膜自颅骨内板剥离，硬膜表面小血管撕裂出血引起的过程缓慢的幕上硬膜外血肿。

1）具有与脑震荡相当的轻型急性颅脑损伤病史。

2）头皮有擦伤、挫伤、裂伤或血肿，骨折线越过大脑中动脉沟，或骨折线超过静脉窦，特别像骨折线在后枕骨越过横窦，应警惕发生本病的可能性。

3）伤后患者常呈现昏迷（脑震荡—清醒—昏迷（天幕裂孔疝）的典型症状。中间清醒期短者为2～3小时或更短，大多为6～12小时或稍长，中间清醒期短，表明血肿形成迅速，但也有昏迷可能阙如或者时间很短，清醒程度不充分等。

4）随着意识变化，脑受压进行性加重，临床可出现单瘫、偏瘫，浅反射减弱或消失等症状，病理反射阳性，病侧瞳孔散大，对光反应消失。

（2）硬膜下血肿：占颅脑损伤3%，常伴较重的脑挫伤，较少出现中间清醒期，所以临床上与硬脑膜外血肿有所不同。

1）有较重的颅脑损伤病史。

2）外伤后意识障碍逐渐加重，或躁动之后陷入昏迷状态，颅内压增高明显，有脑膜刺激征常缺乏典型的硬膜外血肿的中间清醒期，其他临床表现与硬脑膜外血肿大致相同，单凭临床表现有时难以与其他急性颅内血肿相区别，头颅CT扫描可明确诊断。

（3）脑内血肿：占颅脑损伤的1%～2%。是指脑实质内出血形成的血肿，多因对冲性脑挫裂伤引起，常与硬膜下血肿合并存在，好发于额叶及颞叶。少数可因颅骨凹陷性骨折刺破皮质，引起脑实质内出血，形成单发的脑内血肿。脑内血肿的临床表现与硬膜下血肿相似，并常同时存在，故术前不易做出确切诊断。手术探查时若颅内压甚高，而且未有硬膜外或硬膜下血肿发现，或清除血肿后，颅内压仍不降低，而他处又无血肿发现，皆须考虑脑内血肿之可能。

（4）颅后窝血肿：各型颅内血肿皆可发生于颅后窝，但其发生率远较幕上血肿低，颅内窝血肿可直接压迫延髓生命中枢，病程较为险恶。颅后窝血肿的诊断比较困难。凡枕部有直接受伤史，特别是有枕骨骨折者，若伤后出现进行性颅内压增高症状，一度出现小脑体征，或有进行性加重的延髓受压表现，皆应提高警惕，诊断可疑而情况许可者，宜做CT扫描明确之。

（5）多发性血肿：可为同一部位不同类型（如颞部硬脑膜内、外血肿）、不同部位同一类型（如两侧颞部硬脑膜外血肿）或不同部位不同类型（如左顶部硬脑膜外血肿及右颞硬脑膜下血肿）。

1）伤后持续昏迷，并常继续加深，少有中间清醒期。

2）颅内压增高症状明显，病情发展快，脑疝出现早。

3）常是撞击伤和对冲伤的结果，定位体征不能以单一部位的血肿来解释。

5．脑挫裂伤　伤后患者意识丧失时间大于30分钟，轻症者意识障碍多在2小时以上，可出现轻微的颅内压增高症状，肢体的肌张力、肌力、腱反射不对称及颅骨骨折和血性脑脊液等。脑挫伤严重者意识障碍持续6～12小时且程度较深，更有单瘫、偏瘫或失语等局灶症状。若意识障碍超过12小时，持续加深，颅内压增高和局灶症状也逐渐加重，患者常可死亡或成为植物人状态。如有脑干延髓损伤，伤后患者立即陷入昏迷状态，多数持续数天、数周或数月。中脑损害为瞳孔大小不等，对光反应消失，四肢肌张力增高，至大脑强直。脑桥损害可见双侧瞳孔常极度缩小，光反应消失，眼球同向偏斜等。延髓损害突出表现为呼吸功能障碍，如呼吸不规律、潮式呼吸或呼吸迅速停止。头颅CT扫描可确诊。

6．开放性颅脑损伤　引起开放性颅脑损伤的原因，在平时多为撞击或锐物刺入，战争时则多由火器所致。火器伤可分为非贯通伤、贯通伤和切线伤等类型。颅脑内脑组织创道中，常有异物存留，如碎骨片、金属片、泥土、砂石等。切线伤是指投射物沿切线方向在颅外冲击头部，造成头皮破裂和颅骨的沟槽状损伤，多引起邻近脑组织的挫裂伤。

(1) 外伤后患者可出现昏迷、大出血和休克，若不能有效地阻止出血，纠正休克，则很快死亡。有颅内血肿者可出现颅内压增高、脑疝和意识障碍。

(2) 脑损伤轻，脑组织膨出，患者神志清醒，尽可能拍摄头颅X线平片，可发现颅内异物，为手术提供重要依据。头颅CT扫描，可出现脑挫伤、脑水肿和颅内血肿。

（三）实验室及其他检查

1．头颅X线平片　可发现骨折线长短、走行、骨折凹陷深度，是颅脑损伤最基本检查方法。硬膜外血肿患者颅骨平片常可发现骨折线跨越硬脑膜血管沟。

2．头颅CT扫描　CT可显示颅骨骨折、脑挫裂伤及颅内血肿等，是目前脑损伤最理想的检查方法。

3．颅骨钻孔检查　既是一种检查方法，又是一种治疗措施。尤其适用于无其他检查设备，又怀疑颅内血肿引起脑疝的患者。钻孔部位应考虑到头部着力部位、受伤机制、临床表现及血肿好发部位等。

（四）诊断和鉴别诊断

根据上述临床表现，结合实验室及其他检查可诊断。

六、处理

（一）头皮损伤

1．头皮挫伤　通常不需要特殊处理。若有皮肤擦伤，可剪去头发，用甲紫溶液涂布。

2．头皮裂伤　应争取在伤后72小时内清创缝合。剃除头发，用肥皂水刷洗头皮，并以生理盐水冲净伤口内血块和异物。剪除污染严重及无生机的软组织，但创缘切除应小于2mm，以免缝合时张力太大，影响伤口愈合。清洁整齐的伤口，分帽状腱膜及皮肤两层缝合。皮肤挫伤严重、分层不清时，采用褥式全层缝合。若头皮缺损较小，在帽状腱膜下充分松解后，可得到无张力缝合。

3．头皮撕脱伤

（1）部分头皮撕脱：蒂部保留供应动脉者，彻底清创后，将皮瓣复位缝合。

（2）头皮完全性撕脱：

1）头皮污染不重，伤后12小时以内，头皮动静脉条件良好者，可采取显微外科手术吻合头皮动脉，再将头皮再植。如血管不能吻合，将头皮制成中厚皮片后再植。

2）头皮完全性撕脱，头皮污染严重，时间过久无法利用时，如创面清洁可取大腿中厚皮片移植。有颅骨暴露时，可将颅骨外板多处钻孔或锉除，待长出健康肉芽后，再由身体其他部位取皮移植。

无论头皮复位缝合或再植，均须行多孔引流，适当加压包扎。

4．头皮血肿　通常在伤后1～2周自行吸收。若5日以上血肿无吸收迹象，可行穿刺吸除积血。

（二）颅骨骨折

1．颅骨单纯线形骨折　一般无须特殊治疗，但须注意这种骨折可因损及脑膜中动脉或颅内静脉窦，而继发颅内硬脑膜外血肿等。

2．颅骨凹陷骨折　下陷大于1cm，可造成脑受压或下陷的内板形成骨折片，造成硬膜或脑损伤；小儿凹陷骨折，有妨碍脑损伤的可能；上述均为手术治疗指征，尤其伴有颅内组织损伤、出血或粉碎骨折者应做紧急手术处理。对在矢状窦弯处凹陷骨折，无症状者不必处理，否则应在充分准备大量输血的条件下慎重处理。

3．颅底骨折　本身绝大多数无须治疗，重要的是治疗脑损伤和其他并发损伤，严防感染，使用破伤风抗毒血清。对耳、鼻出血或脑脊液漏者，不可堵塞或冲洗，以免增加颅内感染的机会。有脑脊液漏则严禁腰椎穿刺，如发现视神经管骨折，伤后出现急剧的视力障碍，应及时开颅行视神经管减压术。对脑脊液漏的处理，除严防感染外，常以头高位卧床，多可自然闭合治愈，对没有自愈可能的脑脊液漏者，应及时手术修补瘘口。

（三）脑震荡

应卧床休息7～10天，伤后24～48小时，定时测量脉搏、呼吸、血压、体温，并注意观察意识、瞳孔、肢体活动的神经系统体征的变化，以及时发现颅内继发性病变。头痛、头晕、情绪紧张者，给予镇静、止痛剂，但须谨慎，以免掩盖病情。

（四）颅内血肿

1．硬脑膜外血肿的治疗　本病一旦确诊应立即手术探查，有的急性血肿患者，就诊时已有脑疝形成，为争取时间，可不做辅助检查而根据临床表现直接手术探查，部分呼吸已经停止的患者，在人工辅助呼吸下尽快手术因而得救，故不应轻率放弃手术治疗的机会。手术时先钻孔探查，发现血肿先吸出部分血块，然后再扩大骨窗或者骨瓣开颅，彻底清除血肿和止血。血肿继发脑疝或者血肿并有严重脑挫裂伤病例，在清除血肿后注意行脑外减压术、脑疝复位术。少数重症者兼行脑内外减压术，有利于度过急性脑水肿期。

手术前、后应用脱水药降低颅压，术后应用促神经代谢药、抗生素等治疗。病情稳定后功能恢复不良者，可应用高压氧治疗。

2．硬脑膜下血肿的治疗　硬脑膜下血肿治疗原则与硬脑膜外血肿相同，手术时应根据对冲伤的规律，相应进行额、颞单侧或双侧钻孔，清除脑挫裂伤的坏死组织，摘除血肿，硬脑膜减张缝合，颅骨去除减压或根据头颅CT的诊断，决定开颅手术部位。若一侧血肿清除后，颅内压增高不见好转时，应考虑有无多发性颅内血肿的可能。

3．脑内血肿的治疗　同急性硬脑膜下血肿，以开颅清除血肿为原则，手术不发生危险者，也常残留某些后遗症。

4．后颅凹血肿的治疗　对后顶枕部着力，骨折线跨过静脉窦，颅内压明显增高，意识昏迷加深，呼吸不规律的患者，除想到对冲性脑前部损伤外，在缺乏头颅CT扫描的场合，应尽早作后颅凹钻孔探查，清除血肿。若血肿大，病情重，或延误手术，常常导致死亡。

5．多发性颅内血肿的治疗　手术清除多处血肿，并行减压术。术后综合治疗同脑挫裂伤。

（五）脑挫裂伤

1．急救　严密观察生命体征、意识、瞳孔的变化。休克患者，在积极进行抗休克治疗的同时，应详细检查有无胸腹脏器损伤和内出血，避免延误合并伤的治疗。对昏迷患者，应及时清除呼吸道内分泌物，保持呼吸道通畅。对呼吸困难者，行气管插管人工辅助呼吸，对呼吸道分泌物多，影响气体交换或估计昏迷久者，应早期行气管切开术。伤后数日内禁食或给予低盐易消化的半流质，静脉输液量成人每日应限制在1500mL。昏迷过久者应给予鼻饲，但脑脊液鼻漏者禁用。躁动不安时，可用地西泮或水合氯醛等药物控制，但禁用吗啡类药物，以免掩盖病情和抑制呼吸。

2．防治脑水肿　是治疗脑挫裂伤极为重要的环节。

（1）脱水剂：轻者用50%葡萄糖液，重型患者需用20%甘露醇液。

（2）限制液体摄入量：伤后5～7天为急性水肿期，每日液体入量不超过1500～2000mL。

（3）降温：高热必须查明原因并做出相应的处理，使体温接近或保持正常。一般解热剂、物理降温、冰水灌肠、冰水洗胃等方法均可酌情使用。

（4）激素的应用：肾上腺皮质激素能稳定脑细胞内溶酶体膜。降低脑血管壁通透性，从而防止或减轻脑水肿。常用药物有地塞米松和氢化可的松，应用时间不宜过长，以免发生不良反应。

(5) 吸氧疗法：应充分供氧，昏迷深、持续时间长的患者，应尽早行气管切开。

3．给脑细胞活化剂及促醒药物　如脑活素10mL静脉注射每日1次，尼可林1g加入10%葡萄糖500mL静脉滴注，每日1次。吡硫醇1g或吡拉西坦10g加入10%葡萄糖液500mL静脉滴注，每日1次。此外，尚有ATP、辅酶A、细胞色素C、胞磷胆碱。

4．冬眠低温疗法　对严重脑挫裂伤、脑干损伤患者，可用冬眠低温疗法，将体温保持在33～35℃，以减低脑组织代谢和氧耗量，并可减少脑体积，降低颅内压。常用冬眠合剂1号（氯丙嗪50mg，异丙嗪50mg，哌替啶100mg），视患者体质及耐受程度而定。首次用量1／2至全量静脉滴注，肌肉给药时，宜从1／3或1／2量开始，用药后20分钟左右，皮肤无寒冷反应后，即开始用冰袋置于四肢大血管处，或同时用冰块擦拭。头部降温时，应防止浸渍伤口，冬眠药有效作用，一般持续4～6小时，冬眠降温时间一般为3～5天，复温时切忌体温升高过快，以自然复温和维持于37℃左右为宜，婴幼儿及高龄患者，循环机能明显紊乱者，不宜行人工冬眠低温疗法。

5．防治感染　预防性使用抗生素，主要防治肺部感染。

6．治疗各种并发症　如上消化道出血、肺水肿、肺炎、心跳缓慢、癫痫或抽搐。

7．手术治疗　如创伤继续出血，或出现急性脑水肿，则很快形成危及生命的颅内压如脑疝。头颅CT扫描发现脑挫裂伤、脑水肿、颅内血肿增大，应尽早开颅手术，摘除脑挫裂失活的血肿，清除脑组织，去骨瓣减压，脑室分流脑脊液等，以挽救患者生命。

(六) 脑干损伤

1．急性期治疗　主要是维持脑干功能，控制脑水肿，去大脑强直发作，高热及维持呼吸循环功能。主要措施如下。

(1) 早期施行冬眠低温治疗。

(2) 保持呼吸道通畅，应早期行气管切开。

(3) 控制脑水肿，应用脱水剂、地塞米松等。

(4) 应用改善脑组织代谢药物。

(5) 积极控制防治各种并发症，如肺部感染、尿路感染、压疮等。

2．恢复期治疗　在患者意识恢复后，重点在于促进脑干功能恢复、苏醒，增加营养，加强语言和肢体功能的训练做好康复工作，防治各类并发症。

(七) 开放性颅脑损伤

1．保持呼吸道通畅　对伤员首先应立即挖出或吸出口鼻内泥土、血块或分泌物，以保证呼吸道通畅。昏迷或舌后坠时，应将舌头拉出，必要时放置通气管。转送时让伤员侧俯卧位，防止血液或分泌物再次堵塞呼吸道。

2．制止头部的外出血　可给予包扎，如有脑膨出，可有绷带卷围于其四周，然后再包扎固定。对清醒伤员，可教其指压止血法。

3．防治休克　由于出血多，伤员有休克，要积极防治，并注意有无胸膜腔内出血。

4．预防感染　给予抗生素，同时注射破伤风抗毒素。

5．尽早行清创及减压手术　清洗和消毒后，从原伤口进入，并扩大骨窗和硬脑膜裂口，清除破损脑组织和血肿，去除异物，用电凝器完善止血，用甲硝唑及有效抗生素反复冲洗伤口，修补和严密缝合硬脑膜。不宜使用异体材料修补硬脑膜缺损，颅骨碎片消毒后置于硬脑膜外，不必固定，头皮完善修补缝合。术后不做伤口引流，同时积极进行抗感染，抗脑水肿，增加全身疗法，防止严重的并发症及减少后遗症，一般情况好转后，尽早进行系统的功能锻炼及偏瘫、失语的康复训练。

七、护理要点

（一）一般护理

1．卧位　休克或术后麻醉未清醒者应取平卧位。重症颅脑损伤如无休克，应取头高卧位，将床头抬高15°～30°，以利静脉回流，减轻脑水肿。昏迷患者以侧卧位或侧俯卧较好，便于口腔及鼻腔分泌物体位引流。经常予以翻身叩背，保持口腔清洁，防止误吸。

2．饮食护理　患者意识清楚，可进食。但应限制饮水量及食盐量，预防脑水肿，每日总量1000～1500mL，保持尿量在500～800mL即可。对呕吐频繁或昏迷者应禁食，由静脉输液维持营养和水、电解质平衡，总量不超过2000mL并尽量不给盐水，且滴入速度要慢而均匀，每分钟15～30滴，以防脑水肿加重。对昏迷时间较长者可用鼻饲。每次鼻饲食物前，应先抽出胃内残存的食物，同时还可以观察胃管是否脱出，胃内是否出血。此外，下了胃管就应重视患者的营养，因为长期昏迷患者，如再有躁动和抽搐，机体消耗很大，可给予糖、牛奶、蛋汤、肉汤、麦乳精、果汁和部分营养药物。注入食物时，其温度不可过高或过低。

3．保持呼吸道通畅　重型颅脑损伤患者咳嗽及吞咽反射均减弱或消失，口腔及呼吸道的分泌物量易沉积于肺而引起肺炎，应及时吸除口腔和呼吸道分泌物与适当用药。对于昏迷患者以侧卧位或侧俯卧位较好，便于口腔及鼻腔分泌物体位引流，经常予以翻身叩背，保持口腔清洁，以防误吸。有呼吸困难时，应给予氧气吸入，氧流量为每分钟1～2L，以改善脑组织氧的供给。对深昏迷或昏迷时间长，呼吸道不畅以及痰液难以吸出的患者要适时做气管切开，并做好气管切开后的术后护理。

4．高热的护理　高热可使脑损害加重，危及患者生命，护理中要给予足够的重视。中枢性高热为丘脑下部体温中枢受累所致，体温可达39～40℃，主要靠冬眠药物加物理降温，同时给予皮质激素治疗。对于感染性发热，可用抗生素治疗，辅以物理降温。对于烦躁患者可加床档，防止坠床。

5．输液的护理　重型颅脑损伤在输液时，速度不宜过快，滴速控制在每分钟40～60滴，补液过快易引起肺水肿。高渗脱水剂要快速滴入，20%甘露醇液250mL要求在半小时内输入，治疗中要记录24小时出入量。

6．皮肤护理　对长期卧床的患者都要加强皮肤护理，防止压疮的发生，如定时翻身、按摩受压部位、骨突出部位加软垫、经常更换床单、护理好大小便等。

7．大小便的护理　有尿失禁或尿潴留者可导尿，并停留尿管。为避免留置导尿管时间过长，容易造成尿路感染，男性患者可采用阴茎套储尿排尿，但要注意不使阴茎套扭曲，以免尿液在套中潴留，侵蚀龟头，形成糜烂、溃疡。用橡皮膏固定时松紧要适度，避免造成龟头水肿。也可采用塑料袋接尿的办法。女性患者留置导尿要经常冲洗膀胱和会阴部。此外，患者常有便秘，3天无大便者，可给予缓泻剂，如果导片等。因用力大、小便可增加颅内压，不作大量液体灌肠，以免颅内压增高及水分被吸收而促成脑水肿。

8．五官的护理　眼睑不能闭合者，应涂眼膏保持角膜湿润。颅底骨折有脑脊液鼻漏、耳漏者，应保持耳道和鼻孔清洁，禁忌填塞、冲洗或滴入药液。口腔护理是针对患者不能进食，细菌易在口腔繁殖的特点，每日可用1% 硼酸盐水擦拭，如出现霉菌性口腔炎，可配制苏打克霉唑混悬液（克霉唑3g加5% 苏打100mL）擦拭口腔。

9．康复期护理　帮助患者树立战胜疾病的信心，积极配合治疗。对植物人应加强基础护理和支持疗法的治疗护理。防止各种并发症，注意饮食营养卫生。肢体瘫痪的患者应鼓励患者坚持运动由小到大，由弱到强，循序渐进，直到恢复。

（二）病情观察与护理

1．观察意识、瞳孔、血压、脉搏、肢体活动、各种反射　每5～10分钟观察1次，并做好记录。根据病史、临床表现，结合辅助检查，对病情做出初步判断，做到心中有数，以便进行及时、有效的抢救。诊断不明确者更应严密观察病情变化，以利及早明确诊断。

（1）意识观察：伤后意识障碍的程度和持续时间是反映颅脑损伤轻重的一个重要标志，可以测知预后。

（2）瞳孔观察：观察瞳孔变化对于病情及预后的估计有很大价值。

（3）生命体征观察：颅脑损伤后通常有血压下降、脉搏细数、呼吸慢等。如患者血压持续升高，脉搏洪大，呼吸减慢常提示有颅内压增高，应提高警惕，预防脑疝的发生。

（4）肢体运动障碍的观察：伤后立即出现一侧肢体运动障碍，而且相对稳定，多系对侧原发性脑损伤。如伤后一段时间才出现一侧肢体运动障碍而且进行性加重，伴有意识障碍和瞳孔的变化，则考虑幕上血肿引起的小脑幕切迹疝，使锥体束受损。

2．准确记录出入量　颅脑损伤患者常有呕吐、高热、强直抽搐等，容易引起代谢紊乱，加上早期限制水钠的摄入，脱水利尿剂的利用，患者常有不同程度的脱水，所以要准确记录出入量，及时补充电解质。

3．其他情况观察　观察有无呕吐、呕吐物性质等。颅内高压引起的呕吐与进食无关，呈喷射状。脑脊液漏是颅底骨折的典型临床表现。重型颅脑伤患者胃内容物或呕吐物呈咖啡样，或患者出现黑便，提示应激性溃疡。重型颅脑伤患者出现血尿，应考虑并发泌尿系统损伤或甘露醇、磺胺嘧啶、苯妥英钠等药物损害肾脏所致。若颅脑伤患者出现血性痰，应考虑肺损害。若颅内血肿清除术后头部引流袋内出现大量新鲜血，应考虑手术区域再出血。

4．对已发生脑疝患者，应立即抢救　颞叶沟回疝即刻静脉输入脱水剂，降低颅内压力，使移位的脑组织复位；枕骨大孔疝呼吸停止者，应即刻行人工辅助呼吸，继而行气管插管，用呼吸机辅助呼吸。协助医生行脑室穿刺减压。必要时行腰椎穿刺，由蛛网膜下隙加压注入适量生理盐水，促使疝入枕大孔的小脑扁桃体复位，解除对脑干的压迫。凡经明确诊断者，脑疝复位后应立即行手术治疗，以免再次形成脑疝。

（三）症状护理

1．休克　开放性颅脑损伤可因失血而出现休克。应首先处理伤口，有效的止血，即刻输血，补充血容量。闭合性颅脑损伤合并休克时，很可能有胸腹内脏损伤或严重骨折。护理人员在观察中切勿忽略复合伤的临床表现。

2．中枢性高热　严重颅脑损伤时损害了丘脑下部体温调节中枢，使散热作用失灵，出现持续高热即中枢性高热。表现体温突然升至39～40℃，突然又降至35℃以下。脑干损伤时也可出现中枢性高热。对烦躁不安、高热患者行低温疗法。

（1）低温疗法的作用：降低脑细胞的耗氧量及代谢率，提高对缺氧的耐受性。体温每降低1℃，脑代谢率下降6.7%，体温降低到33℃时，脑细胞耗氧量可降低35%。还可降低脑血流量；减轻脑水肿，降低颅内压。体温每降低1℃，颅内压降低55%。据测定，在体温降到33℃时，脑体积缩小1/3。可保护神经系统，减轻反应性高热。

（2）降温方法：

1）头部降温：用冰帽、冰囊、冰袋等。

2）体表降温：颈、腋下、腹股沟等大动脉处冷敷或置冰袋，或用冰水毛巾湿敷全身，每3～5分钟更换1次。

3）体内降温：4℃生理盐水25～30mL注入胃内，保持5～10分钟后抽出，反复多次。

（3）降温的注意事项：

1）及早降温：在脑水肿高峰之前（伤后2～4天）完成，半小时内降至37℃以下，数小时逐渐降到要求的体温。

2）适度低温：降温不足难获疗效，过低易发生心律失常，通常脑温度为28℃，肛温为32℃。

3）时间足够：病情稳定，神经功能恢复（出现听觉反应），一般需3～7日，必要时延长2～3周，最少不能短于48小时。

4）降温要稳，温度不可忽高忽低。为防止出现寒战反应，可给予适量镇静剂，但不要用氯丙嗪，以免抑制ATP酶的活性，不利于脑水肿消除以及脑功能的恢复。

5）逐渐复温：当听觉反应出现，大脑皮质功能恢复时逐渐复温，自下而上地撤离冰袋，24小时体温上升1～2℃为宜，若体温不升可适当保暖，也可静脉推注0.5～1.0mg阿托品。近年来有人主张低温疗法仅用于脑损害反应性高热，降温深度接近正常体温为宜。

3．头痛与呕吐　颅内压增高时，刺激、牵拉颅内敏感结构（如脑膜、血管、神经等）而致头痛；刺激呕吐中枢、前庭系统而出现恶心、呕吐。可根据医嘱给予镇痛药，行降颅压治疗。临床上常用20%甘露醇液250～500mL，以每分钟12.5mL的滴速静脉滴入，使颅内压力降低，症状缓解。

4．躁动不安　烦躁患者要有专人护理。加用床档，以防坠床。排除引起烦躁的有关因素，如尿潴留、疼痛、卧位不适等。避免不加分析地应用镇静剂，以免抑制呼吸中枢，或抑制大脑皮质而影响病情观察。

5．消化道出血　重型颅脑损伤，尤其是丘脑下部损伤，易出现神经源性胃肠道出血。应及时应用止血药，补充新鲜血液，补充血容量。

6．呃逆　重型颅脑损伤或较大颅脑手术后，常因病变累及脑干出现呃逆，影响患者的呼吸、饮食，患者的体力消耗，严重者可引起胃出血。

7．脑脊液外漏的护理

（1）保持正确的体位：减少脑脊液流出，使漏口早日愈合。清醒患者可取半卧位，保持头部抬高，促进硬脑膜漏口的粘连而封闭漏口，一般头高位应维持到脑脊液漏出停止后3～5日，以免复发。意识不清或不配合者应将床头抬高30°，头侧卧位，防止漏液流入呼吸道而造成误吸，禁止向健侧卧位，以免漏出液流入颅内引起感染。

（2）保持局部清洁：注意无菌操作，防止颅内感染，枕头上铺无菌巾。及时清除鼻前庭及外耳道内的血迹、结痂及污垢，用盐水棉球擦洗，用乙醇棉球消毒局部，每日1～2次。用无菌干棉球置耳、鼻孔处，以吸附脑脊液，棉球饱和时要及时更换，棉球切勿严堵深塞，防止脑脊液流出不畅，发生逆流。

（3）禁做腰穿：凡脑脊液漏的患者，一般不做腰穿，以免引起颅内逆行性感染和颅内积气。

（4）病情观察：脑脊液外漏可推迟颅内压增高症状的出现，故应严密观察病情变化，及时发现脑挫裂伤、颅内血肿，以免延误抢救时机。

8．脑室引流的护理　侧脑室引流可清除血性脑脊液，减轻头痛和脑膜刺激征；能及时了解颅内压情况，免去多次腰穿取液，可代替或减少脱水剂的应用。患者术后接无菌引流瓶悬挂床头，高度为10～15cm。过高引流不畅，达不到治疗目的，放置过低，大量脑脊液流出，使幕上压力突然下降，幕下压力相对高，使小脑中央叶被挤于小脑幕孔上，形成幕孔上疝，危及生命。一般引流3～7天，停止引流前先夹闭管24小时，观察患者有无头痛、呕吐等。如无头痛可在无菌条件下拔管，拔管后穿刺道要“U”字缝合结扎，以防脑脊液漏。

八、健康教育

1．恢复良好者　成人可恢复工作，学生可继续上学。因脑外伤患者有时会出现一些神经症状（如头痛、头昏、失眠、心悸、记忆力减退等），故应在进行对症治疗的同时做好解释工作。

2．中度残废者　应鼓励患者树立信心，保持心情舒畅。尽量参加各种活动，增加生活乐趣。对各种后遗症应采取适当的治疗措施。有癫痫发作者应嘱其按时服药，不能做危险性活动，以防发生意外。

3．重度残废者　因患者一般生活都不能自理，在不同程度上丧失了独立生活的能力，影响其个人卫生、仪容仪态，也难以进行正常的学习和工作。不能顺利回归社会给患者造成了很大的心理负担，往往出现烦躁、焦虑、自卑乃至抗拒等心态。护士作为健康指导者，对废损功能的再训练应非常耐心。指导家属务必让患者随时感到被关怀、支持和鼓励。通过暗示、例证及权威性疏导，增强患者的信心。

第三节　胸部损伤护理

胸部损伤一般根据是否穿破全层胸壁，即有无通过胸壁造成胸膜腔与外界相通，分为闭合性和开放性两大类。闭合性损伤多由于暴力挤压、冲撞或钝器碰击胸部所引起。轻者仅有胸壁软组织挫伤或单纯肋骨骨折；重者多有胸膜腔内器官或血管损伤，导致气胸、血胸，甚至造成心脏挫伤、裂伤而产生心包腔内出血。开放性损伤多因利器所致，如刀、锥，战时则由火器、弹片等穿破胸壁所造成。严重者可伤及胸腔内器官或血管，引起血胸、气胸，甚至呼吸、循环障碍或衰竭而死亡。同时累及胸、腹部的多发性损伤统称为胸腹联合伤。

根据外伤史结合临床表现，一般不难做出初步诊断。对疑有气胸、血胸、心包腔积血的患者，在危急情况下，应先做诊断性穿刺。胸膜腔穿刺或心包腔穿刺是一种简便而又可靠的诊断方法。抽出积气或积血，既能明确诊断，又能缓解症状。胸部X线检查，可以判定有无肋骨骨折、骨折部位和性质，确定胸膜腔内有无积气、积血和其容量，并明确肺有无萎陷和其他病变。

一、病情评估

（一）受伤史

详细询问受伤的时间、地点、致伤方式、处理经过。但紧急情况下需立即进行救命性措施，如开放气道、控制大出血、解除心脏压塞和张力性气胸等，再向患者或护送者询问病史，尽可能得到有助于诊断的信息。

（二）临床表现

胸部损伤常可造成肋骨骨折、气胸、血胸，甚至心脏损伤等。现将这几组病症分述如下。

1. 肋骨骨折

（1）症状和体征：肋骨骨折断端可刺激肋间神经产生局部疼痛，在深呼吸、咳嗽或转动体位时加剧。胸痛使呼吸变浅、咳嗽无力，呼吸道分泌物增多、潴留，易致肺不张和肺部感染。胸壁可有畸形，局部明显压痛，挤压胸部疼痛加重，甚至产生骨摩擦音，即可与软组织挫伤鉴别。骨折断端向内移动可刺破胸膜、肋间血管和肺组织，产生血胸、气胸、皮下气肿或咯血。伤后晚期骨折断端移位发生的损伤可能造成迟发性血胸或血气胸。连枷胸的反常呼吸运动可使伤侧肺受到塌陷胸壁的压迫，呼吸时两侧胸腔压力的不均衡造成纵隔扑动，影响肺通气，导致体内缺氧和二氧化碳滞留，严重时可发生呼吸和循环衰竭。连枷胸常伴有广泛肺挫伤、挫伤区域的肺间质或肺泡水肿导致氧弥散障碍，出现低氧血症。

（2）实验室及其他检查：X线不但可以了解骨折的情况，而且可以了解胸内并发症，如气胸、血胸、肺损伤后不张，纵隔是否增宽，创伤性膈疝等情况。在X线检查时应注意，肋骨青枝骨折及肋软骨骨折，肋骨完全断裂在没有移位的情况下，有时不易发现骨折，但在4～6周后再一次摄片，骨折处可发现骨痂形成而明确骨折。

2. 连枷胸　3根或多根肋骨的双处骨折或多发性肋骨骨折合并胸骨骨折或肋软骨脱位时，造成胸壁软化，形成浮动胸壁（连枷胸），出现反常呼吸，易导致严重的低氧血症和循环功能紊乱，如不及时处理可导致呼吸和循环衰竭。

3. 气胸（pneumothorax）　在胸部损伤中的发生率仅次于肋骨骨折。气胸的形成多由于肺组织、支气管破裂，食管破裂，全层胸壁破裂，驱使空气进入胸膜腔所致。一般分为三类：闭合性、开放性和张力性气胸。

（1）闭合性气胸：自觉症状随气胸的程度而异。小量气胸，肺萎陷30%以下者，常无明显症状；较大量气胸，可出现胸闷和呼吸短促；大量气胸可发生呼吸困难。

检查时，可见伤侧胸、肋间饱满，呼吸运动减低，叩诊伤侧胸部呈鼓音，听诊呼吸音减弱或消失，心脏和气管向健侧移位。X线检查可见肺萎陷，气管及纵隔向健侧移位。

（2）开放性气胸：患者出现疼痛、呼吸困难、发绀，甚至休克。胸壁伤口随呼吸运动可听到“噗噗”响声。气管向健侧移位。伤侧胸部叩诊呈鼓音，听诊呼吸音减弱或消失。胸部X线检查可显示伤侧气胸、肺萎陷程度及纵隔移位程度；有时可伴有胸腔积液。

（3）张力性气胸：患者表现为严重或极度呼吸困难、烦躁、意识障碍、大汗淋漓、发绀。气管明显移向健侧，颈静脉怒张，多有皮下气肿。伤侧胸部饱满，叩诊呈鼓音，呼吸音消失。胸部X线检查显示胸腔严重积气，肺完全萎陷，纵隔移位，并可能有纵隔和皮下气肿。胸腔穿刺时可见到高压气体将针芯向外推。不少患者有脉细快，血压降低等循环障碍表现。

4．血胸　均有明显创伤史，且常与气胸并存。小量出血即500mL以下者，成人可无明显的失血征，只能在X线检查时发现。500～1000mL的中量出血，可表现失血征，如脉快而弱，呼吸费力，血压下降。1000mL以上的大量出血，可因急性大量失血引起血容量迅速减少，心排血量降低，发生失血性休克，出现面色苍白、出冷汗、脉搏细速、躁动不安，由于积血压迫膈和纵隔出现呼吸困难、发绀。大量积血可见肋间隙饱满、呼吸运动减弱、气管向健侧移位、胸部叩诊呈实音。合并气胸时，则上部为鼓音，下部为实音，听诊呼吸音减低或消失。

X线检查有液血胸、肺萎缩、纵隔移向健侧。胸腔穿刺可抽出不凝固的血液。

5．皮下气胸和纵隔气肿　气管、支气管、肺及食管外伤破裂均可造成纵隔及皮下气肿，多同时并有气胸。

（1）皮下气肿：常是肺组织及支气管损伤的一个临床表现。一般肺表浅裂伤及支气管末梢破裂，仅发生气胸。但如有胸膜粘连，气体不能进入胸腔，则可沿胸壁软组织间隙达皮下，自伤部向四周蔓延，形成范围程度不同的皮下气肿。皮下气肿仅有轻度不适感。检查时见气肿各部皮肤肿胀，扪之有捻发音。

（2）纵隔气肿：常是支气管、气管、食管破裂的一个临床表现。有的可合并张力性气胸。临床上表现为气肿沿颈根及颈面部向前胸部蔓延。纵隔气肿能引起严重的呼吸循环功能障碍，特别破裂口较大合并张力性气胸时，病情更为严重。纵隔大量积气，纵隔内大血管受压，腔静脉首先受到影响，导致循环功能紊乱。重度纵隔气肿，患者常有显著呼吸困难、发绀、脉快、血压下降等休克症状。患者还可有头昏、头痛。临床检查气肿各部皮肤肿胀，致静脉充盈，阴囊胀大如球形，触之有捻发音。如有细菌感染，可有发热、全身中毒症状及胸骨后痛。

胸部透视或摄片可见纵隔胸膜下有不规则的气带，上纵隔尤为显著，胸骨后及胸大肌等肌肉间均可见顺肌纹放射状不规则的空气影响。

6．心脏压塞　心脏刺伤引起的出血，由于伤口常不大，血液积存在心包内，形成血心包。引起心包内压力急剧上升，对心脏产生压迫，临床上出现心脏压塞症，使血液回流受阻，中心静脉压升高，回心血量减少，心排血量随之减低，冠状动脉供血不足，心肌缺血缺氧，造成急性循环衰竭。患者心前区闷胀压痛、烦躁不安。心尖冲动微弱，脉搏细速，心律不齐，颈静脉充盈、怒张，血压下降，脉压小。叩诊混浊音界增大，听诊心音遥远。

X线检查：心影扩大，透视见心搏微弱、血气胸等，严重出血者不做常规X线检查，应及早手术探查。

心包穿刺：可抽出积血。

心电图检查：对判断心肌损伤的部位，有无传导系统或冠状动脉损伤提供参考资料。

（三）实验室及其他检查

1. X线检查　如伤员伤情许可，应借胸部X线检查协助诊断。

2. 胸腔穿刺　是诊断胸部损伤的简易手段，疑有血、气胸，胸腔积液，脓胸等均应做胸腔穿刺术，并收集胸液标本做检查和药敏。

此外，在对胸部损伤紧急处理后，还应对其他部位做详细检查，注意颅脑、腹部、脊椎等的合并伤。

二、处理

（一）非手术治疗

1. 首先保持呼吸道通畅，用导管清除呼吸道淤积物，必要时使用支气管镜吸出分泌物或施行气管切开术，气管切开既便于吸引又可减少呼吸道无效腔改善呼吸。神志不清者，可行气管内插管。

2. 纠正休克，解除引起休克的原因如出血应补充血容量。

3. 尽早闭合胸膜腔，如开放性气胸伤口应及时包扎封闭，对气、血胸应尽早施行穿刺排气、排液和及时采用胸腔闭式引流术，早期闭合胸腔是防治并发症——脓胸的主要措施。

4. 维持胸廓的正常活动，如损伤造成的胸壁疼痛和浮动肋骨骨折，均可限制胸廓呼吸活动和发生反常的呼吸运动，严重影响呼吸道的通气功能，除给予适量的镇痛剂外，应按伤情采用肋间神经封闭，加压包扎或牵引固定浮动胸壁等处理。

5. 给氧和抗生素预防感染。

6. 严重合并伤，如颅脑伤、胸腹腔内脏器破裂等引起早期死亡的重要因素之一，应根据损伤的轻重缓解决定处理的次序。

（二）手术治疗

开放性胸部损伤，力争早期彻底清创并一期缝合；胸腔内进行性出血应剖胸止血；胸内异物若体积较大、形状不规则，带有泥沙及碎布或靠近心、大血管，宜开胸取出；支气管、食管破裂或广泛肺裂伤引起张力性气胸、严重纵隔气肿时应于胸骨切迹上切开皮肤、皮下及筋膜，紧急排气减压，并胸膜腔引流，若不见好转，则开胸修补；血心包经穿刺排血后没有改善，须切开心包清除积血，胸腹联合伤可酌情剖腹、剖胸或胸腹联合探查。

三、护理要点

（一）一般护理

1．根据病情，放置于复苏室或抢救室。

2．体位　半卧位，保持呼吸道通畅，及时清除呼吸道分泌物或异物。

3．做好心理护理，安慰患者，使其消除紧张情绪，配合治疗。

4．对有开放性创伤的患者应配合医师及时处理伤口，注意无菌操作。对伤口污染或组织破坏较重的患者，可应用抗生素预防和控制感染，并肌内注射破伤风抗毒血清1500单位；血胸的患者如胸膜腔穿刺抽出血性混浊液或穿刺液细菌培养阳性，应按急性脓胸处理。

5．伤后患者不能进食应给予全胃肠外营养疗法。病情允许进饮食后，可选用清淡、易消化吸收的食物或要素饮食。

6．根据医嘱应用镇痛、镇静药物以尽量减轻患者的痛苦，使其能够得到安静休息和恢复生活起居。

7．严重的损伤或有明显缺氧现象时应给予氧气吸入。一般用鼻导管给氧，氧流量3～5L／min，直至缺氧现象改善，生命体征平稳一段时间后方可停用。

（二）病情观察与护理

密切观察病情变化，做好相应的护理，胸部创伤的严重程度不仅在于伤口的大小，更重要的是在于脏器损伤的严重程度。胸部创伤病情多变，所以密切观察伤情变化对于每一个胸部损伤的患者均十分重要。

1．对生命体征的观察　随时观察血压、呼吸、脉搏，一般每15～30分钟测1次，病情平稳后改为1～2小时测1次，次日酌情改为4小时1次。

2．对休克的观察　胸部损伤严重的患者，常由于急性大失血、剧烈的疼痛以及因胸膜和肺损伤，导致呼吸、循环功能障碍而发生休克。当发现患者烦躁不安、面色苍白、出冷汗、脉快细弱、脉压差小、尿量减少、中心静脉压降低，并有不同程度的呼吸困难则可考虑为休克。应迅速建立静脉通路，补充血容量，给氧，备好气管切开包、胸穿包，做好术前准备。

3．对反常呼吸的观察　此种呼吸多发生于多根、多处肋骨骨折造成的胸壁软化者。吸气时局部隆起，使患侧肺不能扩张，纵隔随呼吸摆动，若不及时发现、及早处理，可因此导致心力衰竭、肺衰竭甚至死亡。发现此种情况除给氧外应局部放置1.0～1.5kg沙袋压迫或以厚敷料加压包扎，必要时可做牵引或手术固定。

4. 对张力性气胸的观察　当患者出现呼吸极度困难、发绀、出汗、休克等症状，伤侧胸部向外鼓出，叩诊高度鼓音，听诊呼吸音消失，伴有局部性或广泛性皮下气肿或纵隔气肿时，应考虑为张力性气胸，应立即在患者第二肋间锁骨中线处插针排气，做好闭式引流准备，并协助医生进行抢救。

5. 对咯血的观察　胸部损伤患者常因支气管和肺受损而引起咯血，要注意观察咯血的量及性质。痰中带血丝为轻度肺、支气管损伤，安静休息数日后可自愈。咯血或咳大量泡沫样血痰，常提示肺、支气管严重损伤。对这样的患者首先要稳定情绪，鼓励咳出支气管内积血，以减少肺不张的发生。大量咯血时，行体位引流以防止窒息，并做好剖胸探查的准备。

6. 对伤口和切口的观察　对清创前的伤口，除了观察有无渗血和漏气外，还需要观察伤道，了解伤道的路径和可能伤及的器官。例如，对心肌前区的细小伤口也需想到可能伤及心脏。要注意观察有无心脏压塞症状（如血压低、脉压差小、颈静脉怒张、心音遥远、静脉压升高、心浊音界扩大等）。

7. 对皮下气肿的观察　皮下气肿在胸部损伤患者中较为多见，气体进入组织间隙中，逐渐向皮下蔓延，局部可有肿胀，压之有捻发音。一般单纯性皮下气肿首先出现于胸部外伤处，而后向四周扩散，患者仅有局部不适和压痛，无其他影响，要向患者做好解释，免除顾虑，如能除去病因往往无须特殊治疗，一周内气体可自行吸收。如观察不细致，处理不及时，胸腹腔或纵隔的气体压迫血管，尤其是压迫肺静脉时，可引起患者肺水肿及循环障碍，甚至危及生命。

8. 对合并损伤的观察　胸部损伤的患者，多数经纠正呼吸循环障碍后，病情能较快地控制，好转。如经处理后病情仍未好转，又不能用胸部损伤解释者，要注意多发伤的存在。除严密观察生命体征外，应注意观察有无合并颅脑、腹、脊柱、四肢等部位的损伤。

（三）症状护理

1. 协助患者咳嗽排痰　手术后清醒的患者，应鼓励其咳嗽，做深呼吸，定时翻身拍背，协助排痰，并注意记录痰的色、质、量。辅助患者咯痰是胸部损伤的重要常规护理工作，对保持呼吸道通畅，促进肺膨胀，减少并发症有重要作用。如血压稳定，咳嗽时患者宜采用坐姿或半坐卧位，护士位于患者背后，用两手分别扶住手术切口前后部位，伸开手掌紧贴于切口上，略加压力，嘱患者咳嗽，这种能减轻咳嗽时伤口振动所引起的疼痛，从而使患者有效地咳出痰液。此外饮些温开水也有助于咳嗽。术后24小时内，一般宜每隔1～2小时辅助患者咳嗽1次，以后2～4小时咳嗽1次，直至双肺呼吸音清晰为止。

2. 注意保持口腔清洁　患者未清醒前，可用棉签协助清洗口腔，清醒可给予开水含漱。

3．根据伤情，鼓励患者早期活动　患者意识完全清醒，生命体征平稳，可先做上肢被动活动，以后随着病情的好转逐渐地增加活动量及上、下肢和主动活动。一般情况下，患者拔除胸腔引流管后即可下床活动。全肺切除或心脏手术的患者，应根据情况延长卧床时间。

（四）胸腔闭式引流的护理

胸腔闭式引流又称水封闭式引流。胸腔内插入引流管，管的下方置于引流瓶水中，利用水的作用，维持引流单一方向，避免逆流，以重建胸膜腔负压。胸腔闭式引流的目的：排出胸腔内液体、气体，恢复和保持胸膜腔负压，维持纵隔的正常位置，促使术侧肺迅速膨胀，防止感染。故对胸腔闭式引流的护理是否完善对于患者的病变是至关重要的。

1．严格无菌操作，防止感染

（1）胸腔引流装置在术前应准备好，并严格执行灭菌措施。

（2）引流瓶及乳胶管应每日更换1次，严格无菌技术，接头处要消毒，瓶内装无菌盐水。

（3）引流口处敷料应1～2天更换1次，如有脱落、污染，或分泌物渗湿，则应及时更换。

（4）始终保持引流瓶低于床沿，尤其在搬动患者时，更应注意引流瓶的高度决不允许高于引流管的胸腔出口平面。

2．保持引流通畅

（1）检查引流管是否通畅：如观察到玻璃管内水柱随呼吸而升降，或水封瓶内不断有液体滴出，均说明引流管是通畅的。

（2）患者取半卧位，水封瓶放置于较低的位置。引流管的内径及长度要适宜，上段固定在床沿，下段应保持垂直，勿使引流管扭曲或受挤压。

（3）鼓励患者多变动体位及坐起咳嗽，做深呼吸运动，以利于胸膜腔内积液排出，促进肺膨胀。

（4）定时挤压引流管：可每隔1～2小时，在引流管近胸端用手反复挤压（从上往下挤）以防引流管阻塞。

3．注意观察引流瓶中引流物的量与性质　如出血已停止，引出胸液多呈暗红色；创伤后引流液较多，引流液呈鲜红色，伴有血凝块，触之引流胸管温度高，考虑胸腔内有进行性出血，应当立即通知医师，并准备剖胸手术。

4．胸腔引流管的拔除及注意事项　24小时引流液小于50mL，脓液小于10mL，无气体溢出，患者无呼吸困难，听诊呼吸音恢复，X线检查肺膨胀良好，可去除胸管。方法：安排患者坐在床沿或躺向健侧，嘱患者深吸一口气后屏气拔管，迅速用凡士林纱布覆盖，再盖上纱布、胶布固定。对于引流管放置时间长、放置粗引流管者，拔管前留置缝合线，去管后结扎封闭引流管口。拔管后最初几小时观察患者有无胸闷、呼吸困难、引流管口处渗液、漏气。管口周围皮下气肿等，并给予处理。

（五）健康教育

1．胸部损伤患者需要做胸膜穿刺、胸腔闭式引流操作前向患者或家属说明治疗的目的、意义，以取得配合。

2．向患者说明深呼吸、有效咳嗽的意义，鼓励患者在胸痛的情况下积极配合治疗。

3．告知患者肋骨骨折愈合后损伤恢复期间胸部仍有轻微疼痛，活动不适时疼痛可能会加重，但不影响患侧肩关节锻炼及活动。

4．胸部损伤后出现肺容积显著减少或严重肺纤维化的患者活动后可能出现气短症状，应嘱患者戒烟并减少或避免刺激物的吸入。

5．心、肺损伤严重者定期来院复诊。

第四节　腹部损伤护理

腹部损伤（abdominal injury）在平时或战时均较常见，男性多于女性，尤多见于青壮年。腹部损伤可分为闭合性与开放性两类。无论是闭合性或开放性损伤，其诊断关键是确定有无内脏损伤。如为单纯性腹壁损伤，一般病情较轻，处理原则与一般软组织损伤相同。如同时合并内脏损伤，则可因腹腔内大出血引起休克或因有空腔脏器破裂而致急性腹膜炎。病情多危急严重，死亡率可高达10%～20%。因此，对腹部损伤应尽早明确诊断，及时处理。

一、病因和发病机制

腹部损伤可分为闭合性损伤及开放性损伤，在平时多为闭合性损伤，在战时多为开放性损伤。损伤的严重程度一般与外界的暴力大小有关，但亦与腹腔内脏器解剖特点有关。闭合性腹伤的暴力为直接冲击、减速、施力与剪力。直接冲击可造成明显损伤，其严重程度与暴力大小、冲击过程及接触范围密切相关。突然减速多为车祸及高空坠落，身体已停止而内脏仍继续向前运动，因此其较为固定处的血管与组织可撕裂。施力易造成撕裂伤，剪力往往产生脱手套型损伤，多有大片组织丢失，皮肤与皮下丧失来自其下方肌肉的血供。开放性损伤的致伤原因有刀戳伤与枪弹伤两种。刀戳伤除直接伤及大血管与生命器官外，很少有致命性结局及严重并发症。枪弹伤则常造成腹内严重破坏，其破坏程度与速度及距离有关。

在诸多致伤因素中，以机械性损伤最多见。平时以坠落伤、撞击伤、挤压伤、压砸伤等多见，且多引起闭合性腹部损伤；战争时则主要为锐器伤和火器伤，多为开放性损伤或多发性复合性损伤。

腹部损伤又可按损伤脏器分为实质性脏器损伤及空腔脏器损伤。实质性脏器损伤可引起腹腔内出血或腹膜后血肿，空腔脏器损伤内容物外溢可引起腹膜炎。因此对腹部损伤的患者，应当及早做出诊断，积极治疗。

二、病情评估

（一）受伤史

包括受伤时间、地点、致伤源及致伤条件、伤情、受伤至就诊之间的病情变化及就诊前的急救措施等。若患者神志不清，可询问现场目击者及护送人员。

（二）临床表现

患者有外伤史，应注意详细询问，如受伤情况、受伤部位、受伤至就诊时间以及受伤后至就诊时的病情变化。

1．症状

（1）腹痛：腹部损伤后的最主要症状即是腹痛。伤后早期，患者指出的疼痛最重部位往往是脏器损伤部位，但早期无剧烈腹痛者并不能排除内脏损伤之可能。如脾破裂患者，有时疼痛并不显著，而以失血性休克为主要症状。

（2）恶心、呕吐：空腔脏器、实质性脏器损伤均可刺激腹膜，引起反射性恶心呕吐，腹膜炎引起麻痹性肠梗阻，多发生持续性呕吐。

（3）腹胀：多在伤后晚期出现，为腹膜炎造成的肠麻痹所致，多呈持续性，且常伴有肠鸣音减弱或消失。一旦出现水、电解质平衡紊乱，可出现腹胀。

（4）胃肠道出血：胃、十二指肠损伤常表现为呕血，多混有胃液、胆汁和食物残渣。如在伤后出现上腹部绞痛，随之出现呕血多半是胆管损伤。伤后大便有鲜血，说明结肠或直肠有损伤。

（5）血尿：提示肾脏、输尿管、膀胱和后尿道可能有损伤。

（6）肩部疼痛：肝、脾损伤后，刺激膈肌可发生放射性肩部疼痛。左肩疼痛表示可能脾脏损伤；右肩疼痛表示可能肝脏损伤。

（7）右侧大腿放射性疼痛：腹膜后十二指肠损伤，十二指肠液流入腹膜后间隙，刺激右侧腰神经，可引起右侧大腿放射性疼痛。

2．体征

（1）伤口与瘀斑：开放性腹部损伤者见腹壁伤口，腹壁挫伤有皮下瘀斑或伴大小不等的腹壁内血肿。

（2）腹膜刺激征：腹部压痛、肌紧张及反跳痛是急性腹膜炎的主要体征。压痛、肌紧张最明显处也往往是损伤病灶处。实质脏器破裂出血，腹膜刺激征程度一般较空腔脏器破裂为轻。

(3) 腹部移动性浊音：腹腔内有500mL的积血或渗液，当患者体位由平卧转为侧卧时，叩诊检查有移动性浊音，对确定腹内脏器损伤较有价值。

(4) 肝浊音界改变：胃肠破裂，尤以胃、十二指肠、结肠破裂，胃肠内气体溢至腹腔，可致肝浊音界缩小或消失。肝脾破裂时因其周围有凝血块积存，故肝浊音界可增宽。

(5) 肠鸣音减弱或消失：判断应以频率、音调、音响三方面来分析，听诊时间应在3～5分钟。腹腔内出血、腹膜炎及肠麻痹都可引起肠鸣音减弱、稀疏或消失。

(三) 实验室及其他检查

1. 实验室检查　腹部创伤实验室检查项目的选择必须注意“必要性”和“合理性”，常需做下列几项化验检查。

(1) 血常规、血细胞比容：观察红细胞计数及血细胞比容是否下降，对腹内出血者的诊断有重要价值。必要时应连续检查对比。

(2) 尿常规检查：如有肉眼血尿和显微镜血尿，有助于泌尿系损伤的诊断。

(3) 血清胰淀粉酶测定：在胰腺创伤后12～24小时血清胰淀粉酶正常，以后逐渐增高，有助于胰腺损伤的诊断。若淀粉酶持续升高超过6天，提示有假性胰腺囊肿形成。在严重胰腺创伤，胰腺组织大量毁损，血清胰淀粉酶也可在正常范围。因此，血清胰淀粉酶正常者不能排除胰腺损伤。

2. X线检查　凡腹内脏器伤诊断已经确定，尤其是伴有休克者，应抓紧时间处理，不必再行X线检查，以免加重病情，延误治疗。但如伤情允许，有选择的X线检查还是有帮助的。例如胸腹部X线检查可发现膈下游离气体、腹内积液以及某些脏器的大小、形态位置的改变，是否合并胸部损伤等。此外，对于诊断不能肯定而病情尚稳定的腹部损伤患者，必要时可行选择性腹腔动脉或肠系膜上动脉造影，这对确定实质性脏器（如肝、脾）及腹膜后脏器损伤颇有帮助。钡餐检查对胃的移动和十二指肠壁血肿有诊断价值。钡剂灌肠在腹部损伤的评估上罕有帮助。如疑有结肠穿孔则钡剂灌肠是禁忌的。

3. B超检查　可发现腹腔内有无积液，脏器外形是否增大。

4. CT检查　对于腹部损伤，特别是某些实质性器官（如肝、脾、胰、肾）损伤包括后腹膜血肿，CT检查相当可靠，比选择性血管造影操作简便安全。

5. 腹腔穿刺　如抽出不凝固血液为实质性脏器损伤，抽出炎性渗液为空腔脏器损伤。

6. 腹腔灌洗　一般在脐下中线处做小切口或直接用套管针进行穿刺，将一多孔塑料管或腹膜透析管插入腹腔20～30cm。如能引流出血性物即可决定手术。如无液体可抽得，则注入生理盐水1000mL（10～20mL／kg），放低导管另一端并连接无菌瓶，令液体借助虹吸作用缓缓流出。有下列情况之一即为阳性。

（1）肉眼血性液（25mL血可染红1000mL灌洗液）。

（2）有胆汁或肠内容物。

（3）红细胞计数超过100000／mL或白细胞计数超过500／mL。

（4）淀粉酶测定超过100苏氏单位。腹腔灌洗早期诊断阳性率比腹腔穿刺高，还能进行连续观察，而不必多处反复穿刺。

三、处理

腹部损伤的治疗效果如何，关键在于准确地处理威胁患者生命的紧急情况，如腹腔内大出血可对生命构成直接威胁，消化道穿孔又会引起腹腔感染造成不良后果。因此，正确选择和尽早进行确定性治疗，对腹部损伤的预后好坏关系极大。

（一）现场急救

首先处理威胁生命的因素，如窒息、开放性气胸、明显的外出血等，包括恢复气道畅通、止血、输液抗休克。若腹部有开放性伤口且有内脏脱出，不能将脱出物强行回纳腹腔，以免加重腹腔污染，应用洁净器皿覆盖脱出物，初步包扎伤口后，迅速转送。全身损伤情况未明时，禁用镇痛剂；确诊者可使用镇痛剂以减轻创伤所致的不良刺激。

（二）治疗要点

1．非手术治疗　下列情况可考虑非手术治疗：伤后24～48小时就诊，无明显腹膜炎征象或内脏损伤症状或原有的腹膜炎已有局限趋势者，可继续行非手术治疗；一般情况尚好，无明显内脏损伤症状者，应在严密观察下先采用非手术治疗；就诊时已处于重危状态，不能耐受任何立即手术创伤者。

治疗措施：禁食，必要时做胃肠减压，以减少胃肠内容物外溢及胃肠胀气。应用广谱抗生素，防治腹腔感染。每15分钟测量血压、脉搏、呼吸1次，并进行比较分析。每30分钟检查1次腹部体征、血常规、血细胞比容，并进行对比，必要时进行腹腔诊断性穿刺。诊断未明确者不可应用止痛剂。有伤口者须同时注射破伤风抗毒素1500U。临床需注意，在有腹内脏器伤的患者中，约10%开始并无明确体征，因此暂时决定进行保守治疗者，需要由有经验的医生进行连续观察。当反复观察分析仍难以确定有无内脏损伤时，及早剖腹，以免坐失时机，造成严重后果。

2．手术治疗　有下列情况者应考虑剖腹探查：有明确的腹膜刺激征；有腹腔游离气体；腹腔穿刺或灌洗阳性；胃肠道出血；积极抗休克治疗病情不见好转，反而恶化，并且已排除了内科原因；红细胞计数及血细胞比容进行性下降者。一旦决定手术，就应尽快完成手术术前准备；建立通畅的输液通道，交叉配血，安放鼻胃管及尿管。如有休克，应首先快速输入生理盐水或乳酸钠林格氏液，对于循环血容量严重不足的危重病例，速度可以快到15分钟内输入1000～2000mL。反复测定中心静脉压，可对补液的数量和速度提供极有价值的指导。合理补充有效血容量，会使大多数患者情况好转，此时进行手术，安全性较大，手术死亡率和并发症发生率都会低得多。但如患者有腹腔内活动大出血，上述复苏措施便不会有稳定的疗效，应在积极输血的同时行剖腹检查。不能拘泥于血压上升到12.00kPa以上方能手术，以免延误手术时机。

腹部损伤患者往往面临休克的威胁，因此一般不宜选择椎管内麻醉或硬膜外麻醉。气管内麻醉比较理想，既能保证麻醉效果，又能根据需要供氧，并防止手术中发生误吸。

剖腹探查时一般采取上腹正中切口，开腹后立即吸尽积血，清除凝血块，迅速查明来源，加以控制。首先探查术前最可疑损伤的脏器；凝血块集中处一般是出血的部位，如出血迅猛，可用手指压迫止血，再给予有效措施止血。空腔脏器破裂，应进行全面探查，自膈向胆管、胃、十二指肠、小肠、结肠、膀胱检查，绝不能找到一、二处损伤而满足。更应探查后腹膜，脏器处理完毕后，应彻底清除腹内异物、食物残渣和粪便等。对腹腔污染严重，应放置有效的引流管。对腹膜后血肿、无继续扩大或搏动者，则不应切开后腹膜。

四、护理要点

（一）急救

腹部损伤可并发多发性损伤，在急救护理时应分清主次和轻重缓急，积极配合医生抢救患者。

1．处理危及患者生命的表现，如心跳呼吸骤停、窒息、大出血、张力性气胸等。

2．对已发生休克者应迅速建立通畅的静脉通路，及时补液，必要时输血。

3．对开放性腹部损伤，应妥善处理伤口，及时止血，包扎固定，如伤口有少量肠管脱出，急救时应覆盖保护好，暂不要还纳，以免污染腹腔；较大伤口大量肠管脱出，应先回纳入腹腔，暂行包扎，以免加重休克。

（二）一般护理

1．卧位　腹部损伤患者在观察期间应绝对卧床。如血压、脉搏平稳，应取半卧位，大小便时也可不离开床位。避免随便搬动患者，以免加重病情。

2．心理护理　做好患者的心理疏导，使患者消除紧张情绪，使其树立战胜疾病的信心以便配合治疗。

3．保持呼吸道通畅　检查有无呼吸道梗阻和呼吸机能障碍，消除呼吸道内的分泌物和异物，必要时给予吸氧。

4．密切观察病情变化　观察内容包括生命体征，周围循环情况，腹膜刺激征的程度和范围，腹胀及呕吐的性质和量，肝浊音界是否缩小或消失，有无移动性浊音，肠鸣音是否存在等。发现问题要及时报告医生，并做好记录，在观察期间患者应禁食，禁灌肠，慎用止痛剂，对有烦躁不安者可使用镇痛剂。

5．做好胃肠减压准备　对于较重的腹部闭合性损伤的患者应尽早做胃肠减压，这样既可减轻腹胀，减少可能存在的肠液外漏，又能间接反映腹内脏器出血情况，为腹部手术探查前做准备。

另外必要时留置导尿管，观察尿量，有休克者按休克患者护理，并协助医生抢救。

（三）症状护理

几乎所有的腹部损伤（除腹壁软组织挫伤外）均需手术治疗，故腹部损伤患者的手术前、后护理十分重要。其次肠瘘是其重要并发症，其专科性较强，也是腹部损伤的护理重点之一。

1．腹部损伤的术前护理

（1）心理护理：向患者及家属做好解释工作，说明手术的必要性以取得合作，消除患者的紧张和恐惧心理。

（2）做好输血、补液准备：尽早采血送检、配血，用同一针头快速输入平衡液。最好选用上肢静脉补液，因为腹部损伤患者可能有下腔静脉系统的血管损伤，用下肢静脉补液有增加出血的可能。

（3）留置鼻胃管：抽出胃内容物，观察有无出血，并持续引流，以防急性胃扩张和吸入性肺炎。

（4）一般行剖腹探查术的患者：均宜留置导尿管，有助于了解有无泌尿系器官损伤，有利于手术中、后观察补液情况和预防尿潴留。

（5）备皮：按常规备皮。

2．腹部损伤的术后护理　目的是观察伤情，预防、发现和处理并发症，尽量减少患者痛苦，促进功能恢复。

（1）术后护理：接患者回病房后，要平稳和细心地将患者移上病床，尽量减少震动，以免引起血压突然下降。要保护好手术部位和输液肢体，并注意防止体内引流管脱出，了解手术方式进行护理。

（2）加强生命体征的观察：患者在术后1～3天体温皆略有升高，通常较少超过38.5℃，术前腹膜炎严重者除外，并逐步降至正常，此为术后反应，无须特殊处理。如术后第三天体温不降反而升高，应考虑术后感染。脉搏如在每分钟100次以上，且与体温不成比例，血压有下降趋势，应结合全身情况考虑血容量不足或有内出血之可能，应进一步检查和处理。注意呼吸频率及有无呼吸困难，必要时给予吸氧。

（3）饮食护理：术后应禁食，经静脉输液，维持营养和水、电解质平衡。准备记录每日出入量。一般禁食48～72小时，待胃肠道机能恢复，腹胀消失，排气或排便后，开始少量流质饮食，逐日加重，6～7天后酌情改为半流质饮食。

（4）做好各种引流管的护理：腹部损伤重的患者引流管较多，如胃肠减压管、腹腔引流管、胃肠造瘘管、留置导尿管、输液管、胸腔闭式引流管、T型引流管等。能否保持这些管道的通畅，关系到患者的预后及生命安全。因此加强各种管道的护理，是腹部损伤护理的重点之一。

1）胃肠减压：必须持续吸引至肠蠕动功能恢复为止，对胃肠减压护理要注意以下几点：①胃管与玻璃接管大小要适宜，保持胃管通畅，防止内容物阻塞。②使用胃肠减压器前应检查减压装置有无漏气，是否通畅和吸引力的大小要调整适宜。③插管深度要适宜（成人一般50～55cm），固定要稳妥，连接要正确。④保持减压管通畅，如有引流不畅现象，应及时处理，确保其通畅，每天用生理盐水冲洗胃管，每次30～50mL。⑤观察并记录引流液的量与性质，一般胃肠手术后24小时内，胃液多呈暗红色，2～3天后逐渐变浅。如有鲜红胃液吸出，说明有术后出血，应停止胃肠减压，及时与医生联系并协助处理。⑥减压期间禁饮食，必须经口服药时，应将药物研碎，以温开水调成液状经胃管注入，然后夹管30分钟，以免将药物吸出，影响疗效；

2）T形管引流：用于胆管手术后。①引流管要固定牢，严防脱出。导管的长度要合适，在患者翻身起床时，嘱其注意引流管，不要牵拉，以防脱出。②保持引流管通畅，如分泌物过稠或砂石堵塞引流管，应立即报告医生，必要时可用生理盐水冲洗，但压力不可过大。严格执行无菌操作，以免引起逆行性感染或胆汁外溢扩散感染。③观察并记录胆汁量，包括性质（色泽、浊度）。同时应注意观察患者皮肤、巩膜有无黄疸，大便色泽是否正常，以了解胆汁是否已流入肠道。④每日更换引流管及引流瓶，并更换引流口处的敷料，防止引流口感染。⑤T形管一般留置两周左右，当引流管排出的胆汁逐日减少、清晰，呈黄色，大便颜色正常，皮肤、巩膜无黄疸时，经造影证实胆管远端通畅，可试行夹管观察，48小时后未出现发热、恶心、上腹胀痛、黄疸等，则可拔管。

3）腹腔引流：常用的有烟卷引流、管状引流及双套管引流。①烟卷引流：换药时纱布上可见有分泌物，否则很快可能是引流不畅，应通知医生，做相应处理，使引流发挥作用；②管状引流（乳胶管引流）：应接无菌瓶，必要时接受负压吸引，引流不多时也可不接床边瓶，将引流管剪短后以厚敷料包扎即可。③双套管引流：多用于有大量持续渗液或漏液时的引流。如高位肠瘘、胆瘘、胰腺脓肿引流等。一般均需接负压吸引装置。应注意观察各管道是否通畅，保护好腹壁皮肤，使创面干燥。如在负压吸引期间仍有液体自管周溢出或引流液突然减少，患者出现腹痛、腹胀、发热等征象时，则说明引流管放置不当，或内导管没有发挥应有的作用，应及时采取措施。若吸出血性渗液，可能为组织糜烂致小血管破裂出血或吸力太大造成，须及时查明原因，进行处理。④腹腔引流物的拔除：应根据分泌物的多少而定。一般术后48小时如无渗液即可拔除。结肠损伤引流物多在术后3～5天逐渐取出，腹膜后间隙引流保留时间宜稍长，烟卷引流如需超过5天，应更换新的或其他引流物。为止血用的填塞物可在5～7天后，每天抽出一小段，10～12天完全取出。

（5）密切观察伤情变化：

1）对伤口的观察：随时观察患者伤口有无出血、渗出，包扎是否严密，敷料有无脱落和移动，局部皮肤有无发红、坏死，伤口疼痛程度等，如有异常情况时应酌情给予处理。手术后2～3天切口疼痛逐渐减轻、加重或一度减轻后又加重，体温、白细胞计数增高，则可能有切口感染，应检查切口情况。如已有早期炎症现象，应尽早使用广谱抗生素和局部理疗等。对于健康情况较差，组织愈合能力差或切口感染的患者，在其咳嗽、呕吐、喷嚏时，应特别注意防止腹压突然增加，可用双手扶持切口两侧腹壁，预防切口裂开，同时也可减轻疼痛，有利于咳嗽。

2）对腹部症状、体征的观察：主要观察腹痛、腹胀、腹膜刺激征，肠鸣音恢复及肛门排气等情况。当麻醉作用消失后，患者开始感觉切口疼痛。手术后24小时内最为剧烈。为了减轻患者痛苦，术后1～2天内应给予镇痛剂及镇静剂。腹部手术后患者常有不同程度的腹胀。但随着胃肠的蠕动恢复，肛门排气后即可缓解。如术后数日，仍未有肛门排气，腹胀明显，肠鸣音消失，可能有腹膜炎或其他原因所致的肠麻痹。后期出现阵发性腹痛、腹胀、排便及排气停止，应考虑为粘连性肠梗阻。大便次数多、体温高、下腹胀痛，要考虑盆腔脓肿。应密切观察、记录，并及时报告医生及时采取措施。

（6）鼓励患者早期活动：可增加呼吸深度，扩大肺活量，促进呼吸道分泌物排出，预防肺部并发症，可促进胃肠道功能恢复，减少腹胀增进食欲，预防肠粘连；可促进血液循环，减少静脉瘀血，预防下肢静脉血栓形成，影响伤口愈合。还可防止尿潴留及便秘等。所以护理上要做到以下几点。

1）当患者麻醉清醒后即开始鼓励其做深呼吸，协助其咳嗽、翻身和四肢活动。

2）除有禁忌者外，一般于手术后2～3日，开始在床上活动四肢，注意保暖，拔除胃管后，可酌情下地活动（在护理人员协助下）。活动量及活动范围要逐步增加，不可过分活动。

（7）加强口腔及皮肤的护理：防止口腔炎和压疮的发生。

3．肠瘘的护理　肠瘘护理工作量大，除了病情观察，基础护理外，还要防止压疮及瘘口局部的护理工作，是腹部损伤护理重点之一。

（1）高位肠外瘘的护理：

1）发生瘘的初期，由于炎症、水肿的存在，治疗上应充分引流，及时吸除消化液，使炎症、水肿迅速消退。保证瘘管通畅，必要时可用生理盐水冲洗。吸引力不宜过大，以免损伤组织，详细记录冲洗液和引流液的量及性质。

2）经吸引后，已形成完整的瘘管，但未愈合或已形成唇状瘘，为了减少肠液的流失，可进行“堵”。常用的是硅胶片，将其从瘘口放入肠腔将瘘口堵住，使肠内容物不外漏，达到缩小瘘口，维持营养的目的。注意观察其效果，及早防治营养不良。

（2）肠造瘘术后的护理：

1）结肠造瘘口的局部护理：造瘘口开放后，初期一般粪便稀，次数多，易刺激皮肤而致湿疹。应以油纱布将外翻的肠黏膜覆盖，四周皮肤涂氧化锌软膏保护。瘘口敷料需及时更换，保持局部及床铺的整洁。待3～5天后黏膜水肿消退，大便变稠即可用清水洗净皮肤后使用肛门袋收集粪便。肛袋宜间断使用，否则可致造瘘口黏膜受损。

2）对瘘口周围伤口很大，不易固定粪袋的患者，应加强局部吸引。

3）注意饮食调节，术后肠鸣音恢复即可给予流质饮食，能量不足部分可由静脉补充。以后酌情改为半流质至普通饮食。

（四）健康教育

1．加强宣传劳动保护、安全生产、安全行车、遵守交通规则的知识，避免意外损伤的发生。

2．普及各种急救知识，在发生意外事故时，能进行简单的急救或自救。

3．一旦发生腹部损伤，无论轻重，都应经专业医务人员检查，以免贻误诊治。

4．出院后要适当休息，加强锻炼，增加营养，促进康复。若有腹痛、腹胀、肛门停止排气排便等不适，应及时到医院就诊。

第五节　肾损伤护理

肾位置较深，受到腰肌、椎体、肋骨和前面的脏器保护，不易受到损伤。但肾实质脆弱、包膜薄，受暴力打击时会发生破裂；肾在脂肪囊内有一定活动度，被暴力推移时会牵拉肾蒂，造成损伤。

肾损伤（injury of the kidney）平时多为闭合性损伤，战时多为开放性损伤，以成年男性多见。

一、病因

（一）开放性损伤

因刀刃、枪弹、弹片等锐器直接贯穿致伤，常伴有胸、腹部损伤，伤情复杂而严重。

（二）闭合性损伤

直接暴力，如腰腹部受撞击、跌打、挤压使肾发生损伤或肋骨、椎骨横突骨折片刺伤肾。间接暴力，如高处跌下时发生的对冲伤，突然暴力扭转所致肾或肾蒂损伤。

肾本身存在病变，如肾积水、肾肿瘤、肾结核或肾囊性疾病等，或儿童因肾周围保护组织薄弱，有时即使受轻微的打击，亦可造成肾损伤。

二、病理和分类

临床上以闭合性肾损伤为多见，根据肾损伤程度可分为以下几种类型。

（一）肾挫伤

肾实质轻微受损，形成肾瘀斑和（或）包膜下血肿，肾包膜及肾盂黏膜完整。若损伤涉及肾集合系统时可有少量血尿，大多数患者属此类损伤。

（二）肾部分裂伤

肾实质部分裂伤伴有肾包膜破裂或肾盂肾盏黏膜破裂，可形成肾周血肿或明显的血尿。

（三）肾全层裂伤

肾实质深度裂伤，外及肾包膜，内达肾盂肾盏黏膜，可引起广泛的肾周血肿、严重血尿和尿外渗。肾横断或破裂时，可导致部分肾组织缺血。

（四）肾蒂损伤

肾蒂血管部分或全部撕裂时可引起严重大出血，常来不及诊治即已死亡。

外伤史对诊断十分重要，即使因病情严重采集病史受到限制，也应尽可能详细收集。如患者上腹部或肾区受到撞击，或腰侧受挤压伤，应考虑到肾损伤的可能。严重损伤时，患者生命体征不稳定或处于休克状态，应在抢救同时，多方了解受伤情况，为进一步检查和处理奠定基础。对受伤过程中的任何细节都应注意。此外必须询问伤后有无排尿，有无血尿、昏迷、短暂意识蒙眬或恶心、呕吐等，对全面估计伤情及进一步的检查处理，都有重要意义。

位于第十至第十二肋后面的刺伤、枪弹伤、上腹部损伤、胸部较低位的损伤伴肋骨骨折并有肉眼血尿者，应警惕有肾损伤。轻度的肾损伤而有肉眼血尿时，应排除可能原有肾盂积水或先天性畸形等病变。不可忽略并发其他脏器损伤。诊断中不仅要确定有无肾损伤，还应了解损伤程度、病情发展趋势和对侧肾功能。

三、病情评估

（一）受伤史

详细询问受伤史，包括受伤的时间、地点、暴力性质、强度和作用部位。

（二）临床表现

1．血尿　是肾损伤的重要症状。表现为全血尿，即排尿全过程均有血。肾挫伤时为镜下血尿，即显微镜下，每高倍视野中可见2～3个以上红细胞；如果每1000mL尿中混有1mL以上血液即可呈肉眼血尿，肉眼血尿常见于肾重度损伤。血尿与损伤程度有时并不一致，如肾蒂血管损伤、血块堵塞输尿管、肾盂或输尿管断裂时，血尿不明显或无血尿。还应注意，血尿停止后，可因感染或过早起床活动而再度出现。

2．疼痛 肾包膜下积血或血、尿渗入肾周围组织可出现腰、腹部疼痛；凝血块堵塞输尿管可引起肾绞痛；尿液、血液渗漏入腹膜腔，可出现全腹疼痛和腹膜刺激征。

3．腰、腹部肿块 血液和尿液外渗到肾周围组织可使局部肿胀，形成具有压痛的包块，且有周围肌强直。

4．休克 肾损伤出血较多或合并其他脏器损伤，可引起休克。

5．发热 由于血、尿外渗易继发感染，甚至引起肾周围脓肿或化脓性腹膜炎，出现全身中毒症状。

（三）实验室及其他检查

1．尿常规 可见大量红细胞。

2．血常规 了解有无活动性出血及继发感染情况。

3．X线检查

（1）X线平片：对初步诊断为肾损伤的患者在情况允许的情况下，应首先拍包括肾、输尿管、膀胱的腹平片。对轻度肾损伤的患者，腹平片常无重要异常，但对较重的肾损伤，可根据腹平片了解肾周围有无血肿或尿外渗情况。还可了解有无骨折及有无膈下游离气体，是否有腹腔器官破裂的并发症存在。

（2）静脉肾盂造影：对肾损伤的伤情分类至关重要。目前许多学者认为凡有肾外伤伴有血尿者，都应做好这项检查，它可能显示伤侧性质及程度，而且可以由此了解事先有无肾脏异常存在及对侧肾功能情况。一般都采用大剂量静脉滴注来完成。

（3）肾动脉造影：经大剂量静脉肾盂造影检查后，尚有极少数病例损伤肾未能显影，在这类病例中相当一部分（21／53例）为肾蒂伤。对于高度怀疑为肾蒂伤的患者，应施行肾动脉造影来明确诊断。此外，有应用肾动脉栓塞以控制出血的适应证时，应先做肾动脉造影。

（4）逆行肾盂造影：即上行性肾盂造影。造影剂经两侧输尿管导管直接注入两侧输尿管、肾盂及肾盏，然后摄X线片，观察两侧肾盏、肾盂及输尿管形态。目前较少使用，因此造成继发感染和加重患者的痛苦。

4．CT检查 可清晰显示肾皮质裂伤、尿外渗和血肿范围，并可了解肝、脾、胰腺及大血管的情况。

5．B型超声 有助于观察肾脏大小，判断血或尿外渗范围及其进展。B型超声安全、无损害，可做反复随访观察使用。

6．核素肾扫描 在急诊情况下，敏感性较CT或动脉造影差，对肾损伤诊断及分类价值不大。

四、处理

（一）非手术治疗

肾损伤非手术治疗后70%～80%可获治愈。必须强调，随着病情的变化治疗方针可能要改变；对非手术治疗患者更应严密观察，加强护理。

1．复苏以输液、输血为主　纠正低血容量，防止和纠正休克。维持充足的肾脏灌注，每小时尿量不低于50mL。

2．早期使用抗生素防治感染　肾损伤后的血肿和尿外渗有利于细菌生长，应积极防治感染。感染是继发性出血的重要原因之一。

3．应用止血剂。

4．绝对卧床休息　肾脏血液供应充足，损伤后出血严重；活动可使已停止的出血处再次发生出血。

5．每隔1～2小时测量血压、脉搏、呼吸1次，有休克者按休克护理，取头高15°的卧位。每日测量4次体温，超过38.5℃者，警惕继发性大出血。

6．留置导尿管，严密观察尿量。有肉眼血尿者，观察血尿变化。每4小时留一份血尿标本进行动态观察，以判断血尿有无进行性加重。

7．观察肾区浸润、肿胀情况作为判断肾脏病变轻重的参考。

（二）可吸收性肾动脉栓塞术

遇有下列情况可以施行：

1．动脉造影显示血管图像中断、造影剂漏出血管。

2．无肾动脉栓塞、内膜损伤和肾蒂断裂。

肾蒂没有完全断裂者用吸收性栓塞剂行肾动脉栓塞术，常常得到良好的止血效果。栓塞剂可用自体血凝块或吸收性明胶海绵。

动脉栓塞术后严密观察：

（1）股动脉穿刺处有无出血或血肿。

（2）足背动脉搏动。

（3）下肢皮肤温度。

（4）血尿的变化与尿量。

肾缺血引起的疼痛可对症治疗。栓塞后继续卧床休息。

（三）手术治疗

有以下情况应及早施行手术治疗：①开放性肾损伤；②经检查证实为肾粉碎伤；③经检查证实为肾盂破裂；④静脉尿路造影检查时损伤肾不显影，经肾动脉造影证实为肾蒂伤；⑤合并腹腔器官损伤。至于尿外渗是否需要手术治疗，视其程度、发展情况及损伤性质而定。

1．开放性肾损伤　治疗原则是立即手术探查。极少数病例经全面检查证实为轻微肾实质损伤，无尿外渗，且未合并其他器官损伤，可不行手术探查而采用非手术治疗。但穿通性肾损伤者中，80% 合并有其他器官损伤而需要手术，为此探查肾脏仅为手术探查的延伸。手术探查的原则是经腹正中切口径路，探查腹腔各器官。若肾大量出血应立即探查肾脏。若肾脏出血不严重，则首先处理腹腔内的脏器伤，待检查处理完腹腔器官伤后，再处理损伤的肾脏。对损伤肾脏的处理原则是，如手术前已做大剂量静脉尿路造影，则根据肾损伤程度采用不同的手术方法。若证实为轻度肾损伤，对腹膜后血肿不做处理。如果因当时腹部情况紧急，需立即手术而来不及做术前静脉尿路造影检查，则在手术台上做一次性曝光静脉尿路造影，确定肾损伤程度后再行处理。探查前先控制肾蒂，再清血肿或肾损伤的处理。

2．粉碎性肾损伤、肾盂破裂和肾蒂伤的处理　采用腹部正中切口径路，其优点是可确切查明腹腔器官的情况，切开后腹膜以便首先控制肾蒂，防止探查中大出血。

(1) 肾粉碎伤处理：清除无生命力的粉碎组织是十分重要的，活跃出血的肾组织表示是有生命力的，应尽可能保留。肾包膜对肾修复有重要的意义，应注意保留。若肾脏破碎严重，原位修复难度很大，可加用肠线网袋束紧或大网膜包裹，以期达到止血和愈合的目的。另外有人提倡，可将肾脏切除，于低温下行体外工作台手术，将肾做髂窝内移植。但如对侧肾功能良好，而肾修复十分困难，行伤肾切除。

(2) 肾盂破裂处理：此类损伤较为少见，均发生于肾外肾盂的穿刺伤，积水肾盂的闭合伤。肾盂破裂后，大量的外渗尿液积聚在肾周围，形成大的尿性囊肿。如为穿刺伤造成的肾盂破裂，常并发腹膜破裂，尿渗溢腹腔形成尿性腹膜炎。一经确诊，应立即行手术处理。有腹膜伤者，仍经腹腔径路，先清理腹腔尿液及检查处理腹腔的损伤器官，再进入腹膜后，清除尿液，缝合破裂的肾盂，腹膜后引流。腹膜未破，经腰部肾手术切口，清除尿液，缝合肾盂的破裂口，放置引流。如果肾盂破裂严重，缝合不理想的，应同时做肾造瘘。

(3) 肾蒂伤的处理：肾蒂伤常由于出血严重、病情危急而来不及救治。曾报道1例由马车轧伤致右肾蒂（包括动脉、静脉、输尿管）完全断离并有肝破裂的小儿，于伤后半小时经积极抢救成功。另一组报道6例肾蒂伤，其中高空坠跌及交通事故各2例，刀刺及枪击伤各1例；肾动、静脉破裂者5例，1例仅有静脉破裂。6例均行肾切除，两例抢救成功。对此类损伤，一经确诊，应立即手术探查，争取吻合或缝合断裂或破裂之血管。由于时间及条件限制，切除伤肾、彻底止血常是挽救生命的有力措施。对肾动脉内膜破裂、内膜下剥离及血栓形成病例，单纯手术取血栓常不能奏效，为避免再次形成血栓，必须切除内膜受伤的血管段，行血管吻合术。如受伤段血管较长切除后吻合有困难，则行人造血管搭桥吻合，以恢复血运。此类手术应争取在伤后12小时之内完成，肾动脉可望恢复，如迟至受伤18小时之后，手术修复血管已无实际意义。

（四）并发症及其处理

肾损伤后的近期并发症有腹膜后尿性囊肿及残余血肿并发感染或形成脓肿，两者均需切开引流处理。重要的远期并发症有高血压及肾积水。对损伤后肾性高血压，很早就引起人们的重视。不论是由于损伤后供血不足，还是损伤后肾周纤维化紧缩压迫导致血运不良、肾动脉血栓形成、动静脉瘘或动脉瘤，均可造成高血压，特别是重型肾损伤经非手术治疗或肾蒂伤经手术治疗而保存下来的肾脏，均为损伤后高血压的发生提供了病理基础。肾损伤后高血压的发病率，国内报道1.4～9.0%。对于这一并发症，虽然最终常需切除患肾方能治愈，但仍应提高对本病重要性的认识，对肾损伤后患者进行定期密切随访，以便及时发现，争取矫正血管狭窄、修补动静脉瘘、松解粘连压迫，改善血液循环，尽可能保留肾脏。由于损伤后肾盂输尿管连接部狭窄或输尿管周围粘连压迫等原因引起肾积水，应查明原因，解除梗阻。其他远期并发症为肾萎缩、肾脂肪性变、肾周假性囊肿、肾盂肾炎、肾结石等。此外有报道于损伤后继发癌。总之，肾损伤后并发症较多，且有些并发症会导致肾脏丢失，为此肾损伤后的随访十分重要。

五、护理要点

（一）一般护理

1．对焦虑、恐慌不安的患者进行安慰、关怀和体贴，消除或减轻其焦虑、恐慌的不安心理，积极配合治疗。

2．针对病情安排适当体位，按医嘱让患者绝对卧床休息2～4周，血尿消失后1周才能离床活动。

3．有活动性出血的患者为其迅速建立静脉通道，按医嘱给予输液、输血或使用止血药。及时采取有效的防止休克措施。

4．明确诊断的患者按医嘱用镇静、止痛药，并适当调整体位缓解疼痛。

5．严格执行无菌操作，按医嘱使用抗生素预防或控制感染。

（二）病情观察与护理

1．密切观察病情变化　定时测量血压、脉搏、呼吸、体温等生命体征，并注意患者一般症状。如患者出现血压下降、脉搏加快、呼吸增快、面色苍白、精神不振、躁动等情况，提示有休克发生，应按休克处理。

2．肾损伤应注意观察腰腹部情况　注意有无压痛、肌肉痉挛及肿块；观察腹膜刺激症状，腹膜刺激症状是肾挫伤渗血、渗尿刺激后腹膜所致，其加重与好转可反应病情的变化。

3．泌尿系损伤常伴有其他脏器损伤　应严密观察患者症状与体征的变化，随时做好抢救准备。

4．定时检查尿液、红细胞计数和血红蛋白、验血型、备血、测中心静脉压等观察血尿变化，记录每小时尿量，如尿液颜色逐渐加深，说明出血加重，反之则病情好转。

5．观察及预防感染的发生

(1) 早期应用抗生素，可预防或治疗感染，并可防止由于感染所致的继发性出血。

(2) 每日测体温4次，如果患者体温超过38.5℃，可给予降温措施。

(3) 定期检查白细胞总数，如白细胞总数升高，说明已有感染发生。

(三) 手术前、后的护理

1．术前准备

(1) 按普通外科术前准备。

(2) 密切观察病情变化，包括面色、脉搏、血压、腹部体征、血红蛋白等，如有休克，应立即给予抗休克治疗。

(3) 绝对卧床休息，以免活动后加重出血。

(4) 注意观察肾区浸润、肿胀情况，有无腹膜炎的表现。

(5) 每4小时留1次尿标本，进行动态观察。

(6) 疑有内脏损伤时，术前留置胃管。

(7) 留置导尿管。

(8) 其余按医嘱执行手术前护理常规和准备。

2．术后护理

(1) 术后卧床休息2～4周。

(2) 严密观察血压、脉搏变化，每半小时至1小时测量1次，并记录。休克未好转者应继续抢救，根据病情输血、输液。

(3) 观察术后第一次排尿时间、尿量及颜色，并记录。

(4) 术后有引流者，按尿路引流护理。

(5) 观察切口引流物性状、颜色、量等。敷料湿者，须及时更换。如用纱布填塞止血，应于术后一周开始逐渐取出，在3～5日内取完。必要时可再在伤口内留置引流物。

(6) 行胃肠减压者，应保持减压通畅，至肠鸣音恢复时拔出。术后无腹膜刺激症状时，1～2天可进流质饮食，两天后改半流质，然后逐渐恢复正常饮食。

(7) 其余执行手术后护理常规。

(四) 健康教育

1．告诉患者卧床2～3周的意义以及观察血尿、腰部肿块、腹部疼痛的意义。

2．宣传饮食及适当多喝水的意义。

3．宣传卧床期间保护皮肤的意义。

4．宣传疾病的转归情况。

5．宣传出院后2～3个月避免重体力劳动的意义。

参考文献

［1］张景龙．护理学基础［M］．北京：人民卫生出版社，2014.

［2］李晓松．护理学基础［M］．北京：人民卫生出版社，2014.

［3］于康．临床营养治疗学［M］．北京：中国协和医科大学出版社，2014.

［4］肖庶民．护理伦理学［M］．西安：世界图书出版西安公司，2015.

［5］马玉萍．基础护理学［M］．北京：人民卫生出版社，2015.

［6］李建民，邢凤梅．护理学基础技术操作常规［M］．北京：人民卫生出版社，2015.

［7］秦敬民．医学伦理学［M］．北京：人民卫生出版社，2015.

［8］朱春梅，周庆华．常用护理技术［M］．上海：第二军医大学出版社，2016.

［9］陈立典，陈锦秀．康复护理学［M］．北京：中国中医药出版社，2016.

［10］张少羽．基础护理技术［M］．北京：人民卫生出版社，2016.

［11］柏树令．系统解剖学［M］．北京：人民卫生出版社，2016.

［12］周春美．护理学基础［M］．上海：上海科学技术出版社，2017.

［13］徐小兰．护理学基础［M］．北京：高等教育出版社，2017.

［14］吴玉芬．静脉输液实用手册［M］．北京：人民卫生出版社，2018.

［15］江文艺，李莉．临床护理技能实训指导［M］．南京：江苏科学技术出版社，2018.